全国高职高专医药院校康复治疗技术专业
工学结合“十二五”规划教材

言语治疗技术

供康复治疗技术及相关专业使用

Yanyu Zhiliao Jishu

主　编　李福胜　张　婷　曾　西

副主编　曹艳杰　王亚宁　冯　芳

编　委　（以姓氏笔画为序）

王亚宁　（宝鸡职业技术学院）
冯　芳　（湖北职业技术学院）
刘慧丽　（郑州大学第四附属医院）
许海燕　（南京特殊教育职业技术学院）
李　娟　（武汉民政职业学院）
李福胜　（长沙民政职业技术学院）
张　婷　（南京特殊教育职业技术学院）
张伟锋　（南京特殊教育职业技术学院）
曹艳杰　（上海健康职业技术学院）
景　丽　（武汉民政职业学院）
曾　西　（郑州铁路职业技术学院）

華中科技大學出版社
http://www.hustp.com
中国·武汉

内容简介

本书是全国高职高专医药院校康复治疗技术专业工学结合“十二五”规划教材。

本书包括各种言语障碍的相关基础知识。在言语障碍的类型方面包括失语症、构音障碍、儿童言语发育迟缓、听力障碍所致的言语障碍、发声障碍、口吃、腭裂、言语失用等言语障碍。近年来，吞咽障碍已被发达国家划归为言语治疗的范畴，因此本书对此部分内容也进行了较为详细的介绍。

本书可供高职高专医药院校康复治疗技术专业及相关专业学生使用。

图书在版编目(CIP)数据

言语治疗技术/李福胜，张婷，曾西主编. —武汉：华中科技大学出版社，2012.9(2021.1重印)
ISBN 978-7-5609-7978-6

Ⅰ.①言… Ⅱ.①李… ②张… ③曾… Ⅲ.①言语障碍-治疗-高等职业教育-教材
Ⅳ.①R767.92

中国版本图书馆 CIP 数据核字(2012)第 103613 号

言语治疗技术 李福胜 张 婷 曾 西 主编

策划编辑：董欣欣
责任编辑：孙基寿
封面设计：范翠璇
责任校对：何 欢
责任监印：徐 露
出版发行：华中科技大学出版社(中国·武汉) 电话：(027)81321913
武汉市东湖新技术开发区华工科技园 邮编：430223
录 排：华中科技大学惠友文印中心
印 刷：广东虎彩云印刷有限公司
开 本：787mm×1092mm 1/16
印 张：14
字 数：298 千字
版 次：2021 年 1 月第 1 版第10次印刷
定 价：39.80 元

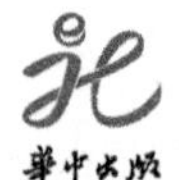

全国高职高专医药院校康复治疗技术专业
工学结合“十二五”规划教材编委会

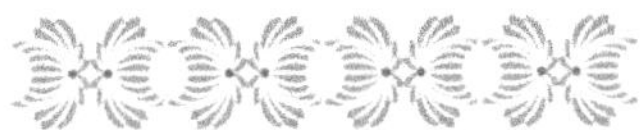

总 序

世界职业教育发展的经验和我国职业教育发展的历程都表明，职业教育是提高国家核心竞争力的要素之一。近年来，我国高等职业教育发展迅猛，成为我国高等教育的重要组成部分，与此同时，作为高等职业教育重要组成部分的高等卫生职业教育的发展也取得了巨大成就，为国家输送了大批高素质技能型、应用型医疗卫生人才。截至2010年底，我国各类医药卫生类高职高专院校已达343所，年招生规模超过24万人，在校生78万余人。

康复医学现已与保健医学、预防医学、临床医学并列成为现代医学的四大分支之一。现代康复医学在我国发展已有近30年历史，是一个年轻但涉及众多专业的医学学科，在我国虽然起步较晚，但发展很快，势头良好，在维护人民群众身体健康、提高生存质量等方面起到了不可替代的作用。据不完全统计，截至2010年底，我国开设有康复治疗技术专业的高职高专院校已达100所，年招生量近10 000人。

教育部《关于全面提高高等职业教育教学质量的若干意见》中明确指出，高等职业教育必须“以服务为宗旨，以就业为导向，走产学结合的发展道路”，“把工学结合作为高等职业教育人才培养模式改革的重要切入点，带动专业调整与建设，引导课程设置、教学内容和教学方法改革”。这是新时期我国职业教育发展具有战略意义的指导意见。高等卫生职业教育既具有职业教育的普遍特性，又具有医学教育的特殊性，许多卫生职业院校在大力推进示范性职业院校建设、精品课程建设，发展和完善“校企合作”的办学模式、“工学结合”的人才培养模式，以及“基于工作过程”的课程模式等方面有所创新和突破。高等卫生职业教育发展的形势使得目前使用的教材与新形势下的教学要求不相适应的矛盾日益突出，加强高职高专医学教材建设成为各院校的迫切要求，新一轮教材建设迫在眉睫。

为了顺应高等卫生职业教育教学改革的新形势和新要求，在认真、细致调研的基础上，在教育部高职高专医学类及相关医学类专业教学指导委员会专家和部分高职高专示范院校领导的指导下，我们组织了全国42所高职高专医学院校的近200位老师编写了这套以工作过程为导向的全国高职高专医药院校康复治疗技术专业工学结合“十二五”规划教材。本套教材囊括了康复治疗技术专业的所有学科，由我国开设该专业较早、取得显著教学成果的专业示范性院校引领，多所学校广泛参与，其中有副教授及以上职称的老师占52%，每门课程的主编、副主编均由来自高职高专院校教学一线的主任或学科带头人组成。教材编写过程中，全体主编和参编人员进行了认真的研讨和细致的分工，在教材编写体例和内容上均有所创新，各主编单位高度重视并有力配合教材编写工作，责任编辑和主审专家严谨和忘我地工作，确保了本套教材的编写质量。

本套教材充分体现新一轮教学计划的特色，强调以就业为导向、以能力为本位、贴近学生的原则，体现教材的“三基”（基本知识、基本理论、基本实践技能）及“五性”（思想性、科学性、先进性、启发性和适用性）要求，着重突出以下编写特点：

（1）紧扣新教学计划和教学大纲，科学、规范，具有鲜明的高职高专特色；

（2）突出体现“工学结合”的人才培养模式和“基于工作过程”的课程模式；

（3）适合高职高专医药院校教学实际，突出针对性、适用性和实用性；

（4）以“必需、够用”为原则，简化基础理论，侧重临床实践与应用；

（5）紧扣精品课程建设目标，体现教学改革方向；

（6）紧密围绕后续课程、执业资格标准和工作岗位需求；

（7）教材内容体系整体优化，基础课程体系和实训课程体系都成系统；

（8）探索案例式教学方法，倡导主动学习。

这套规划教材作为全国首套工学结合模式的康复治疗技术专业教材，得到了各学校的大力支持与高度关注，它将为高等卫生职业教育康复治疗技术专业的课程体系改革作出应有的贡献。我们衷心希望这套教材能在相关课程的教学中发挥积极作用，并得到读者的青睐。我们也相信这套教材在使用过程中，通过教学实践的检验和实际问题的解决，不断得到改进、完善和提高。

全国高职高专医药院校康复治疗技术专业工学结合“十二五”规划教材

编写委员会

前言

言语治疗技术是康复治疗技术专业的一门核心课程，是康复医学教学的重要组成部分，是对各种言语-语言障碍和交流障碍进行评定、诊断、治疗和研究的科学，也是集临床医学、听力学、语言学、教育学、心理学、言语病理学及电声学等多学科为一体的综合性学科。言语治疗技术与多种学科关系密切。20 世纪 80 年代末，国外的一些言语治疗专家来到国内讲学，我国一些从事医学理论研究的人员结合我国的语言特点和文化习惯，制订了各种言语障碍的评价方法，并将国外的治疗技术和我国传统的医学方法相结合，对言语障碍进行治疗。当今社会随着人们对生活质量要求的提高，以及医学界对言语治疗的深入认识，言语治疗越来越受到人们的重视，也逐步被患者所接受。医学、心理学、教育学的发展，也促进了言语康复领域的发展，使该领域出现了很多新的评定方法和治疗理论。通过人们的努力，很多患者的言语障碍得到了较好的康复治疗，患者的生活质量也得到了明显的提高。近年来我国的康复中心和医院通过各种形式培训了许多从事言语治疗的专业人员，但这远远不够。脑血管和脑外伤的发病率很高、人口老龄化不断加剧、言语障碍明显增加决定了我国仍需要培养大量的言语治疗专业人员，特别是需要培养具有与国外逐步接轨的具有言语治疗大学教育背景的人员。

本书包括各种言语障碍的相关基础知识，在言语障碍的类型方面包括失语症、构音障碍、儿童言语发育迟缓、听力障碍所致的言语障碍、发声障碍、口吃、腭裂、言语失用等。另外，近些年，吞咽障碍已被发达国家划归为言语治疗的范畴，因此本书对此部分内容也进行了较为详细的介绍。本书在借鉴国外言语康复的现代理论和技术的基础上，结合我国言语康复发展的实践经验而编写。在编写评价方法上主要介绍的是适合我国语言和文化特点的评价方法，如失语症检查法、构音障碍检查法、儿童言语发育迟缓检查法等。这些方法是依据国外先进理论并结合汉语特点而设计的，它在对正常人进行测试后取得了常模，并经过临床应用得到了验证。在治疗方法上不仅介绍了国外各种言语障碍的现代治疗技术，还介绍了我国传统医学关于言语康复的治疗技术，做到了理论与实际紧密结合。在使用方面，本书既可以作为康复治疗技术专业的教材，也可作为相关医学专业的参考书。

因时间比较仓促，书中可能存在不足之处，希望广大读者批评指正。

编　者

目　录

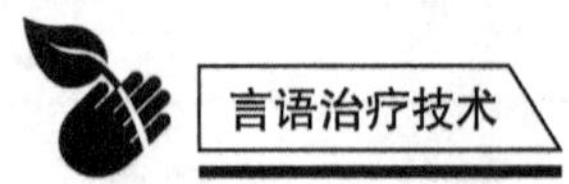

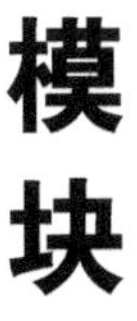
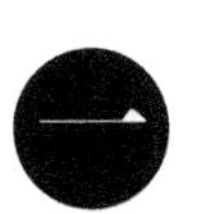

模块一 认识言语治疗技术

任务一 言语治疗技术概述

事情一 言语治疗技术相关概念

言语治疗又称为言语矫治，是指针对脑卒中、颅脑损伤和小儿脑瘫等引起的言语障碍者进行矫治的方法。在治疗前，要通过评价来鉴别发音异常、构音异常、言语异常或流畅度异常等情况，通过发音、构音、会话等练习来恢复患者言语交流能力。

在学习言语治疗技术之前必须弄清言语(speech)与语言(language)的关系与区别。

语言是人类社会中客观存在的现象，是人们约定的符号系统。语言是一个体系，是以语音或字形为物质外壳(形态)，以词汇为建筑构建材料，以语法为结构规律而构成的体系。其中，语言以其物质化的语音或字形而能被人所感知，它的词汇标示着一定的事物，它的语法规则反映人类思维的逻辑规律，因而语言是人类心理交流的重要工具。语言除了指说话之外，还包括用手势和表情等进行交流的其他形式。

言语是人类运用语言材料和语法规律，以表达思想感情和影响他人的交际活动的过程。人们为了进行心理交流，为了进行交际，可以使用各种语言(汉语、英语、俄语、日语等)。这些语言就成了交际工具。使用语言的人们，或说，或听，或写，或读，这些说、听、读、写的活动，就是交际过程的言语。

语言是社会生活的客观现象，对于使用某个语种的人来说是统一的，每种语言都有发音、语法、句法方面的一整套确定的规则，这些规则一经产生，就有着较大的稳定性。

而言语则是一种心理现象，它表明的是一种心理交流的过程，它具有个体性和多变性。常有一定个体主观的反映和表述客观现实的印记。因为个别人的言语(由于缺乏统一性)，不仅以偏离语言的标准和语法结构而互有区别(多人习惯等不同)，即使同一个人的言语在不同场合，不同需要之下表现出的言语方式和风格也有不同，因此，言语不同于语言就在于，它是主观的心理过程。

语言与言语的不同，还可以做这样简单的区别：语言即“话”，言语即“说”。但这种语言与言语的区分是从 19 世纪初由德国的语言学开始的，在心理学的研究中，有的心理学家比较重视这样的区分，但在西方心理学中，大部分统称为语言，我国心理学家们的观点不统一。

事情二　言语产生的模式和障碍

言语处理的过程非常复杂，现在人们公认的方法是将言语的处理过程分为三个阶段。

1. 言语学水平阶段

此阶段是在大脑内完成的。任何语言都以所规定的符号为基础，用语言学的概念将所要说的内容组合起来。

2. 生理学水平阶段

如果决定了要说的内容，就要实际运用构音器官，通过构音器官的协调运动，说出单词、字句、文章。语言通过听者的外耳、中耳、内耳、听神经到达听觉中枢；同时也可以以同样的路径传到说话中枢，由此可以调节、控制说话的音量、速度等。以上各个过程都属于复杂的生理学水平的范畴。

3. 声学水平阶段

各种构音器官的协调运动后产生的词句通过声波的形式来传播，这种形式包括三方面因素：声波的大小、高低和音色。所以构音器官的各种障碍，在这个阶段就会出现各种各样的变化。

言语语言的处理通路有四条：听觉传入、记号解释、记号记起、构音运动。

事情三　言语-语言障碍的分类

一、听力障碍所致的言语障碍

听力障碍(dysaudia)是指听觉系统中的传音、感音以及对声音的综合分析的各级神经中枢发生器质性或功能性异常，而导致听力出现不同程度的减退。从言语康复的观点出发，获得言语之前与获得言语之后的听觉障碍的鉴别非常重要。儿童言语发育完成一般在七岁左右，这时可以称为获得言语，获得言语之后的听觉障碍的处理只是听力的补偿问题；获得言语之前特别是婴幼儿时期的中度以上的听力障碍所导致的言语障碍(deafness and dumbness)，不经过听觉言语康复治疗，获得言语就会很困难。

二、失语症

失语症(aphasia)是言语获得后发生的障碍，是由于大脑损伤所引起的言语功能受损或丧失，常常表现为听、说、读、写、计算等方面的障碍。成人和儿童均可发生。障碍的形式取决于脑损害部位，一般分运动和感知两类，分别涉及言语生成和言语理解两个方面。

三、语言发育迟缓

语言发育迟缓(delayed language development)是指由于各种原因引起的儿童口头表达能力或语言理解能力明显落后于同龄儿童的正常发育水平。最常见的病因有大脑功能发育不全、自闭症、脑瘫等。这类儿童通过言语训练虽然不能达到正常儿童的言语发育水平,但是可以尽量发挥和促进被限制的言语能力,从而不仅言语障碍会有很大程度的改善,而且还能提高患儿的社会适应能力。

四、构音障碍

构音障碍(dysarthria)通常是指由于神经系统损害导致与言语有关的肌肉麻痹或运动不协调而引起的言语障碍。患者通常听觉理解正常并能正确选择词汇和按语法排列,而表现为发音和言语不清,重者甚至不能闭合嘴唇、完全不能讲话或丧失发声能力。构音障碍可以分为以下几类。

1. 运动性构音障碍

运动性构音障碍是指由于参与构音的多器官(肺、声带、软腭、舌、口唇)的肌肉系统及神经系统的疾病所致运动功能障碍,即言语肌肉麻痹、收缩力减弱和运动不协调所致的言语障碍。常见病因有脑血管病、脑外伤、脑瘫、多发性硬化等。

2. 功能性构音障碍

功能性构音障碍(functional dysarthria)又称为发育性发音障碍,多见于学龄前儿童,是指在构音器官的形态、结构和功能无异常,有正常的听力、智力等情况下,部分发音不清晰。表现为讲话时口齿不清,出现替代音、省略音或歪曲音等。通过训练,这种障碍可以完全恢复。

3. 器质性构音障碍

由于构音器官的形态异常所致机能异常而出现的构音障碍称为器质性构音障碍(deformity dysarthria)。其代表为腭裂,可以通过手术来修补缺损,但部分患儿还会遗留有构音障碍,通过言语训练可以治愈或改善。

五、口吃

口吃(stutter)是一种常见的言语流畅性障碍。口吃包括三个方面:①最主要的是异常的言语行为(speech act),有音素或音节的重复、拖长,应连续说出的词语被中断(block),发音用力过强、只有发音动作而发不出声来;②有意掩饰自己的流畅性障碍;③情绪方面的困扰,表现为生理方面的紧张反应等。口吃的确切原因目前还不十分明确,部分儿童是在言语发育过程中不慎学习了口吃,或与遗传以及心理障碍等因素有关。部分儿童可随着成长自愈;没有自愈的口吃常常伴随至成年或终生,但通过训练大多数可以得到改善。

六、发声障碍

发声(phonation)是指由喉头(声门部)发出声波,通过喉头以上的共鸣腔产生声音。这里所说的“声”指的是嗓音。一般主要分为两大类,即器质性发声障碍和功能性发声障碍。多数情况下,发声障碍(dysphonia)是由于呼吸及喉头调节存在器质或功能异常引起的,常见于声带和喉的炎症,新生物以及神经的功能失调,发声异常作为喉头疾病的表现之一,在临床上具有重要意义。

任务二　言语治疗技术基础

事情一　言语交流的医学基础

语言是人脑的机能,语言交流必然有其相关的物质基础。

一、言语交流的解剖与生理基础

(一) 神经系统

神经系统分为中枢神经系统和周围神经系统,中枢神经系统分为脑和脊髓,脑分为脑干、小脑、间脑、端脑,其中与语言关系最密切的是端脑;周围神经系统中的脑神经与听觉和构音有关。

1. 大脑的结构特点

大脑,即端脑,是脑的最高级部位,由两侧大脑半球(图 1-2-1)借胼胝体连接而成。每侧大脑半球可分为额页、顶叶、枕页、颞叶、岛叶。额叶占大脑的 1/3,是大脑发育中最高级的部分,与躯体运动、发音、语言、演算、思维活动有关,与个体的需求和情感相关,是功能最复杂的部分。左额叶司词语认识、记忆功能,右额叶司图像认识、记忆功能。顶叶是感觉的重要整合中枢,也与数学和逻辑相关。左顶叶司词的拼写等信息顺序性记忆,并进行感觉信息与言语的整合。左顶叶下部病变会造成理解困难,如不能理解“我姐姐的同事”和“我同事的姐姐”这种关系结构的差别。右顶叶和空间处理有关,受损时字间距、行距忽大忽小,言语欠流畅。有研究表明,人的顶叶的大小在一定程度下与数学和逻辑方面的能力大小有关,一般成反比,即顶叶体积越小,一个人在数学、逻辑思维、发散思维等方面的能力越强(如爱因斯坦等)。枕叶是视觉中枢所在,主司语言、动作感觉、抽象概念及视觉。枕叶病损时不仅发生视觉障碍,并且出现记忆缺陷和运动知觉障碍等症状,但以视觉症状为主。左枕叶受损导致失认性失读症。患者不能读出,也不能抄写书面语。右枕叶损伤患者,阅读速度变慢。颞叶整合嗅觉、听觉、视觉,使人体对周围世界有统一的体验。右颞叶与空间构型和音乐欣赏有关,左颞叶与言语活动有关。左颞叶病变导致记忆困难(无法进行语义编码),左颞上回病变导致音素听觉障碍,无法正确听写词语。颞上回的41区和42区及颞横回为听觉皮质区,颞上回的后部在优势半球为听觉言语中枢,称为Wernicke区。颞上回后部损害可出现感觉性失语,患者能听到讲话的声音但不能理解其意义,自己的言语也不能听懂。优势半球颞上回后部与顶叶缘上回的移形区损害时,可出现命名性失语。颞叶病变常出现癫痫发作,多表现为精神运动性发作,可有意识朦胧、言语错乱、定向障碍、情绪紊乱、幻觉、错觉及记忆缺损等。大脑表层为大脑皮质,具有接收、处理和发出神经信息的功能。深部为髓质,神经纤维纵横交错,在一侧半球各部分间、左右大脑半球间以及皮层和皮层下中枢之间传递神经信息,起联络、协调作用,使大脑整合为统一体,功能更复杂、更完善。髓质中的基底核,包括纹状体、屏状核和杏仁体。纹状体和肌张力及运动控制调节有关,受损后会引起语言重复、模仿和刻板的口语。

2. 语言中枢

人类大脑皮质与动物的本质区别是能进行思维、意识等高级神经活动,并用语言进行表达。因此,人的大脑皮质还存在特有的语言中枢(图1-2-2)。①运动性语言中枢(说话中枢):位于额下回的后部(44、45区),又称Broca区。此区受损,产生运动性失语症,即丧失了说话能力,不能说出具有意义的语言,但仍能发音。②听觉性语言中枢:位于颞上回后部(22区)。调整自己的语言和听取、理解别人的语言。此区受损,患者虽听觉正常,但听不懂别人讲话的意思,也不能理解自己讲话的意义,故不能正确回答问题和正常说活,称为感觉性失语症。③书写中枢(Exner区):位于额中回后部(8区),靠近中央前回的上肢代表区,特别是手的运动区。此中枢若受损,虽然手的运动功能仍然保存,但写字、绘图等精细动作发生障碍,称为失写症。④视觉性语言中枢(阅读中枢):位于顶下小叶的角回(39区),靠近视觉中枢。此中枢受损时,虽视觉没有障碍,但不能理解文字符号的意义,称为失读症,也属于感觉性失语症。听觉性语言中枢和视觉性语言中枢间无明显界线,合称Wernicke区(图1-2-3)。

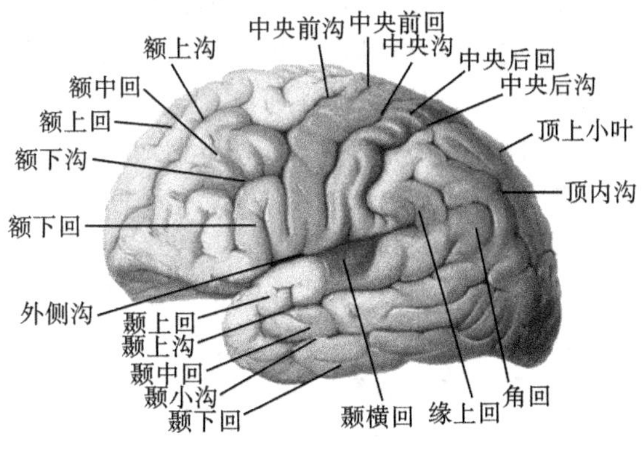

图1-2-1　大脑半球外侧面

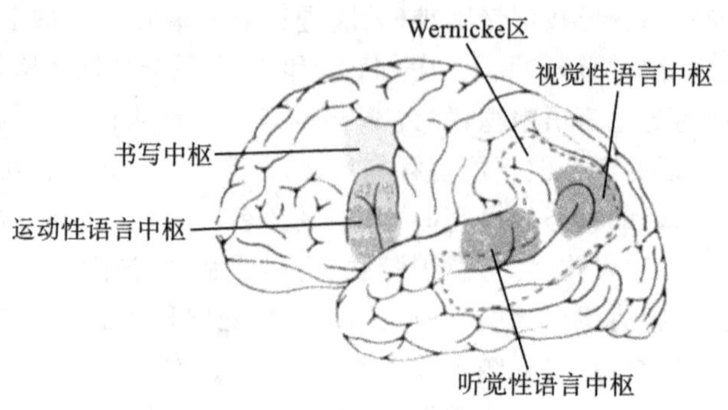

图 1-2-2　语言中枢

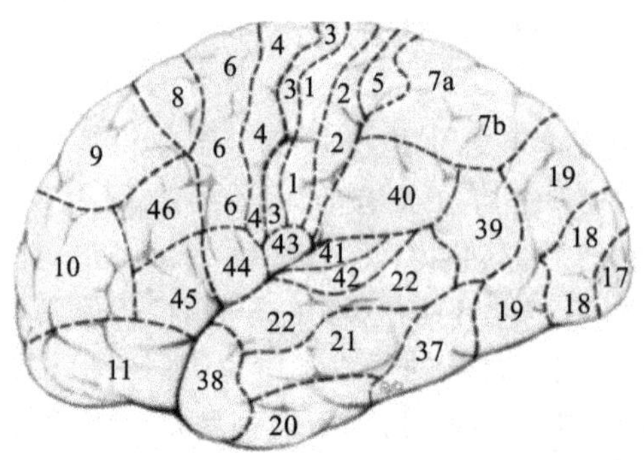

图 1-2-3　大脑皮质分区(按 Brodmann 分为 52 区)

注:Broca 语言区(44,45),第一视觉中枢(17),第二视觉中枢(18,19),第一听觉中枢(41),第二听觉中枢(42,22)。

3. 大脑功能的侧化

临床实践证明,右利手者(惯用右手的人),其语言区在左侧半球,大部分左利手者,其语言区也在左侧,只少数位于右侧半球。语言区所在的半球称为优势半球。故左半球被认为是语言区的“优势半球”。随着对两半球功能认识水平和深度的提高,优势半球的概念逐渐被大脑半球特化区、功能侧化和功能分工的概念取代。大脑的左、右半球虽然在外形上很相似,但是在结构和功能上却存在着一定的差异,这种差异在神经科学中被称作大脑结构和功能的侧化和功能不对称。认知功能和感知功能位于大脑的某一半球上被称为侧化。左、右大脑半球的发育情况不完全相同,呈不对称性。左侧额叶的 Broca 区是产生语言的关键部位,左侧颞叶与顶叶交界处 Wernicke 区对理解语言十分重要。左侧大脑半球与语言、意识、数学分析等密切相关,侧重于抽象思维,具有连续性、有序性和分析性的特点,因此左侧大脑半球称优势半球;右侧大脑半球则主要感知非语言信息、音乐、图形和空间技能等形象思维,即接受音乐、绘画、舞蹈等艺术活动,空间知觉,发现隐蔽关系,想象和情感,具有离散性、弥漫性和整体性的特点。

左、右大脑半球各有优势,两个半球的优势是互利的。侧化的过程被认为是一种发育成长的过程。也就是说,大脑侧化在基因中已安排好,但需要时间逐渐实现侧化。两侧大脑半球各有自己的优势功能(表 1-2-1),人类的一切正常心理活动,都是在大脑两半球功能相对侧化的基础上,通过两侧半球之间的协同作用实现的,也就是说大脑两侧半球各司其职而又相互协调。

儿童时期如在大脑优势半球尚未建立时,左侧大脑半球受损伤,有可能在右侧大脑半球皮质区再建立其优势,使语言机能得到恢复。

表 1-2-1　左右大脑半球各自的优势功能

左侧大脑半球	右侧大脑半球
语言能力	绘画、绘图能力
左右定位	建造能力
计算力	面容识别
手指识别	穿衣
数学	躯体的和空间的定向能力
推理	持续运动
逻辑	音乐、想象力

4. 脑的言语调节机制

言语产生需要多个系统和结构连续的活动过程。首先言语起始于大脑的皮层。说话的思维(说话的意愿或反应过程)会引起一系列的神经冲动,而且冲动会迅速地传递到呼吸肌、喉和其他构音器官并产生相互影响,例如,在声带发声的同时,发音器官产生有具体意义的语音。另一方面,在发声和构音时对气流产生的阻力也会对呼吸系统产生影响。存在于相关关节、肌腱、肌肉的特殊感受器会将言语活动的信息不断传递到大脑。在这些信息中,有些信息是有意识的,有些信息是无意识的。因此,如果没有反馈、听觉、知觉,语言活动便无法完成。

Wernicke 根据对失语症的研究,提出了脑内语言加工模型,又经美国学者 Geschwind 的补充,形成所谓 Wernicke-Geschwind 模型,即由四个单元组成:Broca 区、Wernicke 区、弓状束和角回。在重复别人说话时,语言经听觉系统进入耳,转化为神经信号并进入听觉皮质,Wernicke 区对信号进行加工理解,再经弓状束纤维传到 Broca 区,形成语言信号,指挥中央前回皮质运动区发出信号至发音器官完成语言表述,如果是文字形象信号。首先经视觉系统将视觉信息传入视皮质,加工后传给角回,经 Wernicke 区对信号进行加工理解,再经弓状束纤维传到 Broca 区,经运动皮质完成朗读过程。

近年来,赵小虎、王培军等对 10 名正常中国人的听觉性语言(词语水平)功能进行 BOLD(基于血氧水平依赖:blood oxygen level-dependent)磁共振脑功能成像,并与经典的 Wernicke-Geschwind 语言模型进行比较与检验,认为:语言任务激活的脑区包括:双侧颞上回、双侧运动区(前后运动区及辅助运动区)、双侧小脑半球及视皮层,左侧颞横回、左侧角回,右侧颞中回以及扣带回后部。结论:经典的语言模型存在较明显的不足与缺陷，需要进一步完善。

1991 年 Mayeux 和 Kandel 在 Wernicke-Geschwind 模型基础上提出新的语言信息处理模型。听觉输入的语言信息由听皮层传至角回，然后至 Wernicke 区，再传到 Broca 区。视觉输入的语言信息直接从视觉联合皮层传至 Broca 区。对一个词的视知觉与听知觉是由感觉模式不同的通路相互独立地处理的。这些通路各自独立地到达 Broca 区以及与语言含义和语言表达相关的更高级区域。大脑中语言处理通路的每一步工作机理都有待深入研究。

（二）间脑、脑干和小脑

丘脑损伤后影响言语表达的标准和完整，可能出现命名性失语、电报语及言语失误、重复等，但复述较好，左侧丘脑性失语可以表现为缄默、言语杂乱。

下丘脑与言语活动的紧张状态有关，受损后导致器质性缄默症，患者不愿意说话、言语弛缓、发音困难。

脑干中的脑神经核，如疑核（支配咽喉肌）、舌下神经核（支配舌肌）、三叉神经运动核（支配咀嚼肌）、面神经核（支配面肌）等，受损后可导致运动性构音障碍。

小脑通过它与大脑、脑干和脊髓之间丰富的传入和传出联系，参与躯体平衡和肌张力的调节，以及随意运动的协调。小脑损伤后可导致共济运动失调性构音障碍，表现为“爆发语言”，主要以韵律失常为主，初始发音困难，声音大，发音中断明显。

（三）脑神经

有多对脑神经支配了构音肌肉的活动，如面神经支配面颊肌、口唇肌的运动，损伤后出现口面活动受限。舌咽迷走神经司咽喉肌的运动，一侧或两侧舌咽、迷走神经或其核受损时，患者出现发音障碍、吞咽困难和咽反射消失，且伴有舌肌萎缩，称为真性球麻痹（即延髓性麻痹），见于脑干脑炎、多发性神经炎、脊髓灰质炎和鼻咽癌转移等。舌下神经支配舌肌的运动，单侧舌下神经麻痹时伸舌舌尖偏向患侧，双侧麻痹者则不能伸舌，这些均能影响发音。

二、构音器官

喉的发声包括从肺产生呼气流的过程和在声门（左右声带间隙）将呼气流转变成间断气流并生成声波的过程。语音是人类通过神经系统的调节作用，控制气流通过构音器官而发出的声音。发音的动力是呼吸时肺所产生的呼气流。呼气量的大小和语音的强弱密切相关。

（一）呼吸肌

1. 呼吸运动

呼吸系统包括呼吸道（鼻腔、咽、喉、气管、支气管）和肺。肺是由肺泡组成的海绵状组织，本身不能主动的扩张和收缩。随着胸廓的扩张和回缩，空气经呼吸道进出肺称为呼吸运动。胸廓扩张时，将肺向外牵引，空气入肺，称为吸气运动。胸廓回缩时，肺内空气被排出体外，称为呼气运动。呼吸运动通过肋间肌、横膈和腹肌的协同作用完成。吸气肌群主要由膈肌和肋间外肌所组成，使肋骨上提，增大胸腔容积。膈肌是分隔胸腔和腹腔的肌肉-腱膜组织，呈扁平状。并与胸廓肋骨部的下缘相连，静止时向上隆起，形似一只倒置的钟罩。膈肌收缩时，其隆起部分向四周拉平，使胸腔在垂直方向上进行扩张，并使下部肋骨上提并向外移动。呼气肌群主要由肋间内肌所组成，作用在于使肋骨下降，缩小胸腔容积。平静呼吸时的呼气过程基本上是被动的，吸气后借助肺部弹性回缩力的作用而释放气体。呼气时，腹部肌群先使腹压增强，膈肌上升，接着降低肋骨和胸骨，使胸腔的容积缩小。

平静时的生理呼吸运动与发声时的呼吸运动是有差别的。一般来说，在平静生理呼吸时，吸气占整个呼吸周期的40%，呼气占整个呼吸周期的60%，即吸气与呼气时间的比值为2∶3。言语过程中，肺部必须为喉部器官提供足够的动力和通气量。因此呼吸周期发生了较大的变化。吸气时间更短、呼气时间更长。吸气占整个呼吸周期的10%，呼气占整个呼吸周期的90%，即吸气与呼气时间的比值为1∶9。另一方面，单位时间内的呼吸次数减少且不规则。平静生理呼吸的过程中，呼气的动力来自于弹性回缩力，但对于言语呼气而言，这些动力是不够的，它还需借助腹部肌群主动收缩的力量等。

2. 说话时的呼吸

说话时呼吸的条件是，呼气时要有一定的压力，呼气压要能维持一定时间，能适当控制呼气压水平。在说话过程中，以上这些都是在无意识过程中实现的。说话时，由于呼吸肌的运动使呼气压保持在必要的水平称为呼气保持。由于吸气运动使肺、胸廓扩大，由其回缩力所致的呼气压如果比目的压高时，吸气肌收缩使呼气压降至目的压水平。当肺和胸廓缩小导致呼气压比目的压低时，呼气肌收缩，使呼气压上升致目的压水平。为了适应说话时所需要的呼吸，在神经的支配下，呼气肌和吸气肌通过协调运动可维持必要的肺容量和压力。最大吸气后持续发声时间，成年男性平均30 s，女性平均20 s。

（二）发音器官

喉既属于呼吸道，也是发音器官。它由软骨、软骨间连接、喉肌和黏膜构成。喉软骨构成喉的支架。环甲关节运动可使声带紧张或松弛，环杓关节运动能开大或缩小声门。弹性圆锥（又称环声膜）是圆锥形的弹性纤维膜，起自甲状软骨前角后面，呈扇形向后向下止于杓状软骨声带突和环状软骨上缘。其上缘游离增厚，紧张于甲状软骨至声带突之间，形成声韧带，是发声的主要结构。喉肌是附于喉软骨的细小骨骼肌，按其功能分为两群：一群作用于环杓关节，可开大或缩小声门裂；另一群作用于环甲关节，可紧张或松弛声带。因此，通过喉肌的运动可控制发音的强弱和声调的高低。喉腔上端形成喉口，会厌在其上前方，喉腔中部有两个黏膜皱襞，上方为前庭襞（假声带），与发音无关，下方为声襞，颜色苍白，声襞及其内的声韧带、声带肌共同构成声带。两声带间的矢状裂隙为声门裂，即声门，是喉腔最狭窄的部位。发声时，两侧声带拉紧、声门裂缩小甚至关闭，呼出的气流不断冲击声带，引起振动而发声，在喉内肌肉协调作用的支配下，使声门裂受到有规律性的控制。声带又称声壁，是发声器官的主要组成部分。位于喉腔中部，由声带肌、声带韧带和黏膜三部分组成，左右对称。声带的固有膜是致密结缔组织，在皱襞的边缘有强韧的弹性纤维和横纹肌，弹性大。故声带的长短、松紧和声门裂的大小，均能影响声调高低。成年男子声带长而宽，女子声带短而狭，所以女子比男子声调高。

（三）调音器官

在说话时，通过声门以上的各个器官的协调运动产生的语音过程称为调音。调音器官包括双唇、硬腭、软腭、咽、舌、下颌、鼻腔等，它们共同组成声道。其中可以活动的有唇、软腭、咽、舌及下颌。声带音经调音器官协调运动才形成我们听到的语音。

鼻腔由骨及鼻软骨构成支架、覆盖皮肤黏膜而形成，形态相对固定，有四对鼻窦和鼻腔相通，向后以鼻后孔和鼻咽部相通。软腭和腭垂有改变气流通道的作用。软腭向后上升，抵住咽壁，挡住通往鼻腔的通道时，声带音只能经咽到口腔内形成共振；软腭和腭垂下垂时，鼻腔、口腔、咽腔三者相通，声带音可同时经口腔、鼻腔出去，在口腔、鼻腔形成口鼻音（鼻化音）；软腭、腭垂下垂，同时口腔闭塞时，声带音只能从鼻腔出去，就形成了鼻音。

鼻音与鼻腔共鸣有很大的差别，鼻腔共鸣是增强歌声的效果，可是鼻音是有碍歌唱的。鼻腔共鸣是声波在鼻骨上的振动，即将声音的焦点定位在鼻腔。由于声音明亮的焦点在鼻腔，所以也叫面罩唱法。这样的感觉是声音的焦点靠前，声音薄而明亮，比较灵活，像民族唱法。随着焦点向后移动，声音越来越接近美声。随着焦点向后、向上移动，声音也就越高越浑厚，越不灵活越美声化。所以美声歌曲中高速吐字快速变换音高，都是极难的声乐技巧。

要获得良好的鼻腔共鸣还需要注意以下几点。

软腭的运用：软腭即平时所称的小舌头。软腭是鼻咽腔的底，形成了穹形，有利于用咽壁对声音推送。通过软腭的运用，促使鼻咽腔形状的变化及音色的变化。用哼唱练习，便于使软腭中部产生振动，扩大鼻咽腔，同时还能使鼻咽腔下部也打开。打开并控制颌关节：上下颌关节活动应张开少许，这对于取得共鸣有好处。下颌轻轻下移，感觉好像没有重量，声音就轻松自如了。鼻咽腔既可以使声波进入鼻腔共鸣的较大空间里去，又能不让气息进入这个空间中来。它起着声气离析的作用，能够促使共鸣的色彩发生变化。

咽分为鼻咽、口咽、喉咽三部分，构成连接鼻腔、口腔、胸腔的管形腔。咽壁的紧与松，对声音的共振与反射的效果影响很大。咽腔是歌唱发声最为关键的共振腔，可以使声带音逐级增响扩大。腭舌弓、腭咽弓收缩时，缩小咽峡，有“拢音”的作用。

腭为口腔的上部，前 2/3 称“硬腭”；后 1/3 由结缔组织和肌肉构成，称“软腭”。硬腭与软腭相连形成一个半圆形穹顶，软腭是鼻咽腔的底，有利于用咽壁对声音推送。通过软腭的运用，促使鼻咽腔形状的变化及音色的变化。用哼唱练习，便于使软腭中部产生振动，扩大鼻咽腔，同时还能使鼻咽腔下部也打开。一般认为，弧度大的穹形，形成口腔共振的效果好，硬腭有共鸣反射作用，软腭有共鸣调节作用。腭裂较为常见可单独发生，也可并发唇裂。气流通过腭部发出的语音称腭音。腭裂如图 1-2-4 所示。

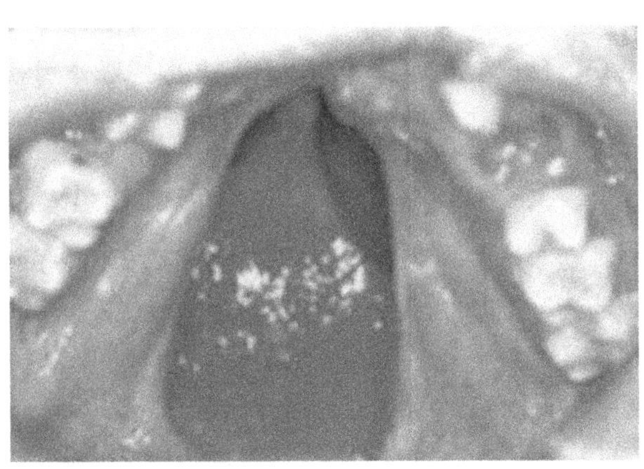

图 1-2-4　腭裂

下颌骨是颅骨中唯一可活动的部分，与颞骨形成下颌关节，在咀嚼肌的作用下，完成张口、闭口和侧方运动。上下颌关节活动应张开半寸，对于取得共鸣有好处。下颌轻轻下移，感觉好像没有重量，声音就轻松自如。

舌由舌外肌和舌内肌构成。舌的位置、运动和形状是语音生理分析的主要内容。舌是人类语言调节元音发音的重要器官。舌外肌由舌的外部进入舌，使舌体前后、上下移动，改变舌的方向。舌内肌在舌的内部可以使舌上下、前后水平方向移动，不断改变口、咽的空间形态，并与软腭升降运动、口形的圆、扁、开、合相配合，从而形成了不同的共振腔，声音进入这种不断变形的共振腔之后，则产生不同频率的音响组合。舌的运动十分复杂，但与构音有关的运动是舌体上下、前后移动，舌尖的上举、下降等。

双唇是声腔的主要出口。与构音相关的运动是双唇的开闭和突唇。这些肌肉受面神经的支配。

（四）语音的发音机制

1. 语音的来源

语音就是人类调节呼吸器官所产生的气流通过发音器官发出的声音。气流通过的部位不同、方式不同，形成的声音也就不同。发音器官所产生的声音主要可以分三种来源。

（1）浊音生源　气流通过声门时，使声带颤动，产生周期性声波，就是浊音。浊音最为响亮，是语音中最重要的声源。如发 a 音时，属于浊音声源。

（2）紊音声源　发音器官的某一部分紧缩成非常窄小的通路，气流通过时形成紊乱的湍流，产生嘶嘶的噪音，就是紊音。紊音气流变化紊乱，没有规则，不像浊音那样有周期性，所形成的声波也是非周期性波。如发 s 音。

(3) 瞬音声源　发音器官的某一部分紧缩到完全不让气流通过，使气流产生比较强的压力，然后突然放开，气流瞬间冲出去，产生一种非常短暂的瞬时爆破声，就是瞬音（或暂音），如 b、d、g 音，都是在发音前先有短暂的间歇，然后产生瞬间的爆破声。

2. 语音的动力基础

发音的动力是呼吸时肺所产生的呼气流。没有肺的呼吸作用就不可能有语音，但肺对语音所起的作用主要也只在于提供发音的动力。语音的强弱与呼气量的大小密切相关。

3. 发音器官的作用

喉头在语音中之所以具有特殊的重要作用，是因为产生浊音声源的声带就处于喉头的中间，声带是一对唇形的韧带褶，边缘很薄，富有弹性。成年男子的声带有 13～14 mm 长，女子比男子的声带约短 1/3，小孩则更短些。声带平时分开，呈倒"V"形，当中的空隙是声门，发声时，声带并合，声门关闭，气流被隔断，形成压力，冲开声带，不断颤动，产生声音。声带的颤动有很强的节奏性，一般人在正常说话时每秒颤动 80～400 次，它所产生的声带音也就是有节奏性的周期波，成为语音中的浊音声源。

声带音经过咽腔、口腔、鼻腔才能使我们听到，这时的声波已经经过咽腔、口腔和鼻腔共振的调节，不再是原来声带音的原始声波了，我们是无法听到原始的声带音的。

声带和语音的高低关系最为密切，乐器的琴弦越细，越短，绷得越紧，音调也就越高。声带也是这样。声带绷紧，颤动就快，声带就高；声带放松，颤动就慢，声音也就变低。人类这种控制语音高低的能力在语言中起极其重要的作用。汉语是有声调的语言，声带的高低升降就是由声带的绷紧或放松所决定的。

小孩的声带短而薄，因此声音又高又尖。成年后，男子喉腔比小时增大一倍半左右，声带也随之变厚变长，声音较原来降低约八度；女子喉腔只比小时增大 1/3 左右，声带也比男子略短略薄，声音比原来降低约三度。到了老年，声带和喉头的肌肉变得相当松弛，声音要比成年时更粗更低些。

4. 声音的共振腔

由声带颤动而产生的声带音是通过喉腔、咽腔、口腔、唇腔和鼻腔这五个共振腔发出的。喉腔和咽腔在人类演化过程中对提高发音能力起了很大作用。一般动物的声门很高，在声门和口腔之间几乎没有空腔，口腔里舌头和软腭可以活动的余地很小；人类声门部位很低，在声门和口腔间形成一个几十毫米长的空腔，就是喉腔和咽腔，舌头和软腭因此有了前、后、上、下活动的充分空间，使得声腔的形状变化万千，发出种种不同的声音。人类虽很少直接用喉腔和咽腔发音，但喉腔和咽腔的形状对人类语言的迅速发展起着非常重要的作用。

口腔是人类发音器官中最重要的部分，唇、舌、软腭、腭垂的协同运动，可以灵活改变口腔的形状、容积和气流的通路，使声带音产生种种不同的共振，并对气流产生阻碍，形成紊音和瞬音。口腔和咽腔、喉腔是可变共振腔，鼻腔是固定共振腔。

三、听觉器官

（一）听觉系统的结构

听觉系统由听觉器官、各级听觉中枢及其连接网络组成。听觉器官通称为耳，其结构中有特殊分化的细胞，能感受声波的机械振动并把声能转换为神经冲动。耳可分为外耳、中耳和内耳。外耳包括耳廓和外耳道，主要起集声作用。中耳包括鼓膜、听骨链、鼓室、中耳肌、咽鼓管等结构，主要起传声作用。鼓膜是封闭外耳道内端的一层薄膜结构。声波从外耳道进入，作用于鼓膜，后者随之产生相应的振动。哺乳动物的听骨链是由三块小骨（锤骨、砧骨、镫骨）组成的杠杆系统，一端为锤骨柄，附着于鼓膜内面，另一端为镫骨底板，封盖在内耳的卵圆窗膜上，鼓膜的振动通过这一杠杆系统可以有效地传至内耳，鼓膜内为鼓室，听骨链及中耳肌都在其中。中耳肌又名耳内肌，有两块，鼓膜张肌的收缩通过牵拉锤骨而使鼓膜紧张，镫骨肌的收缩使镫骨固定，两块肌肉的作用都是限制声音向内耳的传导。咽鼓管（耳咽管）由鼓室通至咽部，平时关闭，吞咽和某些口部动作时开放，可使鼓室内的空气压力经常与大气压力保持平衡（图 1-2-5）。

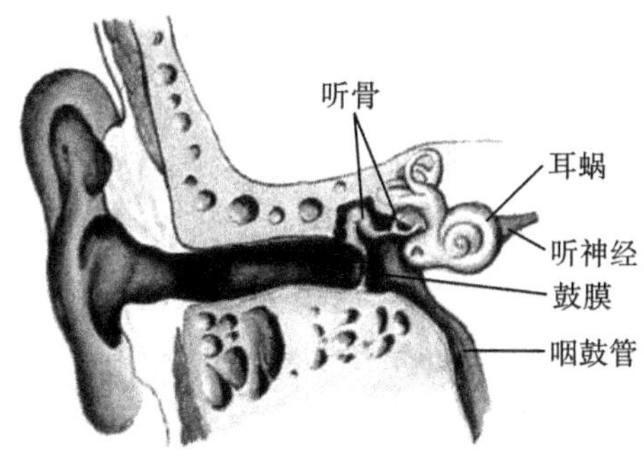

图 1-2-5　耳的剖面图

内耳的一部分，司平衡，称为前庭器官，另一部分能感受声音刺激，称为耳蜗（图 1-2-6），是骨质外壳包着的管状结构，卷曲数圈（在人体为两圈半）呈蜗牛状。这一管状结构靠近镫骨底板的一端较粗，称为基部，另一端较细，称为蜗顶。耳蜗骨壳内有膜性结构分隔的三条平行管道，从基部伸到蜗顶，分别称为前庭阶、鼓阶和蜗管（或中阶）。前庭阶和鼓阶在基部各有一窗，分别称为卵圆窗（前庭窗）和圆窗，两窗都有膜。圆窗外为鼓室，卵圆窗则为镫骨底板所封盖。前庭阶和鼓阶在蜗顶处（蜗孔）通连，此两阶内充满淋巴，称为外淋巴。蜗管夹在前庭阶与鼓阶之间，亦充满淋巴，称为内淋巴。分隔蜗管与鼓阶的膜状结构称为基底膜。由感受细胞（声感受器），神经末梢及其他结构组成的声音感受装置就排列在基底膜上，称为螺旋器或柯蒂氏器（图 1-2-7）。声音感受细胞是排列整齐的三行外毛细胞和一行内毛细胞，由支持细胞支撑，安置在基底膜上。毛细胞上端有许多很细的纤毛，其毛梢与螺旋器上方的盖膜相连。支配毛细胞的神经由位于耳蜗纵轴（蜗轴）处的螺旋神经节发出。螺旋神经节的神经细胞的另一轴索构成听神经，沿蜗轴走出，穿过颅骨入脑干。

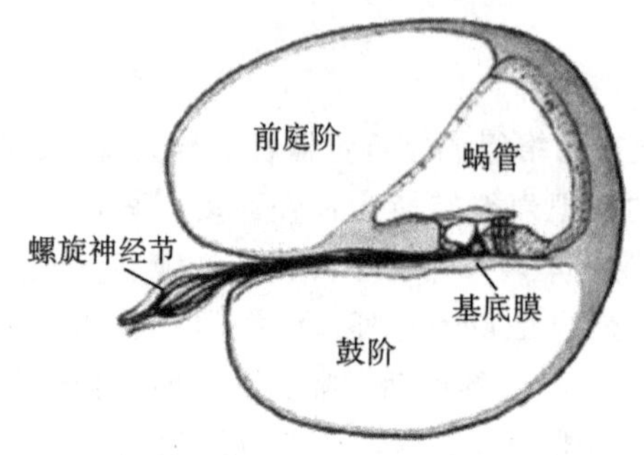

图 1-2-6　耳蜗的横切面

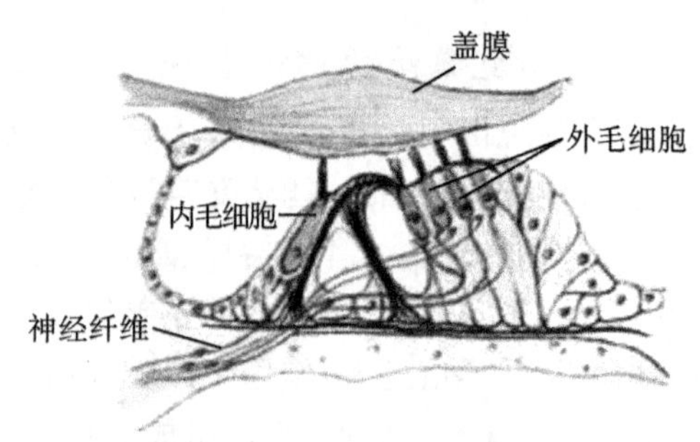

图 1-2-7　耳蜗柯蒂氏器横切面

听觉各级中枢间的传导通路颇为复杂，哺乳动物的第一级听中枢是延髓的耳蜗核，它接受同侧的听神经纤维。从耳蜗核发出的神经纤维大部分交叉到对侧，小部分在同侧，在上橄榄核改换神经元或直接上行，组成外侧丘系，到达中脑四叠体的下丘，从下丘发出的上行纤维及小部分直接从上橄榄核来的纤维终止在丘脑的内侧膝状体。内侧膝状体发出的纤维束上行散开呈放射状，称为听放线，终止于大脑听皮层，是听觉最高级的中枢。

（二）耳的声学特性

(1) 中耳的传声途径　正常耳的传声途径是声波作用于鼓膜，经听骨链传导至内耳，称为气传导。鼓膜的有效面积比卵圆窗膜的有效面积约大 20 倍；听骨链的杠杆结构使鼓膜端振幅大、力量小的振动变成镫骨底板端振幅小、力量大的振动，从而起到阻抗和匹配的作用，进而保证了有较高的传声效率。声波也可以通过头骨的振动直接传至内耳，称为骨传导，这一传声途径效率很低，对正常耳的听觉作用不大，但在中耳有严重疾病时，听觉便要依靠它了。

(2) 声波在耳蜗中的传播　镫骨底板和卵圆窗膜的振动推动前庭阶内的淋巴，声波便开始以液体介质周期性压力变化的方式移动，其前进方向一是从卵圆窗开始，沿前庭阶推向蜗庭，过蜗孔后再沿鼓阶推向圆窗。另一前进方向是前庭阶淋巴压力的变化横向通过蜗管壁传至鼓阶。由于淋巴不可压缩，卵圆窗膜在这里便起重要的缓冲作用：卵圆窗膜向内推时它向外鼓出，卵圆窗膜向外拉时它向内收。由于声波的传播需要时间，在每一瞬间前庭阶和鼓阶各段的压力便各不相同，蜗管夹在二阶之间，二阶内的瞬态压力差便使蜗管的基底膜在不同段内随时间而上下波动。因为，压力从前庭阶经蜗管壁横向地传至鼓阶这一途径较短，在声波引起基底膜振动的过程中，它起较重要的作用。基底膜的波动也从耳蜗基部开始，依次向蜗顶移动，叫做行波。

(3) 耳的频率响应　耳感受声音的灵敏度与频率的关系、外耳道的共振特性、中耳声阻抗的频率特性、耳蜗内行波的机械特性、螺旋器结构的滤波特性及感受细胞的生理特性，共同决定了耳对不同频率的声音感受的灵敏度是不一样的。各种动物都有其听觉较灵敏的频率范围，人类的是 1000～8000 Hz，在这一范围以外灵敏度依次递减。

（4）行波学说　声音引起基底膜的波动是一种行波，从耳蜗基部开始逐步向蜗顶移动，在移动过程中行波的振幅是变化的，振幅最大点的位置及行波移动的距离都随声音的频率而变，振幅最大点在高频刺激时靠近耳蜗基部，频率逐渐降低时它逐渐向蜗顶移动，行波振幅最大处基底膜受刺激最强，其位置与频率的关系是耳蜗频率分析的基础。

（5）声源定位　有赖于双耳听觉。由于从声源到两耳的距离不同及声音传播途中障碍物的不同，从某一方位发出的声音到达两耳时便有时间（或相位）差和强度差，其大小与声源的方位有关。在同一瞬间双耳接受到声音的时间差是低频声定位的主要依据，强度差是高频声定位的主要依据，耳廓的聚声作用对高频声定位也有一定的帮助。

（三）听觉的基本特性

听觉系统的基本功能是感受声音和辨别声音。感受声音的能力称为听力，通常以听阈的高低表示。听阈低表示听觉灵敏或听力好，辨别声音的能力可用各种辨别阈表示。

听阈是指足以引起听觉的最小声音强度，通常用分贝数（dB）表示。人的听阈可用主观感觉作测定指标，动物的听阈则需用条件反射、行为观察或电生理方法测定。正常耳听阈的高低因频率而异，不同的动物种类也不相同，各种哺乳类动物听觉灵敏的频率范围虽不相同，但它们的最佳听阈颇为接近，阈值声压大致在 0.00002 Pa，这样的声压使鼓膜振动时位移的幅度约为 0.1 nm。这是很高的灵敏度，若再提高，则可能因要经常不断地听到空气分子布朗运动的声音而日夜不得安宁（图 1-2-8）。

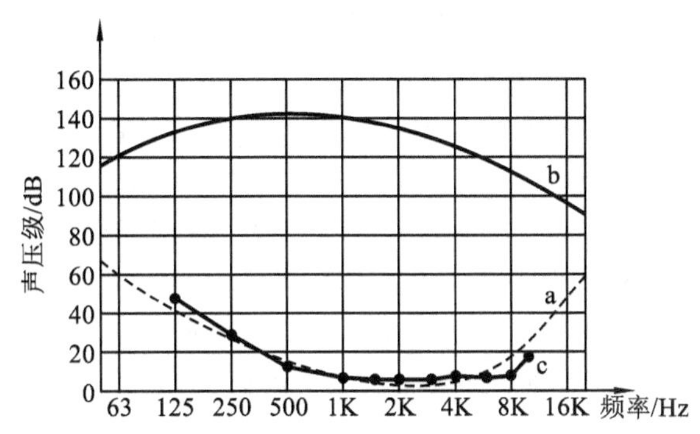

图 1-2-8　听域曲线

注：a—正常听域曲线；b—“感觉”阈曲线；c—中国人的正常平均听域曲线。

四、正常儿童听觉语言和交流能力的发育

语言发育或者说语言发展是指婴幼儿学习使用和理解手势、单词以及语句的方法。

（一）听力的重要性

良好的听觉功能是智力增长的重要条件，听力对语言的发育起着重要的作用。在胎儿的几种感觉器官中最为发达的就是听觉系统，孩子最早的智力活动就是学话，孩子对周围世界的认识、思维能力的形成，都是通过掌握语言来实现的。在婴幼儿期，孩子的智力发展主要是以听言语为主，若此时听力出现问题，必会造成语言发育障碍，从而导致学习和人际交往的困难，也会影响智力的发育。

口语处理过程的发育，受孩子所在的语言环境中的声音听觉刺激的影响。孩子不是看周围人的口形变化来学习语言的，而是用耳朵听到声音后作为符号才理解其意思的。一个先天性重度听力障碍者，如果置之不顾，其语言不可能发育，而一个先天性视力障碍者，其最终的语言发育并不迟缓，这也说明，在声音语言处理过程的发育过程中，听觉刺激是最主要的不可缺少的因素。听觉记忆的发育以听觉刺激为基础，理解口语符号，再形成概念，再用符号来表现概念。正常儿童到 6、7 岁时，其口语的理解和产生，达到与成人同等的语言功能。

孩子一出生就和别人交流。与人交流的最初方式就是哭、呜咽、断续的哭声，这可能表示他需要换尿布了；他们不断地倾听，不久以后他们就能辨认出父母熟悉的声音，并对愉悦的引逗的声音、表情等表现出欢笑等反应，而这就是交流。

（二）听觉功能的发育

在母亲怀孕后第 4 周，胎儿听觉器官已经开始发育，第 8 周时耳廓已经形成，这时胎儿听觉神经中枢的发育尚未完善，所以还不能听到来自外界的声音。到了第 25 周，胎儿的传音系统基本发育完成，28 周时胎儿的传音系统已充分发育完成并可以发生听觉反应，至此，胎儿就已经具备了能够听到声音的所有条件。胎儿在孕腹内已有听觉，所以早期的听觉刺激是胎教的主要方法之一。

听觉功能在口语出现以前的 0 岁期就开始迅速发育。2～3 个月以后的宝宝已能将听觉和视觉结合起来，当他听到声音时，头就会转向发音的方向。例如摇铃或能捏响的橡皮玩具发出声音，逗引孩子一面听声音，一面让视线随玩具移动，可刺激其听觉功能的发育。生后不久的婴儿对于声音有惊吓反射，这属于原始反射。这种反射在生后 3 个月受到抑制。3 个月时，睡眠时听到突发声响会双眼紧闭，手指乱动，但多数不会有全身惊动；打开收音机或电视机会使孩子转脸或转眼；吵架声、哄逗声、歌声或音乐声会导致孩子出现不安、厌恶或喜悦的表情。其后，向有声音的地方看或开始对大的声音有反应，然后对较小的声音也有反应。这种对声音反应的发育，是以从耳到脑的听觉传导通路的生理成熟为前提的。随着婴儿对声音反应的逐渐明确，就会过渡到因母亲的声音而或哭或笑的情绪反应。也就是听觉反应从对单纯声音刺激的反射活动到愉快或不快的伴有情绪的反应变化。过了 10 个月时，就可见到有明确的语言理解。

（三）语言能力的发育

这里所说的语言能力是指口语的理解和表达以及文字语言的理解和书写四个方

面。另外，也包括交流能力和交流态度。

1. 对口语理解的发育

儿童最初的言语活动是从听懂成人说出的词开始的。对语言的理解取决于许多技能，这些技能自婴儿出生后即开始发育，通过视、听、感觉等日常刺激，开始对他们所处的环境产生辨别能力，出现表示一定意义的手势动作，7～8 个月时，由于多次感知某种物体或动作并同时听到成人说出关于这一物体或动作的词，在头脑里就建立起这一物体或动作的形象和词的声音之间暂时的联系，以后只要听到这个词的声音就能引起相应的反应。10～11 个月时，在词的声音和物体或动作联系的基础上，逐步过渡到对词的内容发生反应。在婴儿掌握声音符号的含义之前，需要各种各样的综合性刺激，比如对婴儿的姿势和状态，周围的气氛，说话人的语调等，最后才能只用声音这一种刺激就能诱发出手势动作这一运动反应。如说"Bye - Bye "时就摇手等。在各种各样的环境音中，能逐渐辨别出妈妈等养育者的声音，并能知道这种声音是一个事物的符号，这种认识的建立，是声音语言理解的开始。

婴儿在 1 岁左右就开始懂得熟人使用的简单语言，1 岁以后，对口语的理解发生质的变化。即听到事物的名称时，能确定所指的对象（事物名称的理解，用手指出来），这种用手指示的动作是在婴儿期表示声音语言理解发育的最典型动作。这表示已经将口语这种不稳定的听觉刺激与人能认识的最稳定的视觉刺激结合到一起了。由此，口语的记忆得到稳定，口语的理解有了飞跃性提高。这个阶段的词汇理解，最初是从幼儿语、象声词等任意性低的符号单词开始的，并逐渐地过渡到对任意性高的单词理解。其后，便可逐渐理解简单的词组，随后又可理解具有一定语法规则的句子。一般 18～24 个月，词汇可达 200 个，25～36 个月，能够找出说话时的合适音量，并会开始使用代词，比如"我"和"你"。在两三岁之间，宝宝的词汇量会增加到 300 个词。他能把名词和动词连在一起，造出虽然简单但也完整的句子，比如"我现在去"。

另外，从词类上看，不仅能理解动词、名词、形容词，其他词类也能理解了。而且能理解颜色名、大小、数量等抽象度高的单词。这些理解发育的基础，也包括孩子的记忆能力和认知能力的发育。

当儿童开始能听懂词的时候，虽然儿童自己还不能利用言语，但可以说已是儿童与成人言语交流的开端。

儿童真正掌握言语交流的能力，不仅要能听懂词，而且还要能在听懂词的基础上说出词。只有在儿童的言语听觉分析器和言语运动分析器之间建立联系之后，语言才真正成为交流的工具。

2. 口语表达的发育

作为口语表达的发育，一般来说新生儿和婴儿的声音，在各种语言环境中是相同的。1～2 个月的新生儿只能发出哭声等生理性喊声，3 个月后，则能发出低沉连续的非生理性喊声（喔啊声）。4 个月能发出元音样的声音和笑声。6 个月左右能发出含辅音成分的喃语。12 个月能发出称为“始语”的有意义的声音。所谓“始语”，是指发出的音韵是其语言中有的，并且音韵的使用有再现性，而且是指某一特定的事物。

18 个月为止称为单词句期，是语言开始出现的时期。单词句期是指，虽然是说了一个单词，却能表达各种各样的意思，已具备了句子的功能。另外，这一时期声音的模仿比较活跃，单词量急剧增加，对有些事物会用幼儿语来称呼，例如，把“车”叫做“du-du”等。而且在一个人玩的时候，经常发出一些意思不明的声音。过了 18 个月，单词量增加到 50～100 个，出现了双词句的词组。例如，“妈妈，那边(妈妈到那边去了）”等。词组逐渐增加，到 2 岁时，开始出现三词句的词组，由于不含有前置词、助词等，被称为“电报文体”(电报文体以省略其冠词、关系词、连接词、人称、指示及其他代名词，以及助动词为特点)。过了 2～3 岁，开始出现含有前置词、助词等的多词词组。

随着词组逐渐变长，语法结构便出现了。主语、动词、宾语、连词等各种词类，按照其语言的语法规则变化排列。在这个过程中，孩子的语言发声，虽然可见各种语法错误，但可逐渐被纠正。到 6～7 岁，便获得了与成人同等的口语能力。

3. 口语处理过程发育的特征

小孩在自己还不能说话的时期，就能够理解大人说的话。语言的理解能力比说话能力约提前发育数个月。

为了正确把握口语的发育，把语言发育分为理解和表达两个方面。为使语言处理过程成立，口语理解的发育是前提，只把语言表达作为焦点来分析是不充分的。另外，口语的表达也存在个体差异，女孩一般比男孩早。在评价孩子的语言发育时，要把重点放在口语的理解上。

(四) 交流能力的发育

语言是交流的工具，交流能力的发育是非常重要的。交流能力是以与母亲的亲密关系为基础而发育的。与母亲之间亲密关系发展的过程，在正常情况下如下。孩子在出生后 1 个月时，在哭的时候，一抱起来，就不哭了。4 个月时可以追视他人，对人的关心增加，房间里没人时，就用哭来表达自己的存在。6 个月时能将母亲与他人辨别开，7 个月时，若硬把他从母亲怀里拉出来，就会有哭闹。9 个月时能区别家里的人与外人，别人抱时会哭(认生的出现)。生后 1 岁 3 个月，以母亲为中心，在母亲视线所及的范围内能安心玩要，到 2 岁时，即使母亲不在身边，也能与其他孩子一起玩。要求行为的发育:6 个月的孩子，抢下他手里的东西，就会哭;8 个月时，有想要的东西时，会发出声音要求;1 岁左右有想要的东西或想去某个地方时，会用手指那个方向，1 岁 6 个月时，想要什么东西时，就做出“给我”的手势，给他拿来时，就把原来手里的东西给对方。

如上所述，交流能力在正常发育孩子的早期即可见到。语言的发育可以看做是交流活动的早期，如用哭或行为表示等，逐渐转化为用口语来表现的过程。自闭症的孩子，这些交流能力的发育不正常，即使获得了语言，也不能正确使用。

事情二　言语交流的心理学基础

一、语言交流的心理过程

语言交流的心理过程是从最初的表述动机，经过表述的语义初迹、内部语言，再扩展到外部语言。理解话语的心理过程是从感知对方扩展的外部语言，从词、句到话语，分出话语的主要思想，然后理解话语的整个意思。语言交流中各环节都有复杂的心理变化，这些心理变化影响到了现实的交流情况。

（一）影响语言交流的心理因素

影响语言交流的心理因素主要包括交流角色关系、交流循环系统、交流欲望、交流者的地位、交流者的心态、交流环境等。对这些因素的探讨对语言交流的心理认识可以起到促进作用。

(1) 交流角色关系　在语言交流中，交流双方的信息传递随着听、说角色关系的不断变换而改变。说话不是为了给自己听，“说”与“听”是语言交流中的两个互为依存的角色。纵然有“自言自语”的现象，但自言自语不会输出信息。就如收看电视：电视台发送信息并不是它的目的，它的目的是要别人收看节目——接收电视信号。只有电视台发送的信号是清晰可辨的，电视观众才有可能接收到清晰的信息。语言交流的目的是向交流对象表达一定的思想与情感，只有说者输出的信息是清晰可辨的，听者才可能听得懂说话人的意思。

(2) 交流循环系统　在语言交流中，因为交流双方信息传递的方向随着听、说角色关系的不断变换而改变，所以语言交流过程是一个循环系统。在此过程中，除了以听说角色变换、内部语言与外部语言交替为线索的主要循环过程之外，还存在着运行于记忆与编码、解码、内部语言之间的三个支持性循环过程，这种内在的模式称为交流循环系统。语言交流双方的内部心理活动和外部语言传递过程是一个信息加工、处理与发送、接收的互动系统。语言生成的过程可理解为信息加工与发送的过程，而语言理解则是信息接收与处理的过程。所传递的信息是以语言生成的话语为形式的，同时它又是语言理解的对象。

(3) 交流者的欲望　一方所生成的话语常常会激发对方的表述动机，从而引起一系列复杂的内部心理活动，如赞同、反对、感叹等，从而触动其语言的欲望，交流者的欲望影响着交流者的语言表达及外部情感。

(4) 交流者的地位　在一般情况下，语言交流过程中人们是轮流说话的，交流双方的角色关系往往在不断地变换，交流双方地位的关系是平等的。但语言交流中受社会地位、职位等影响，如老师与学生的语言交流过程往往是支配与被支配的关系，这会影响被支配者的交流欲望，不平衡的特殊交流形式就出现了。

(5) 交流者的心态　一个人的世界观会影响个体的言行，从而影响交流者的态度，反映在交流心态中，这些反映被听者接受时，会由于接受者的生活背景及交流心态不同而产生不同的效果，影响到双方交流的内容。

(6) 交流环境　交流环境主要分两种：一种是外部交流环境；另一种是内部交流环境。外部交流环境是指交流的场合、声音环境、第三者干扰等，如在很吵闹的环境中交流，说者必须提高音量，听者必须集中精力倾听，需要交流者更大的体力、精力付出，从而影响交流者交流心态及交流欲望。内部交流环境是指交流双方的精神、心理环境，如交流者瞌睡、心情沉重、疲乏等。

(二) 语言理解过程

语言理解是对交流信息的接收和处理，其心理过程可从以下四方面加以探讨。

1. 语言理解的心理基础

语言理解的心理基础主要有：感知辨识、短时记忆、反馈监控。

(1) 感知辨识　听理解首先要对语言的声音进行感知，其次是辨识词义功能及承载的语义。当听到一串话语时，把语流加以切分，分出语段、音段、音素所体现的音位。通过领悟语句的语调结构和词语的含义来辨识语句的意义。辨识词义，其实就是根据该词在语句中的组合地位，判断它用在多义系列中的哪一项语义，有时还要从上、下句的关系加以判断，尤其是多义词。例如，“他不是东西”这句话，在感知后切分出“东西”这个词时，首先要辨识它不是词组“东西”；其次要辨识它不同于“梳子是有用的东西”中的那个“东西”，也就是说，它不是指“物品”，而是指“人品差”。然后根据整句话的语气，辨识这句话的意思是，他的人品差。

(2) 短时记忆　短时记忆是参与语言理解的一项必需的心理条件，如在理解连贯话语时，必须记住话语的关键成分，才能抓住重点，分清各成分的关系，理解话语的内在含义。

(3) 反馈监控　语言的传入性反馈监控机制是保证语言交流围绕话题的重要心理条件。在语言理解时，听话者必须在判断话语的关键成分的基础上紧紧把握语言交流的话语主旨，反复加以核对，一旦发现曲解、误解或偏离话语主旨，就要调整理解过程，重新调整谈话内容，尽力捕捉话语的核心内容。

2. 语言理解的策略

语言理解是综合利用各种策略的复杂心理过程。人在已有的知识和经验的基础上，常应用语义策略、词序策略和句法策略等来加工语言信息。例如，人们可以根据语义来确定各种词类，如：凡指称实体的视为名词；凡说明行动的词为动词。利用语义策略可以帮助理解一个句子，如“投之以桃，报之以李”，我们能正确地理解这句话的意思是“他人以桃赠我，我以李回之”。所以，即使词的顺序顺倒，人们也不会产生误解。

词序策略则是利用词序的模式来加工语言信息。例如，汉语句子的基本词序为“名词 1 —动词—名词 2”，即“动词之前的名词为支配者”、“动词之后的名词为受支配者”，这个词序模式的内涵就是“第一个名词的特例对第二个名词的特例施加动词所表达的一定行动”。这种词序策略不仅涉及句子的表层结构的分析，实际上也涉及句子的深层结构或意义。

3. 语言理解中的信息整合

人的背景知识对语言理解的作用不仅表现在策略运用上，还表现在信息的整合上。人输入的语言信息要与记忆中储存的有关信息相整合，才能得到理解。如果缺乏有关的信息，或者未能激活记忆中的有关信息，那么就不能或难以实现语言的理解，通常人们将新的信息与已知的信息联系起来以达到进一步的理解。在对话和阅读中，前一个句子或一些句子为后一个句子提供有用的信息，并互为影响。如果这种已知的信息与新的信息互为关系遭到损害，句子的理解将会受到影响。

4. 推理在语言理解中的作用

人在语言理解过程中，不是被动地接受语言信息，而是在已有知识的基础上主动地推敲、领悟语言的意义，常通过推理增加信息，把握事物之间的联系，促进语言的理解。

（三）语言表达过程

在语言交流中，语言生成也必须具备一定的心理条件，在语言交流中理解是从句子的表层结构到深层结构的过程，语言的产出则相反，它是从深层结构到表层结构的过程，它包含三个阶段。第一阶段为构造阶段：依照目的来确定要表达的意思。第二阶段为转换阶段：应用句法规则将思想转换成语言的形式。第三阶段为执行阶段：把语言形式的消息说出来或写出来。

语言产生是有目的的活动。语言产生过程首先需要确定哪些信息要表达出来，也即决定说(写)什么，然后再决定这些信息如何表达，即确定怎么说(写)。在确定说什么和实际说出来之间进行着各种转换过程，即从思想依次转换为句法、词汇和语音等不同层次的语言结构。将这些不同的转换过程看成不同的加工阶段，大致可分四个过程。

1. 表述动机

表述动机是语言生成的起点，即在话语中表述特定内容的需要。例如，提出请求、宣布结论、表示愿望、交流信息、陈述思想等。动机只是语言表述的出发点，根据表述的方式分为对话和独白两种。它们在表述动机上不同。对话动机的实质在于，在语言交流过程中，交流者为听者地位，对方为说者地位，是交流者向对方的语言刺激所作的反应。因此，表述动机既是理解的终点，又是生成的起点，也就是说，它在语言交流过程中是从语言理解转向语言生成的衔接点。独白是语言表述的另一种形式，指人的自思、自语等内心活动，即由说话者说出一段意思连贯的扩展性语言，它由独立的表述动机支配。在这种稳定的动机驱使下，说话者会主动独立地制订语言表述计划。

2. 语义切迹

语言生成内部过程的第二个环节是语义切迹。语言表述动机只是引起语言表述过程的出发点，它本身还没有确定的内容。语义切迹的产生是确定语言的内容，它形成未来语言表述的基本格式。

语义初迹是一种由表述动机触发起来的同时呈现的语义关系网络体系，语义初迹包括三个要素:①形成思想的主题和述题;②由义素构成的潜在语义;③一些潜在的语义关系,如时间、目的、对象等。这些要素一旦转化为语言单位,就可以通过内部语言形成扩展的话语。这种语义初迹是形成话语的基础,它是一个潜在的语义关系体系,在心理上只是表述的一般主观意图,但说话者能够把这个主观意图转变为扩展的语言语义体系。

3. 内部语言

内部语言是语言生成内部过程的第三个环节,包括三个阶段:①出声思维阶段,此时儿童还不善于考虑问题,这时可通过"出声"训练来培养内部言语能力;②过渡阶段,在比较容易而简单的问题中,培养儿童在出声思维的同时,学会短时间的无声思维;③无声思维阶段,随着学习内容的复杂化和抽象思维及独立思考能力的提高,内部语言日益复杂起来,它在儿童的有意识的生活中也就占有越来越重要的地位。内部语言是从同时综合出现的语义初迹向扩展的外部语言过渡的必需阶段。内部语言跟抽象逻辑思维有更多的联系,它主要执行着自觉的分析综合的机能。并且,内部语言与有目的、有计划的行为有更多联系,它主要执行自觉的自我调节的机能。

4. 外部语言

外部语言是语言生成内部过程的最后一个环节,从内部语言扩展而来,此时语法上已经定型,词汇也已选定,主要进行语音实现,使目标词语在语音中得到实现,其心理条件是保证将表述变成有声语言,并通过各种反馈不断循环纠正,构成极其复杂的心理过程。

(四) 影响语言交流的认知能力

认知是人类的一种心理活动,是指个体认识和理解事物的合理过程。认知过程是个体认知活动的信息加工过程。个体认知是指公共认知层面里由于个体差异(个体信息接受程度与可获得渠道,个人理解能力,个体素质,宗教信仰,种族,性别等)而存在的认知不同。认知心理学将认知过程看成一个由信息的获得、编码、储存、提取和使用等一系列连续的认知操作阶段组成的按一定程序进行信息加工的系统。信息的获得就是接受直接作用于感官的刺激信息。感觉的作用就在于获得信息。认知功能对语言交流的影响主要体现在四个方面:①接受能力,即通过各种感觉接受外界信息;②记忆和学习功能;③思维功能;④表达功能,通过语言、躯体、情感等各种形式进行表达。认知功能损害表现较复杂,其中轻度认知功能损害主要表现为:①记忆障碍,包括近事记忆、个人经历记忆、生活中重大事件的记忆障碍;②定向障碍,包括时间、地点、人物的定向障碍;③言语障碍,包括找词困难,阅读、书写和理解困难;④视空间能力受损;⑤计算能力下降;⑥判断和解决问题的能力下降等。语言是人类独有的认知功能,语言符号信息在认知的加工过程中,从最初对语言符号感知辨识、理解,到最终的言语表达,整个语言交流的心理过程都与认知功能(如思维、学习、记忆等)有着不可分割的联系。

总之,正常的认知功能是语言交流的基础。

二、言语障碍与精神心理的关系

（一）与精神病性障碍的关系

精神病性障碍是指由于器质性损害或功能性损害导致的自我检验和现实检验能力丧失，人格全面受损及工作、学习能力丧失的一组心理障碍。最为常见的是精神分裂症、心境障碍、偏执性精神障碍和急性短暂性精神病。

常见的精神病性症状主要有：幻觉（幻听、幻视、幻嗅等）、妄想（关系妄想、被害妄想、物理影响妄想、夸大妄想、罪恶妄想、疑病妄想、嫉妒妄想、钟情妄想等）、自知力不完整或丧失、兴奋状态、木僵状态等。

由于精神病性障碍的思维联想与正常人及各种言语障碍的人均不同，在语言交流时可以表现为各种异常，如：精神分裂症患者可以出现思维联想速度减慢、思维破裂，使语言交流很难进行；而言语行为增多的患者，尽管语言交流可以进行，但在幻觉、妄想的支配下可以表现为言语增多、答非所问、自言自语等现象。

（二）与抑郁性障碍的关系

抑郁性精神障碍是以显著而持久的心境低落为主要特征的一组疾病，临床上主要表现为情感低落，伴有相应的认知和行为改变，包括抑郁发作和持续性心境障碍。

常见的抑郁性障碍主要有抑郁性神经症、反应性抑郁和重型抑郁症。

常见的抑郁症状有抑郁心境、思维迟缓、精神运动性迟缓、躯体症状（睡眠障碍、食欲减退、性欲减退、各脏器的不适感等）。可以表现为消沉、心情不畅，对周围的一切都感到暗淡，对生活和工作无兴趣、无热情，悲观失望，精力不足，生活中的大部分时间为抑郁，严重者有轻生念头。出现抑郁症状的同时，出现躯体症状，如头痛、背痛、四肢痛等慢性疼痛症状。

由于抑郁症患者主要表现为精神运动迟缓，患者语速减慢，在进行语言交流时，常使医生感到进行语言交流很困难，常常出现医生数问患者一答的现象，但语言交流的内容基本是切题的。

（三）与神经症的关系

神经症是一组精神障碍的总称，主要表现为持久的心理冲突，患者觉察或体验到这种冲突，并因此而深感痛苦且妨碍心理功能或社会功能，但没有任何可证实的器质性病理基础。无持久的精神病性症状，现实检验能力未受损害，行为保持在社会规范允许的范围内，有自知力，求治心切。多与素质、人格特征、精神应激性因素有关。病程多迁延，进入中年后症状常常缓解。

神经症的常见症状主要有精神活动能力下降、烦恼、紧张、焦虑、抑郁、失眠、恐怖、强迫、疑病以及各种躯体症状。神经症主要有以下几种：焦虑性神经症、恐怖性神经症、强迫性神经症、躯体形式障碍、癔症、神经衰弱等。

神经症患者往往在进行语言交流时，表现为好倾诉、过分夸大病症、叙述仔细而累赘，医生或他人很难打断其谈话，语言交流内容基本无用词或语法错误。

事情三　言语治疗的语言学基础

一、文化与语言

（一）文化

语言是一种符号系统，一种文化形态，语言和文化是不可分割的。如语言交流中的语音、词汇、语法使用和表达策略等均与患者文化背景、教育水平、思维方式、交流态度等有关。一个人掌握语言的水平，影响着人对周围环境的认知过程，人们的思维过程也会随语言的变化而变化。

世界上的各种语言按其亲属关系大致分为九种，其中汉藏语系和印欧语系是使用人数最多的两个语系。印欧语系分布区域最广，其中英语使用的人数最多，成为当今最主要的交流语言。我国是一个多民族的国家，境内各民族语言非常丰富，但主要推广使用统一的普通话，归属在汉藏语系中。

（二）普通话与方言

汉语普通话就是现代汉民族的共同语，是全国各民族通用的语言。普通话是以北京语音为标准音，以北方话为基础方言，以典范的现代白话文著作为语音规范的语言，在港澳台地区则称为“国语”，在东南亚一带称为“华语”。

国家在统一推广使用普通话的同时，允许多种方言的存在和发展，其中主要有五大方言，分别是：官话方言、湘方言、客家方言、粤方言和闽方言。其中与普通话差别最大的是粤方言和闽方言。

二、语音

（一）音素

音素是可划分的最小语音单位。音素分为两类：元音和辅音。

（1）元音　气流振动声带，在口腔、咽头不受阻碍（但受节制如唇圆否、口腔开合）而形成的音叫元音，又叫母音，如 a、o、e、i、u。元音是发音时共鸣腔的不同形状造成的。最重要的共鸣腔是口腔，此外舌头的高低、前后和嘴唇的圆展也参与共鸣并决定每个元音的音质。

（2）辅音　气流在口腔或咽头受到阻碍而形成的音叫做辅音，又叫子音。如 b、m、f、d、k、zh、s 等。受阻的部位就是发音部位，形成和冲破阻碍的方式就是发音方法。发辅音时要求区别：①清音和浊音，发音时声带不振动的辅音称为清辅音，发音时声带振动的辅音称为浊辅音;②送气和不送气;③鼻音和口音。

元音和辅音的主要区别见表1-2-2。

表1-2-2 元音与辅音的鉴别点

鉴 别 点	元 音	辅 音
气流	畅通无阻	受阻碍并克服阻碍
发音器官	发音器官均衡地保持紧张	阻碍气流的发音器官明显紧张
气流强弱	较弱	气流较强
声带颤动	有颤动	浊音有颤动,清音无颤动
语音延长	可延长	某些可以延长

（二）音位

音位是语言中能够区别词义的最小语音单位,也就是不同的语音类型。例如“把”(ba)、“比”(bi)、“补”(bu)三个不同词里,b的实际发音并不完全相同,第一个“b”较松,第二个“b”较紧,第三个“b”带圆唇。但是,这种细微的差别在语言的交际中并没有起到区别意义的作用,因此也就可以把这三个“b”归纳为一个语音类型,这就是“b”音位。

“八”(ba)、“趴”(pa),其中的“b”和“p”同与“a”相拼,构成了不同的词义,“b”和“p”有了区别词义的作用,因此便是两个不同的音位,即两个不同的语音类型。

（三）音节

音节是听觉能感受到的最自然的语音单位,有一个或几个音素按一定规律组合而成。汉语中一个汉字就是一个音节,每个音节由声母、韵母和声调三个部分组成;英语中一个元音音素可构成一个音节,一个元音音素和一个或几个辅音音素结合也可以构成一个音节。

“飘”(piao),一听便知是一个音节,而“皮袄”(pi'ao)虽然与“飘”的音素完全相同,但一听便知是两个音节。“鲜”(xian)与“西安”(xi'an);“换”(huan)与“忽暗”(hu'an)等音节都是凭听觉来加以区分的。

(1) 声母 汉语音节中开头的那个辅音称为声母。每个音节中的声母只由一个辅音充当,例如“中国”(zhong guo)中的“zh”和“g”,就是这两个音节中的声母。普通话共有21个声母。汉语拼音的声母见表1-2-3。

(2) 韵母 在汉语音节中,声母后面的部分叫做韵母。韵母有的由一个、两个或三个元音组成,有的韵母中也有辅音成分。普通话韵母共有39个。

(3) 声调 在汉语的发音过程中,贯穿整个音节的声音高低、升降、曲直变化就是声调。声调是汉语音节中不可缺少的组成部分,也是汉语区别于其他语言的又一个显著特点。

表 1-2-3　声母的发音部位和发声方法表

发音部位 \ 发音方法			唇音		舌尖前音	舌尖中音	舌尖后音	舌面前音	舌面后音
			双唇音	唇齿音					
			上唇 下唇	上齿 下唇	舌尖 上齿背	舌尖 上齿龈	舌尖 硬腭前	舌面前 硬腭前	舌面后 软腭
塞音	清音	不送气音	b			d			g
		送气音	p			t			k
擦音	清音			f	s		sh	x	h
	浊音						r		
塞擦音	清音	不送气音			z		zh	j	
		送气音			c		ch	q	
鼻音	浊音		m			n			
边音	浊音					l			

（四）发音部位及发音方法

发音离不开发音器官的运用，其中有的发声器官是固定不变的，比如齿、齿龈、硬腭等。有的发声器官的形状、位置是可变的、能动的，如唇、舌、软腭、声带等。

1. 发音部位

发辅音时，对气流能够形成阻碍的发音器官就是主要的发音部位。比如发 b、p、m，形成的阻碍在上下唇之间，称为双唇音，根据 21 个声母发音部位的不同，大致可归纳为七类，如表 1-2-4 所示。

表 1-2-4　辅音发音的部位

类　别	发 音 部 位	举　例
双唇音	上唇与下唇中部形成阻碍	b　p　m
齿唇音	上唇与下唇内侧形成阻碍	f
舌尖前音	舌尖与上齿龈形成阻碍	z　c　s
舌尖中音	舌尖与上齿龈形成阻碍	d　t　n　l
舌尖后音	舌尖与硬腭前端形成阻碍	zhi　chi　shi　r
舌面音	舌面中前部与硬腭形成阻碍	j　q　x
舌根音	舌面后部与硬腭后部形成阻碍	g　k　h

2. 发音过程

声母发音的全过程可以划分为成阻、持阻、除阻三个阶段。①成阻为发音的两个部位形成阻碍，力求为发音做好准备的阶段，例如 b、p、m，在发音时，双唇先闭拢形成阻碍的过程。②持阻为成阻部位保持成阻状态，并蓄积一定的力量和阻力，同时让气息积聚在发音部位的后面，为发音做好最后的准备。③除阻为气流冲破阻碍，最后发出声音的过程，例如双唇音 b、p、m，双唇中部打开，气流冲出，发出 b、p、m 的音。

3. 发音方法

发音方法是指发音时形成阻碍和克服阻碍的方式，包括气流的强弱、声带的颤动等，根据声母形成阻碍和克服阻碍的方式，普通话声母可以分为塞音、擦音、塞擦音、界音、边音几类。

(1) 塞音　成阻部位完全闭合，持阻并突然除阻，气流冲破阻碍，造成爆发色彩。包括 b、p、d、t、g、k。

(2) 擦音　成阻部位靠近，形成缝隙，气流从缝隙中挤出造成摩擦声。包括 f、s、sh、r、x、h。

(3) 塞擦音　成阻部位开始时完全闭合，当发音时，成阻部位立刻微微打开一条窄缝，让气流从窄缝隙中摩擦挤出，由于这中间有塞和擦的过程，故称为塞擦音。包括 z、c、zh、ch、j、q。

(4) 鼻音　成阻部位完全闭合堵住气流，发音时，软腭下垂，鼻腔通路打开，让气流向上从鼻腔中通过，发出鼻音。鼻音包括 m、n。

(5) 边音　舌尖抬起和上齿龈接触形成阻碍，阻塞气流。发音时，气流沿舌的两边流出，同时舌自然落下造成边音。边音包括 l。

根据除阻时气流强弱的不同，普通话声母的发音又可分为送气音和不送气音两种。①送气音：发音时呼出的气流较强，包括 p、t、k、q、ch、c。②不送气音：发音时呼出的气流较弱，包括 b、d、g、i、zh、z。

根据声母发音时声带颤动的情况又分清音与浊音。①清音：发音时声带不颤动的为清音。②浊音：发音时声带颤动的为浊音。普通话声母中，只有 m、n、l、r 为浊音，其余的均为清音。

正确发音除了以上发音原则外，还要掌握好语音四要素，具体见表 1-2-5。

表 1-2-5　语音四要素

语　　音	声 音 性 质	物 理 特 性
音高	声音的高低	频率
音重	声音的轻重或强弱	振幅
音长	声音的长短	振动时间的长短
音质	可以从声音的产生和音响两方面分析	—

三、文字

1. 汉字

汉字是建立在象形基础上的表意文字，可以以义构形，以形索义，又有高度抽象的符号功能。汉字形体结构形式遵循着一定规律，抽象出五种基本笔画，笔画顺序为先上后下、先左后右、先中间后两边。利用线条构成字体，包括象形、指事、会意、形声、转注、假借。

象形字的结构基础是象形语义，指事字则是用象形加符号或单用指事符号表达语义，会意字的结构基础是用两个以上的象形或符号组合起来表达特定语义。形声字的大量产生，是在形体上增加意义信息的结果。汉字偏旁部首具有高度抽象的符号功能。

2. 语法

汉语语法单位包括语素、词、短语和句子。

(1) 语素　语言中最小的音义结合体，大多数为一个音节即一个语素。语素主要从三个方面分类：第一，从语音形式角度分为单音语素（占优势，如喜、欢、唱），多音语素（主要由古汉语中的联绵词和音译外来词构成，如坎坷、喇叭、沙发、幽默等）；第二，从语言功能角度，即能否单独构成词，分为成词语素（如天、好）、非词语素（不能直接构成词而必须和其他语素相结合才能构成一个词，如业、民、务等）；第三，从意义、性质角度，分为词根语速（体现词的基本意义，如人、天、老虎、桌子）、附加语素（由词缀构成的，如老虎、作家、第三、阿姨）。

(2) 词　能够独立运用的最小的语言单位，以及构成短语和句子的备用单位。根据语素与语素的结合情况，可分为单纯词（多音单纯词、单音单纯词）和合成词（重叠式合成词、附加式合成词、复合式合成词）。词分为实词和虚词。实词包括：名词、动词、形容词、区别词、数词、量词、副词、代词、象声词和叹词十类。虚词包括：介词、连词、助词和语气词。

(3) 句子　由短语或词构成，具有特定的句调，能够表达一个相对完整意思的语言单位。句子可以有如下两种分类：①按照用途和语气，句子可分为陈述句、疑问句、祈使句、感叹句。②按照结构，句子可分为单句、复句。

3. 句法

说话的时候，句子能表达一个相对完整的意思。每个句子又都有一定的语调，表示不同的语气。在连续说话时，句子和句子之间有一个较大的停顿。在书写时则用句号、问号或叹号表示语气和停顿。主要有六种句式。

(1) 连动句：基本结构为名词＋动词 1＋动词 2，例如，“她扭头看了鱼一眼”。

(2) 兼语句：基本结构为名词 1(主)＋动词 1＋名词 2(宾)(主)＋动词 2，例如，“他告诉我他要走了”。

(3) 存现句：基本结构为处所词（或时间词）＋动词＋名词，例如，“桌上放着两杯茶”。

(4) “是”字句：例如，“这孩子是个急性子”。其中“是”为动词，而“老李是明天离开杭州”中的“是”则为副词。

(5) “把”字句：例如，“他把香蕉吃掉了”。

(6) “被”字句：表示被动，例如，“鞋子被穿破了”。

4. 现代汉语中常见的句子变化

（1）倒装：例如，“早就做好了，你弟弟”。

（2）省略：例如，“我弟弟 8 岁了，（我弟弟）上小学三年级”。

（3）紧缩：例如，“（不……也）你不允许我也去”。

任务三　言语治疗技术内容

事情一　言语治疗的原则

1. 拟订总的康复目标，设定长、短期目标

根据评估结果及预后情况，设定长、短期目标。拟订康复目标时，应考虑到患者的主观需要和客观需要的实际可能性。目标和制订的训练方案也要强调个体化。如有的功能障碍影响患者的日常生活，妨碍患者参加工作，应根据患者的自身需求和客观病情拟定总的康复目标，安排康复训练的项目和内容。

2. 治疗方案须难度适宜，先易后难，循序渐进

理想的作业，其难度为，患者需要经过一定的努力才能获得成功，以正确率为 80% 左右为宜。

3. 言语治疗要有高度针对性

根据言语障碍的不同，选择相应的康复措施。如治疗失语症时，命名性失语应侧重物品名称的命名训练；Broca 失语应侧重口语对话、手势语言、指物呼名等训练。以“说”为中心，坚持“听、视、说、写”相结合，注意发挥各言语机能之间的协同强化作用。

4. 坚持发音器官与说话相结合

因有些类型的失语症往往伴有口面失用，需加强舌体、口面运动、呼吸的练习，加强对气流的调整等。

5. 坚持多种形式训练，以提高趣味性

言语治疗是一个长期而枯燥的过程，因此要采取多种形式的训练，内容应适合患者的文化水平及生活情趣，所选用的题材要使患者感到有兴趣。如绕口令、联词、讲故事、多媒体训练等。治疗以一对一训练为主，也可以采用集体训练法、游戏训练法等训练形式。

6. 坚持医院治疗与家庭训练相结合

医院治疗一般每周 3～5 天，每天 1～2 次，每次治疗 20～30 min。家庭训练是在医院治疗的基础上，以家庭为中心的一种较为有效的治疗措施，要求家庭人员学会具体的训练方法，使他们了解患者的言语障碍情况，以便更好地督促、指导患者完成家庭训练。症状明显好转后，也可每周去医院 1～2 次，而以家庭训练为主。

7. 注意强化与反馈

在训练过程中患者反应正确时，要使之知道正确并给予鼓励（正强化），反之也要让其知道答错并一起表示遗憾（负强化）。向患者传递反应正误过程称为反馈。正确使用反馈在训练过程中是非常重要的，特别是对刚刚开始训练的患者，往往可以使患者配合训练，巩固训练成果。在强化和反馈的应用过程中，对儿童有时要给予奖励，但要考虑患者的年龄和兴趣的合理应用，以取得良好效果。

事情二　言语治疗的途径

1. 训练和指导

训练和指导是言语治疗的核心，包括听觉的利用，促进言语的理解，口语表达，恢复或改善构音功能，提高语音清晰度等言语治疗以及吞咽障碍的治疗。指导主要包括对患者本人进行训练指导，也包括对患者家属进行指导，特别是对重症患者的家属和患儿的家长进行训练和注意事项的指导。

2. 手法介入

对一些言语障碍的患者，可以利用传统医学的手法帮助改善言语产生有关的运动功能受限。此方法适合用于运动性构音障碍，特别是重症患儿，也适用于重度神经性吞咽障碍的患者。

3. 辅助具

为了补偿功能的受限，有时需要装配辅助具。如重度运动性构音障碍腭咽肌闭合不全时，可以给患者戴上腭托，以改善鼻音化构音。

4. 替代交流方式

对于很难达到正常的言语交流水平，但具备言语接受能力的重度言语障碍患者，要考虑使用替代交流方式，如手势、交流板和言语交流器等。

事情三　言语治疗的辅助设备

1. 言语训练卡片

用途：用于失语症患者恢复对言语的认知感知训练。

2. 言语障碍诊治仪

言语障碍诊治仪由专用软件、计算机、触摸式显示器、彩色喷墨打印机、隔离变压器、麦克风和通信电缆线组成，有系统简介、病历管理、诊断系统和康复训练四大模块。可评估被试者的语言流利程度，可录制方言等。

3. 吞咽言语治疗仪

具有诊断、治疗、言语训练、评估四大系统，可对言语吞咽功能有关的神经肌肉进行电诊断，根据诊断结果，仪器可自动生成治疗处方。根据诊断结果，仪器可生成针对不同患者的言语训练程序。有存储功能，可存储不少于 25 个患者的治疗处方。适应证：喉返神经麻痹、喉上部麻痹、失语症、构音障碍、吞咽困难等。

事情四 言语治疗的要求和注意事项

一、治疗的要求

为了达到最佳治疗效果，要设法创造可能的条件，但这并不是要求所有的言语治疗都要机械地去苛求条件。在目前，有些条件满足起来是有一定困难的。

1. 训练场所选择

对于脑血管病急性期或脑外伤患者及个别重症脑性瘫痪的患儿病情许可时，可以在床边进行训练。当患者可以借助轮椅活动时，可到训练室进行治疗。成人治疗的房间不必太大，一般 10 m^2 即可，要能放下语言训练治疗机，一张床，教材柜子，能进出轮椅即可。儿童训练室，要求较宽敞的房间，因为课桌上难以进行的课题往往就要在地板上进行，所以必须具有一定的宽度。要尽量避开视觉和听觉上的干扰，最理想的是在有隔音设施的房间内进行，因为言语障碍患者音量一般来说都不高，语言欠清晰，在噪声下表达较吃力，另外噪声情况下患者的注意力容易分散，心理承受会出现问题，也不利于摄取高效的听觉刺激语言信息。

2. 训练室内尽量避免过多的视觉刺激

大部分言语障碍患者是脑损伤，其注意力极易分散，也极易疲劳，所以训练室内要简洁、安静、井然有序，墙壁上不要贴多彩的画报，语言训练治疗机要放在明亮之处。

3. 形式

原则上以一对一训练为主，有时要进行集体训练。①一对一训练：根据患者的具体情况，如病症的程度，障碍的侧重面，残余语言功能等，制订个人训练计划并制订具体语言训练内容，训练内容除了语言功能训练外，还要进行实际语言交流能力训练(CADL)。②集体训练：将各种类型及不同程度的言语障碍患者召集在一起，以小组的形式进行言语治疗。其特点是能够改善言语障碍患者对社会的适应性，减少心理不安，提高交流欲望，也给言语障碍患者提供了一个交流的场所，对改善由于言语障碍所致的二次性障碍问题，如心理方面、情绪方面、人际关系方面等可起到积极的作用。另外，通过集体训练，重症患者可以从轻症患者身上看到希望与信心，也为将来回归家庭与社会打下基础。还可以请心理治疗、作业治疗、社会工作者一起参加，这种训练可以增加患者的自信心和兴趣。通常是病情基本相同者 5～10 人一个小组，由治疗师带领，进行谈话练习。治疗师提问题，由每个患者轮流答，例如问姓名、日期、医院名称等。一个患者答不出时，可由其他患者代答或补充。这种会话比较轻松，既能训练记忆力，又能训练说话能力，而且患者之间相互启发、鼓励，有较大的心理和社交上的康复价值。

4. 治疗次数和时间

每天的训练时间至少应保证0.5～1 h，幼儿可以是20 min，住院患者一日1～2次，门诊患者可以间隔较长时间。言语治疗尤其是检查，时间最好安排在上午，因为上午患者的精神比较饱满，头脑较为清醒，下午的耐受力较上午差。患者在训练期间精神较为集中，时间稍长会感到疲劳，因此在训练上要随时观察患者的身体情况，以防出现意外或原发疾病再次复发等情况发生。

5. 家属指导及自我训练

要将患者言语障碍检查的结果以及将来对日常生活、职业生活所带来的影响向患者的家属及亲友讲清楚，以求得家属及亲友的理解，明白如何对待、指导、督促言语障碍者。根据具体情况也可以在治疗师治疗时让患者家属在旁边观察检查、训练的情况，治疗师根据看到的言语症状加以说明，使家属更易理解。另外还可以让治疗师观察患者家属与患者间的日常沟通交往，然后就交往的正确与否向家属反馈，并对患者家属提供具体指导，以便更好地完成家庭训练。要求患者每天训练5～6 h。

患者本人的训练是根据训练程序及每天训练内容，治疗师给患者留作业，这是一条很好的学习途径，通过作业，可以强化每天训练的内容，还可以使患者看到自己的进步，提高信心。家属可以通过作业的前后对比看到希望，言语治疗师可以根据作业发现面对面训练时发现不了的问题。另外，自习的内容可以扩展开来，设定一些家庭成员可以加入的课题，这样既达到了训练目的又亲密了家庭关系，又提高了交流能力，也使家庭成员更充分地理解患者。

6. 卫生管理

训练时经常接触患者的身体和唾液，所以一定要预防各种传染病，手指有伤时要特别注意，训练前后要洗手，训练用物要定期消毒，直接接触患者口腔或皮肤的检查用品、训练用品，要尽量用一次性的。构音障碍治疗前嘱家属为其清洁口腔。

二、言语治疗的注意事项

1. 反馈的重要性

这里所说的"反馈"是指治疗过程中，患者对自己的反应有意识的认识(如指出图片或发出声音等)。反馈有两个意义，一是对自己所进行的活动有意识地客观地进行把握，二是能认识到反应的正确与否。

2. 确保交流手段

语言是交流的工具，对于重症患者，首先要用手势、笔谈、交流板、言语障碍诊治仪等交流工具建立非语言的交流方式，这对失语症患者有很大意义。

3. 要重视患者本人的训练

一般来说，训练效果与训练时间成正比，要充分调动患者及其家属的积极性，以配合治疗。训练的内容由治疗师指定，让患者自己训练(可有家属协助)，但要变换形式。

有些患者治疗时家属在场可能会影响其治疗情绪，但治疗师还需要让家属观察到全部训练过程，使其加深对患者的理解，并掌握训练患者的方法，训练室最好设有观察窗口，窗口应使用单向玻璃，让家属能看到患者，而患者看不到家属。

4. 注意观察患者的异常反应

治疗前要了解患者原发病及并发症方面的资料以及可能出现的意外情况。另外，要经常注意患者的身体情况、病房人员的介入量、运动疗法、作业疗法训练内容等，特别要注意患者的疲劳表情。训练时如发现身体整体状况较差，则不要勉强训练。

5. 必须充分理解患者

认真、耐心地帮助患者，与患者建立充分的相互信赖关系，是将治疗引向成功的第一步。

6. 尊重患者的人格

为提高治疗效果，增强友好的医患关系，对成年患者，应仍以成人或年长者看待，不要因为其行为表现有"返童倾向"等异常，而以接触儿童或痴呆人的不良态度处之，避免加重患者的心理不平衡，以及削弱训练欲望，影响训练效果等负面作用。同时要尊重患者的意见。对收集个人生活资料中涉及的个人私生活内容，应注意保密。

7. 让患者对自身的障碍有正确的认识

不要为了让患者一时高兴而说出与事实不符的话，可将患者障碍的现状、恢复的预测及治疗计划等情况，根据患者不同的理解力和承受力，适当地直言相告，以利于其尽早正视事实，接受自己的现状。有时隐瞒真相，会影响治疗师与患者之间建立真诚的信赖关系。

8. 增强患者的自信心，提高训练欲望

注意正面引导，避免否定患者的言行。当患者强调自己的错误时，应在淡化其失败感的同时，努力向克服障碍的决心方面引导。注意患者细微的进步并加以鼓励，使患者看到希望。

9. 心理治疗

言语障碍患者的心理障碍应视为由于言语障碍引起的继发障碍，所以也是言语治疗工作范围以内的内容。言语治疗的目的不仅使语言功能改善和恢复，与此同时，患者的心理-社会状态的改善也是非常必要的。

模块 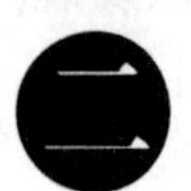 听力损失的治疗技术

1. 掌握听力损失的分类及病因。
2. 掌握听觉功能的评估方法。
3. 掌握听力损失的治疗技术。
4. 掌握引起听力损失常见疾病的诊断方法和治疗原则。
5. 掌握听力损失儿童言语训练方法。

听觉器官是人类重要的感觉器官。从婴幼儿开始，我们都是通过听觉器官来认识外界事物了解世界的。当由于各种原因导致听觉器官严重受损或功能丧失时，个体就失去了通过听觉管道接收信息的机会，以致听不清或听不到声音，从而造成言语功能的缺陷以及信息获取受限，影响社会交往及认知功能发育，进而造成学习能力、心理和行为能力的障碍。因此，及早开展听力筛查及听觉功能评估，利用儿童的残余听力，及早验配助听器或植入人工耳蜗，同时开展听力语言康复训练，可以促进儿童认知和语言的发展，使障碍降低到最小程度。本章将从听力损失的分类及原因、听觉功能检查、听力损失的补救性措施及早期的语言康复训练等几个方面来阐述听力障碍的治疗技术。

任务一　听力损失的分类及分级

耳由外耳、中耳、内耳和听神经几部分组成。声波的振动被耳廓收集，通过外耳道到达鼓膜，引起鼓膜和听骨链的机械振动，后者之镫骨底板的振动通过前庭窗而传入内耳外淋巴。然后转变成液波振动，液波振动引起基底膜振动，使位于基底膜上的螺旋器毛细胞静纤毛弯曲，引起毛细胞电活动，毛细胞释放神经递质激动螺旋神经节细胞轴突末梢，产生轴突动作电位。神经冲动沿脑干听觉传导路径到达大脑颞叶听觉皮质中枢而产生听觉。因此，听觉通路上的任何一个环节出现损伤，都会导致听力损失，听力损失一旦发生，就会对患者的工作、生活和精神造成终身痛苦。因此，平时注意耳的保健，对预防耳病的发生，保持正常的听力，具有重要的意义。

事情一　听力损失的分类及病因

听觉系统的损伤或疾病会导致听力损失。造成听力损失的原因很多，因而听力损失的分类方式也很多。可根据听力损失发生的时间、性质、部位、程度与病理等进行分类。本节主要根据听力损失病变的部位及发病机制进行分类。

一、传导性听力损失

引起传导性听力损失的病变发生在外耳和中耳，主要由于外耳或中耳阻塞性病变或结构破坏所致。引起传导性听力损失的临床常见病因如下。

1. 中耳炎

中耳炎是一种临床上常见的耳科疾病，主要发生于鼓室、乳突或中耳其他部位，是导致传导性听力损失最常见的原因。根据病变持续时间可分急性中耳炎（持续 2 至 3 周，有红肿现象）、亚急性中耳炎（持续 3 周至 3 个月，可能有渗出物）与慢性中耳炎（持续 3 个月以上，鼓膜可能会穿孔，外耳道有分泌物流出）。根据是否有脓液存在可分为化脓性中耳炎与非化脓性中耳炎两大类，化脓性中耳炎是中耳腔的化脓性感染，可以导致中耳传音结构受损，引起传导性听力损失，并可产生骨质破坏，感染向颅内播散，导致威胁生命的并发症，而非化脓性中耳炎又可分为分泌性中耳炎与浆液性中耳炎，二者不易区分。分泌性中耳炎是指中耳黏膜肿胀、增厚，其液体为黏液性，由黏膜的腺体分泌而来，浆液性中耳炎是指积在中耳的液体是由黏膜渗透而来。随着抗生素的广泛使用，化脓性中耳炎的发生率有所下降，非化脓性中耳炎的发生率上升，分泌性中耳炎已成为导致儿童听力障碍的主要原因之一。

1）急性化脓性中耳炎

急性化脓性中耳炎是细菌感染引起的中耳黏膜的化脓性炎症，病变主要位于鼓室，中耳的其他各部的黏膜仅有轻微的炎症反应。常由于急性上呼吸道感染、急性传染病以及不适当的擤鼻动作等引起。婴幼儿由于机体抵抗力差以及解剖生理特点的影响，细菌容易通过宽大平直的咽鼓管进入中耳，易引起中耳感染，表现为耳深部逐渐加重的疼痛感，并可向头侧部或咽部放射，一旦形成脓液并穿破鼓膜后则疼痛可立刻改善，早期仅表现为耳鸣、耳闷，逐渐出现听力下降，可伴有全身症状。耳部检查：早期见鼓膜充血、肿胀或小穿孔、闪烁状排脓，最终可发展为鼓膜大穿孔或见脓液流出等。纯音听力检查呈传导性听力下降曲线。

2）慢性化脓性中耳炎

本病很常见，系急性中耳炎治疗不及时或治疗不当引起，鼻咽部的慢性病灶可能是促使疾病发展的诱因，病变不仅位于鼓室，还经常侵犯鼓窦、乳突和咽鼓管，可引起严重的颅内外并发症甚至危及生命。按照病理转归和临床表现可分为单纯型、骨疡型和胆脂瘤型三个类型。

3）分泌性中耳炎

分泌性中耳炎是以传导性听力损失及鼓室积液为主要特征的中耳黏膜非化脓性炎性疾病。冬春季多发，是导致婴幼儿或成人听力损失的常见原因之一。病因可能与咽鼓管功能障碍、感染和免疫反应有关。急性者多有近期感冒或上呼吸道感染史；慢性者多因治疗不当或不及时而迁延，也可因鼻部疾病所致。主要症状如下。①耳鸣：多为低调间歇性，如噼啪声、嗡嗡声及流水声等。当头部运动或打呵欠、擤鼻时，耳内可出现气过水声。②耳痛：急性者可有隐痛，常为患者的第一症状，可为持续性，亦可为抽痛。慢性者耳痛不明显。耳内闭塞或闷胀感，按压耳屏后可暂时减轻。③听力减退：听力下降、自听增强。头位前倾或偏向健侧时，听力可暂时改善（变位性听力改善）。积液黏稠时，听力可不因头位变动而改变。儿童常因对声音反应迟钝，注意力不集中，学习成绩下降而由家长领来就医。如一耳患病，另一耳听力正常，可长期不被觉察，而于体检时始被发现。患者周围皮肤有发“木”感，心理上有烦闷感。耳镜检查鼓膜内陷或出现积液征。纯音测听检查呈传导性听力损失的表现，但听力损失程度表现不一。声导抗测试的鼓室导抗图呈现平坦型（B型）或高负压型（C型），有助于诊断。

治疗上可进行病因治疗、控制感染、手术治疗，无效时可考虑佩戴助听器。

2. 耳道堵塞性疾病

（1）外耳道耵聍栓塞　外耳道耳垢过多症，可造成30～50 dB的听觉损伤，10%的儿童与30%的身心障碍儿童有耳垢堆积所造成的听力问题，耳垢还会引起耳鸣、痒、痛、晕、外耳道炎等现象。如果耳垢被堆挤至鼓膜上，可造成传导性高频率听力缺损。

（2）外耳道异物堵塞　外耳道异物堵塞可造成传导性的听觉缺损。异物取出后听力会恢复正常。

（3）外耳道缺失或闭锁　多由于胚胎发育异常所致。外耳道的骨性闭锁会导致传导性听力损失，若双侧外耳道缺失或闭锁会导致该患儿语言发展障碍。

3. 中耳异常

多见于听小骨发育异常。鼓膜破裂、乳突炎、耳硬化症等。

治疗上可根据病因治疗、控制感染、手术治疗，无效时可佩戴助听器。

二、感音神经性听力损失

发生于内耳或蜗后神经病变的听力损失称为感音神经性听力损失。根据病变部位又可分为以下三类。①感音性听力损失（耳蜗损伤）：病变位于耳蜗。主要是由于耳蜗Corti器的听毛细胞出现损伤或坏死，导致通过外耳、中耳传入内耳的声波不能被毛细胞感受，从而不能使正常的蜗神经末梢出现兴奋性电活动。常见于噪声性听力损失和药物性听力损失。②神经性听力损失（蜗神经损伤）：由于蜗神经病变，使内耳听毛细胞在受到声波刺激后产生的电活动不能继续使蜗神经产生兴奋性电活动，使声波上传到听觉脑干、皮层的通路受阻。造成蜗神经病变的疾病如听神经病、听神经瘤等。③中枢性听力损失（脑干和皮层病变）：由于脑干核团、神经传导通路病变，使听觉信息上传到皮层听觉中枢受阻;或者由于皮层病变导致传入信息的感觉障碍和分析综合能力的下降,引起听觉功能减退。其中皮层病变多累及双侧皮层。多见于脑肿瘤、小脑桥脑角肿瘤等蜗后病变。

感音神经性听力损失临床常见病因如下。

1. 遗传性因素

多由于基因或染色体异常等遗传缺陷所引起的听觉器官发育异常,导致听力损失。

(1) 伴随其他疾病的常见听力损失综合征　由于在胚胎发育过程中,皮肤、毛发、指(趾)甲、部分色素、内耳及中枢神经系统均发源于外胚层。因此,耳聋可伴随以上器官的异常。

① Waardenburg 综合征(白额发综合征):先天性听力损失中比较常见而典型的一种,占先天性听力损失的 2%～3%,属于显性遗传。基本特点是患者在前额中部有一缕白色额发,内眦间隔较宽,鼻根部扁平,虹膜异色,有局限性白化病。先天性、非进行性感音神经性听力损失可以有三种听力表现类型:单侧较严重听力损失,而另一耳听力接近正常;中度听力损失以低频损失为主;双侧重度或极重度听力损失。

② Usher 综合征(乌斯赫尔综合征):此综合征约占遗传性听力损失的 10%。其最主要的特点为先天性、进行性感音神经性听力损失伴视网膜色素变性,属常染色体隐性遗传性疾病。多具有 Mondini 畸形,听力损失自中度至重度,无前庭病变。视力损害可发生于任何年龄,并可发展到任何程度,但极少于出生时出现视力损伤。

③ Pendred 综合征(先天性听力损失甲状腺肿综合征):为比较常见的隐性遗传病,常表现为先天性散发性甲状腺肿大和感音神经性听力损失。患者出生时即听力损失,严重者成为聋哑或迟发性进行性听力损失。甲状腺肿多在少年儿童期出现,也有在青春期以后才出现肿大者,可因为碘代谢异常所致。

④ Alport's 综合征(家族遗传性出血性肾炎、耳聋综合征):约占遗传性听力损失的 1%。本病最早期和最常见的症状常是以儿童期出现的无痛性血尿和蛋白尿,双侧对称性感音性听力损失为主要特征。此综合征以男性患者居多,大多数患者表现为血尿、进行性肾功能减退。患者可伴发白内障和眼性眼颤。

⑤ Marfan's 综合征(马方综合征):听力损失可以是感音性的,也可是传导性或混合性的。其他表现有身材瘦高、骨骼和视觉异常,进一步的严重表现可以出现心血管系统异常,严重者发生死亡。

⑥ Klippel-Feil 综合征(短颈畸形或先天性骨性斜颈或先天性颈椎融合畸形)属常染色体隐性遗传病,女性多见。可以是感音性听力损失,也可以是传导性听力损失或混合性听力损失,听力损失程度较重。可伴有前庭功能障碍和骨骼发育异常,如先天性短颈、脊柱侧突和脊柱裂等。

⑦ Hallgren's 综合征(视网膜色素变性耳聋共济失调综合征)多表现为感音神经性听力损失。可出现精神发育迟滞、视网膜炎和运动失调等其他症状。

(2) 三体综合征　由于额外的染色体加入到常染色体中,形成三体组合,导致听力损失发生。常见的三体综合征有13三体综合征、18三体综合征和21三体综合征。这些患者通常具有低位耳、耳廓畸形、中耳或内耳畸形、头面部畸形以及先天性心脏病等，多在出生后不久死亡。

2. 孕期常见因素

(1) 感染性因素：

①风疹病毒感染：最常见的孕期感染性致听力损失因素之一。在孕期前3个月内母体感染风疹后，可引起胎儿先天性耳畸形，导致听力损失，发生率在50%左右。风疹感染时母亲多无典型症状，但新生儿可出现风疹综合征，包括心脏病、白内障和智力缺陷等。

②弓形虫感染：一种弓形虫引起的先天性、全身性感染。常伴有严重的精神神经系统症状。如果孕期胎儿出现感染，可以出现早产、死胎等，存活者也会出现严重的先天畸形，如脑积水、脑内钙化灶以及智力低下等。

③梅毒螺旋体感染：Hutchinson综合征(先天性梅毒角膜炎综合征，又名先天性梅毒三联征)。Hutchinson牙齿，恒牙呈污灰色，牙间距增宽，上门牙狭小，边缘呈弓状，切缘中央凹切，下门牙呈楔形，中央凹切，第一磨牙发育不良，所有牙齿缺乏牙釉质，无光泽，双侧听力损失，听神经受损害，间质性角膜炎。

④单纯疱疹病毒性感染：单纯疱疹病毒性感染可引起感音神经性听力损失。成人可出现不同的相应感染症状，出现口腔黏膜或生殖器感染。婴幼儿可表现为中枢神经系统的损害，如小头畸形、脑内钙化灶以及视网膜发育不全、小眼球等。

⑤巨细胞病毒感染：巨细胞病毒感染可引起感音神经性听力损失，出现听力损失患者占感染病毒患者的20%～65%。另外，感染者还可伴有小头畸形、肝脾肿大、黄疸、间质性肺炎等。一般孕妇很容易携带此种病毒，但大部分胎儿可抵抗此病毒，免于巨细胞病毒感染。

(2) 孕期用药　孕期服用一些药物，如治疗糖尿病的常用药苯乙双胍，使用抗感染的氨基糖苷类药物、抗疟药等。

(3) 孕妇疾病　当孕妇罹患某些疾病时可导致新生儿出现听力损失，如母亲患有甲状腺功能减退症时，胎儿可能出现先天性非遗传性听力损失。早产、先兆流产也可造成胎儿出现先天性听力损失。

(4) 环境影响　环境因素的影响也可导致胎儿在孕期出现畸形，发生听力损失。如接触放射性物质或有接触放射线史。

3. 药物中毒性因素

常见引起中毒性听力损失的耳毒性药物种类如下。①抗生素类：耳毒性药物以氨基苷类抗生素为代表，包括链霉素、庆大霉素、卡那霉素、林可霉素、新霉素、万古霉素、妥布霉素等40余种。②水杨酸类药物：阿司匹林。③利尿剂：利尿酸、速尿、丁尿氨、苯比磺苯酸。④抗疟药：奎宁、氯奎。⑤抗癌药：顺铂、卡铂、氮芥、长春新碱。⑥重金属：汞、铅。⑦其他：乙醇、一氧化碳、抗惊厥药、肾上腺受体阻滞药等。

4. 感染性疾病

如细菌或病毒感染引起的急、慢性传染病而导致的听力下降。如乙脑、麻疹、猩红热、伤寒、结核性脑膜炎、流感、腮腺炎、风疹、水痘、带状疱疹等均可能使内耳及听神经受损而致听觉损伤。部分病例可同时伴发感染中毒性迷路炎，致使前庭功能和听功能受损害。

通常腮腺炎和带状疱疹感染导致的感音神经性听力损失多为单侧。脑膜炎及麻疹引起的耳听力损失多为双侧。在各种脑膜炎感染病例中，以流行性脑脊髓膜炎最为多见，其中约40%流脑患儿出现感音神经性听力损失。一部分听力损失可以在6个月内得到恢复，而另一部分则成为永久性的听力损失患者。

5. 其他因素

(1) 儿童多动症　常表现为肢体多动、学习困难以及智力发育迟缓，听觉能力减退。

(2) 突发性听力损伤　瞬间或数小时之内突发的感音性听力损失，常由血管痉挛、病毒感染等原因引发。少数患者可伴眩晕，该类型预后多不良。

(3) 精神性听力损失　属非器质性听力损失，起病突然，听力测试结果变异大，主观感觉与客观检测结果常不相符。与焦虑、惊吓、失意等精神刺激有关。

(4) 听觉神经病　常在青少年发病，尤以青春期发病多见。

(5) 孤独症患儿　常有自闭倾向，表现为对声音反应迟缓，但一般没有外周听觉系统的直接损伤，有报道认为可能与听觉中枢功能障碍有关。

三、混合性听力损失

任何导致传导性听力损失和感音神经性听力损失的病因同时存在，均可引起混合性听力损失发生。常见原因多为慢性化脓性中耳炎、耳硬化症等。

四、中枢性听力损失

中枢性听力损失指的是听神经以上的传导路径发生病变而引起的听力损失。常见原因有肿瘤（如听神经瘤、桥脑小脑角瘤）、神经疾病（如耳蜗神经退化症、听神经病变）、脑干异常（包括多发性硬化症、脑栓塞、脑干神经胶质瘤）、颞叶异常、感染脑炎或脑膜炎、多发性硬化症、脑外伤、窒息、核黄疸等。

五、伪聋

伪聋又称诈聋、装聋，伪聋者并无精神心理创伤，而是明知自己听力正常，常因未满足个人利益或工作的心愿而发生。多为单侧性，偶为双侧性，因两侧均聋，很难掩饰其虚伪，为伪装者所不取。因恐被识破，一般非常警惕，少数甚至具有在一定范围内判断测试音的能力。为使耳部“病变”显著，亦有自伤耳部者。纯音测听多为全聋，而客观测听检查完全正常。听力学检查有助于识别伪聋，但应注意与功能性耳聋相鉴别。

事情二　听力损失的分级

听力损失也称为听力下降、听力残疾。2006 年第二次残疾人抽样调查将听力残疾定义为：由于各种原因导致双耳不同程度的永久性听力障碍，听不到或听不清周围环境声或言语声，以至影响日常生活和社会参与。

据 WHO 预防聋和听力损失项目报告(1991 年，日内瓦)以及项目进展第 1 次会议报告(1997 年，日内瓦)，对听力损失的分级如下。①成人：较好耳 0.5 kHz、1 kHz、2 kHz 和 4 kHz 四个频率永久性非助听听阈级平均值不低于 41 dB HL。②儿童(15 岁以下)：较好耳 0.5 kHz、1 kHz、2 kHz 和 4 kHz 四个频率永久性非助听听阈级平均值不低于 31 dB HL。此定义同时也明确表达一种理念，应优先考虑儿童听力损失的诊断、治疗和干预，其次才是成人。

我国第二次残疾人抽样调查规定的听力残疾分级标准与 1997 年 WHO 推荐的听力障碍标准相接轨。依据听力损失程度不同，从结构、功能、活动和参与、环境和支持四个方面，将听力残疾划分为四级。

一、听力残疾一级

听觉系统的结构和功能方面极重度损伤，较好耳平均听力损失在 90 dB HL 以上，在无助听设备帮助下，几乎听不到任何声音，不能依靠听觉进行言语交流，在理解和交流等活动上极度受限，在参与社会活动方面存在严重障碍。

二、听力残疾二级

听觉系统的结构和功能重度损伤，较好耳平均听力损失在 81～90 dB HL 之间，在无助听设备帮助下，只能听到鞭炮声、敲鼓声或雷声，在理解和交流等活动上重度受限，在参与社会活动方面存在严重障碍。

三、听力残疾三级

听觉系统的结构和功能中重度损伤，较好耳平均听力损失在 61～80 dB HL 之间，在无助听设备帮助下，只能听到部分词语或简单句子，在理解和交流等活动上中度受限，在社会活动参与方面存在中度障碍。

四、听力残疾四级

听觉系统的结构和功能中度损伤，较好耳平均听力损失在 41～60 dB HL 之间，在无助听设备帮助下，能听到言语声，但辨音不清，在理解和交流等活动上轻度受限，在参与社会活动方面存在轻度障碍。

事情三　听力损失的预防

听力损失不仅影响儿童语言的发展及与外界沟通的能力，也影响儿童智力、心理和精神方面的发展，它带来的障碍既有生理性的，又有社会性的。因此，必须在儿童语言发育的关键期阻止各种有害因素对听力的损伤；对听力障碍患儿要早期诊断、早期干预，使他们的语言发育接近或与健听儿童同步发展；要大力提倡优生优育，以减少新生儿中听力障碍患儿的发病率。

一、遗传性听力损失的预防

遗传性听力损失在听力损失儿童中占相当比例，因此，疑有家族遗传性听力损失史者，夫妻双方要到医院进行遗传咨询，同时进行染色体和遗传基因的检查，查清遗传规律，提出预防措施。听力损失者之间的婚配要有遗传咨询师的指导，避免再次生育一个听力损失儿童。对于已经有了一个听力损失儿童的家长，在生育第二胎之前，家长及该听力损失儿童均应进行聋病基因检测，这样可以指导生育第二胎，获得生育一个正常听力儿的机会。

二、胎儿期的听力保健

做好孕期保健，切断胎儿致听力损失途径。胚胎期前三个月是内耳发育的关键期，因此，要避免母亲慢性疾病或传染病对早期胚胎的影响。禁烟酒。增强自身体质，保证充足而全面的营养；适当活动，避免去过于拥挤的场所。保持良好的精神状态，情绪稳定，积极乐观；避免接触射线和噪声环境，一般不要接受预防注射。远离有毒物品，如农药、铅、汞、镉和麻醉剂等，尤其是染发剂。与宠物隔离。尽量避免使用各类药物，禁用耳毒性药物。避免孕期宫内感染，如巨细胞病毒、疱疹、弓形体病、风疹或梅毒等。在对胎儿进行音乐胎教时不要将传声器直接放在孕妇肚皮上，最好离肚皮 2 cm 左右，音频应该保持在 2 000 Hz 以下，音量保持在舒适的范围内，每次胎教的时间也不宜过长，最好选择听一些轻柔、优美、舒缓的音乐。

三、婴幼儿期早发现、早治疗

实施新生儿听力筛查，能够对大多数听力损失婴幼儿进行早期诊断，并给予早期治疗。对听力不能提高或提高后仍低于正常水平者，还可以实施早期语言康复，将不良影响降到最低程度。

及时对新生儿预防接种，防止流行病的发生。及时治疗急性上呼吸道感染、慢性鼻炎、鼻窦炎、扁桃体炎或增殖体肥大等症，应积极抗感染及对症治疗，注意保持患者口腔、鼻腔和咽部卫生。禁用耳毒性药物。对于易致耳聋的疾病早期发现，积极治疗。例如，发生在儿童期的中耳炎，若病程过长也会留下听力残疾。关注儿童的听力发育，家长应了解不同年龄阶段婴幼儿的听力发育情况，以便在早期发现患儿的听力损失。一般正常的婴儿，出生 3 个月后，听到声音便会寻找声源，对母亲的声音有反应。6 个月时已有对声源的定向能力。9 个月开始模仿大人的语声，并说出单字。12 个月会说 1～2个有意义的字。18 个月会清楚地说一些单词。2 岁以上能说出有意义的词汇或短语。如果没有达到上述正常婴幼儿的发育标准，则应及早去医院进行听力学检查及早期干预。

四、预防噪音性听力损失

长期在噪声环境下，需用特制的防护耳塞对耳朵起到保护作用。在一些娱乐场所，如舞厅、卡拉 OK 厅等，待的时间不宜过长。随身听的时间也不要过长。在燃放鞭炮时，为防止爆振性听力损失，可通过张嘴、同时双手捂住耳朵或双耳塞进棉球等，最大限度地阻止噪声对耳膜的振动。

五、预防耳内感染

不要经常用手或其他物品掏耳朵。游泳或洗澡时防止不洁水进入耳内。鼻部发现炎症后要积极治疗。给婴儿喂奶时，要掌握正确的方法，不要在婴儿哭闹时喂奶等。

六、避免头部外伤

有些头部外伤特别是伤在耳部的外伤容易造成患者鼓膜穿孔，并发听力损伤。因此在日常生活中要注意避免外伤。

任务二　听 力 检 查

听力检查的目的是测定听力是否正常，如有听力损失，应确定听力损失的部位、程度及性质。临床听力检查可分为主观检查法和客观检查法两大类。儿童常用的主观测试方法有纯音听阈测试、婴幼儿行为测试及言语测试等。客观听力检查法有声导抗测试、耳声发射、听觉诱发脑干反应及多频稳态诱发电位检查等。

事情一　婴幼儿行为测试

婴幼儿行为测试是重要的主观听力测试技术之一，是根据其年龄特点进行的听力测试。这种测试需要孩子对声音产生反应并通过某种行为表现出来，如将头转向声源或做出某种动作，检查者通过这些反应来判断其听阈。婴幼儿行为测试主要包括非条件反射测试(BOA)和条件反射测试(VRA、PA)。

(一) 行为观察测听(BOA)

行为观察测听是给予某一强度的声刺激后，在一定时间内观察婴幼儿是否产生一个可察觉的行为反应。该测试一般适用于 6 个月以内的婴幼儿。测试时，测试者站在小儿一侧，手拿可发声的玩具(如小鼓、铃、木鱼等)，距耳朵的距离最好为 30～40 cm，刺激声持续 2～3 s，间隔时间至少 10 s，玩具发出响声后，观察小儿的反应，若连续刺激三次均有反应，则小儿对该强度范围的声刺激有反应。若无反应，则提高刺激声的强度，若低、中、高频带的玩具均不能引起小儿反应，可用强声刺激(如锣)，看小儿是否有惊跳反应。小儿对声音的反应主要有眼睑反应、转头反应、吸吮反应、觉醒反应、惊吓反应、眼球反应、皱眉反应、面肌抽动反应等。

(二) 视觉强化测听(VRA)

视觉强化测听是指通过声刺激配合带闪光的玩具进行视觉强化训练，形成条件反射后，仍用声、光、玩具等配合测得小儿对声刺激产生反应阈值的一种测听方法。适用于 7 个月至 2.5 岁的婴幼儿。测试时，通过扬声器给声，同时给予光刺激(闪光的活动玩具)，若小儿有反应，经几次条件训练后，先给予声刺激，待小儿对声刺激产生反应后，再给予视刺激。试验可由预估小儿听阈上的 30～40 dB HL 强度开始，若有反应，则逐渐降低刺激强度，最低信号强度即为阈强度。

(三) 游戏测听(PA)

游戏测听是让孩子参与一个简单、有趣的游戏，教会孩子对刺激声做出明确可靠的反应。受试儿必须能理解和执行这个游戏，并且在反应之前可以等待刺激声的出现。该测听适用于 2.5 岁以上的婴幼儿。测试前，要建立条件反射。给小儿戴上耳机并给予声音，演示在有声音的情况下做游戏的方法。当小儿条件化建立可靠时，开始给予声音，给予声音时间为 1～2 s，刺激间隔时间为 3～5 s，若小儿有反应，则逐步降低信号强度至反应阈值。

事情二　纯音听阈测试

纯音听阈测听(PTA)是反映受试者在安静环境下所能听到的各个频率的最小声音的听力级。纯音听阈测听能够反映从外耳到听觉中枢整个听觉传导通路的功能状况，是目前听力定量诊断的“金标准”。此项测试适用于 5 岁以上儿童及成人。通过气导、骨导听阈测试比较可以对听力损失进行定性、定量及粗略的定位诊断。

(一) 气导听阈测试

气导听阈反映整个听觉系统即外耳、中耳、内耳、听神经和听中枢的听觉敏感性。测试时给受试者带上气导耳机，一般检查从较好耳最敏感的 1000 Hz 频率 40 dB 声强开始，用 20 dB 一挡增减声强，找到听阈范围后，采用上升法进行测试：当听到声音信号时，减 10 dB，听不到声音信号时则加 5 dB，反复三次，只要有两次阈值相同，这个阈值就是该频率的听阈。同法检测 2000 Hz、4000 Hz、8000 Hz 频率的听阈，然后再检测 1000 Hz、500 Hz、250 Hz、125 Hz 频率的听阈。复测 1000 Hz 频率时，如果两者阈值相差超过 10 dB 以上，说明该测试不准确，要重新测试所有频率。将各频率的听阈测试值连成线，即为听力曲线。整个测试过程于 20 min 内完成。

（二）骨导听阈测试

骨导听阈反映内耳、听神经和听觉中枢的听觉敏感性。测试时带上骨导耳机，测试方法同气导测试方法，只测试 250～4000 Hz 的频率。需要注意的是，气导听阈好于 15 dB 的频率或感音神经性听力损失不作骨导测试。骨导测试时，非测试耳应加掩蔽。

（三）听阈测听记录和结果分析

纯音听力测试的结果用听力图(audiogram)表示。通过听力图可以对听力损失进行定性、定量分析。在听力图中横轴表示频率(Hz)，纵轴是听力损失(dB HL)，记录听阈采用国际通用的符号。

1. 听力损失的定性诊断

根据骨导、气导的关系可以将听力损失分为传导性听力损失、感音神经性听力损失及混合性听力损失。

(1) 正常听力　在听力图上所有频率气导、骨导听阈值都小于等于 25 dB HL，而且骨导、气导差值小于 10 dB(图 2-2-1)。

(2) 传导性听力损失　气导阈值提高，骨导阈值正常，骨导、气导差值等于或大于 10 dB；听力损失不超过 60 dB，以低频损失为主；听力曲线不出现骤然升高或骤然下降现象(图 2-2-2)。

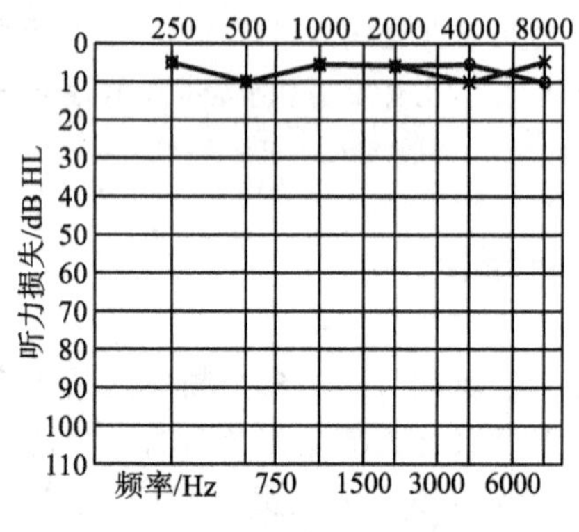

图 2-2-1　正常听力图

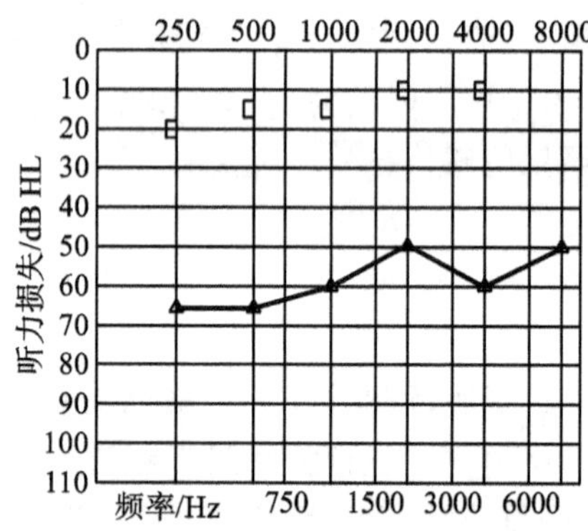

图 2-2-2　传导性听力损失

(3) 感音神经性听力损失　气导、骨导阈值同时平行提高，骨导、气导差值小于 10 dB，有时骨导测不到；听力损失常以高频为主；听力曲线常有骤然上升或骤然下降现象或中断(岛状听力图)(图 2-2-3)。

(4) 混合性听力损失　气导、骨导阈值都提高，但以气导为主；骨导、气导差值大于 10 dB(图 2-2-4)。

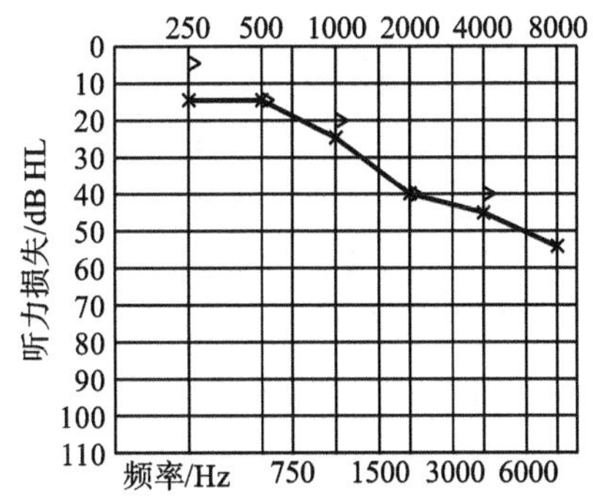

图 2-2-3 感音神经性听力损失

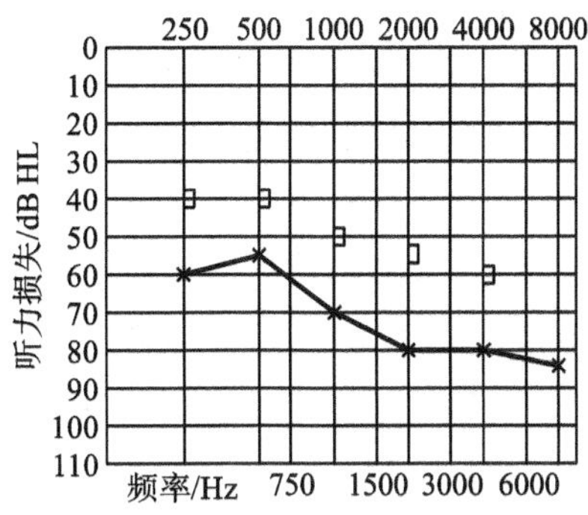

图 2-2-4 混合性听力损失

2. 听力损失的定量诊断

1997 年世界卫生组织（WHO）根据 0.5 kHz、1 kHz、2 kHz 及 4 kHz 气导平均阈值，将听力损失分为以下四度。

轻度听力损失（mild）：26～40 dB HL。

中度听力损失（moderate）：41～60 dB HL。

重度听力损失（severe）：61～80 dB HL。

极重度听力损失（profound）：≥81 dB HL。

事情三　听性脑干反应

听性脑干反应（ABR）是给予一个瞬态特性较好的短声刺激后，在 10～20 ms 观察窗内观察到从头皮记录到的诱发电位。ABR 由波Ⅰ～Ⅶ组成，其中最突出、最稳定的是Ⅴ波。给予的刺激声为短声、短纯音。临床上常用于听功能异常的定位诊断以及用来作为评估那些传统的行为测试手段所难于评估出的婴幼儿的听敏度的一种手段。此外，作为外伤性听力障碍或心因性听力障碍的鉴定诊断，ABR 也是必不可少的。

用短声诱发的 ABR，是用于评估婴幼儿听敏度、应用最广泛的一种电生理检测手段，采用中等强度的短声刺激，可以激活耳蜗的大部分神经元，使中高频率范围的神经元放电，从而产生重复性较好的电位（波形）。正常儿童和成人，在 2 000～4 000 Hz 范围内，刺激声强度用不超过 30 dB 的短声即可引出 ABR，因此，采用潜伏期、振幅、波形等指标，可以了解听神经和低位脑干通路的成熟性和完整性。而用短纯音诱发的 ABR，其反应阈与同频率纯音听阈相差 10 dB 以内。当评估斜坡型或不规则形状的听力图时，用短纯音诱发的 ABR，比短声诱发的 ABR，能够更好地反映外周听敏度的情况。

ABR 不足之处和局限性：短声刺激所诱发的 ABR 电位只能反映高频 2 000～4 000 Hz听力的情况，缺乏频率特异性，当听力图呈低频上升型、高频陡降型或不规则型时，ABR 可能在多个频率上高估或低估听力损失的程度。因此，ABR 不能全面反映耳蜗功能。短纯音诱发的 ABR 虽然具有较好的频率特异性，但进行多个频率测试时需要耗费较长的时间，有的婴幼儿因睡眠不够而无法完成测试，且低频短纯音诱发的 ABR 波形分化不好，判断其阈值会有一定困难，且波形不如短声诱发的 ABR 好辨认。

由于 ABR 阈值所反映的是神经结构及神经通路的电活动能力，不能完全代表个体对声音的内在感觉能力，因此 ABR 阈值不完全等同于听力。此外，ABR 的波形需要主观判断才能够得出反应阈值，如果没有丰富的临床经验和长期的训练，很难得出准确的结论。

事情四　其他听力检查法

（一）声导抗测试

声导抗测试是听力学评估的重要组成部分，其测试包括鼓室导抗图测试、外耳道等效容积测试和声反射阈值测试，能提供听觉系统不同方面的特征性信息，结合纯音听阈测试可以对听力损失进行定性、定量和定位诊断。

1. 鼓室导抗图测试

鼓室导抗图用于检测外耳道气压改变时中耳顺应性的变化。由于中耳病变能够影响鼓室导抗图的形状，所以根据鼓室导抗图可以初步区分听力损失的性质。所以鼓室导抗图是婴幼儿听力学评估不可缺少的工具。传统的鼓室导抗图采用低频探测音（226 Hz）进行检测，常见的有 A、B、C 三种类型，其中 A 型又分成 As、Ad 两个亚型。采用标准化的声导抗检测设备，可以对鼓室导抗图的几个指标进行量化，包括鼓室导抗图宽度（斜率）、峰压、静态声顺值，鼓室导抗图宽度是评估中耳功能是否异常的最好指标，与静态声顺值和声反射结合，可以提高检测听力的敏感性。

采用低频探测音得到的鼓室导抗图，不仅可以了解鼓膜穿孔、萎缩或增厚等情况，还可以了解鼓室积液或压力异常等情况以及咽鼓管功能是否正常。但低频的鼓室导抗图对听骨链的病变如听骨链固定、中断和先天性畸形等，以及对新生儿中耳功能正常和积液的鉴别作用不太确切。近来有国内学者报道，1 000 Hz 探测音鼓室导抗图测试是诊断 25 周以下婴儿中耳功能的较准确的检查方法，226 Hz、678 Hz 探测音鼓室导抗图测试则不能提供这些婴儿中耳功能的准确信息。黄丽辉、李兴启经研究分析后认为，1000 Hz 探测音鼓室导抗图测试可以更好地评估 6 月龄以下婴幼儿的中耳功能。

2. 外耳道等效容积测试

用于评估探头前方的空间容积，尤其是对于平坦的鼓室导抗图外耳道等效容积可以提供是否存在探头和外耳道的堵塞、鼓膜是否穿孔以及压力平衡管是否正常。探头和外耳道堵塞时，外耳道等效容积相当小，而鼓膜穿孔和压力管异常时外耳道等效容积异常大。在 4 个月龄的婴儿，外耳道平均等效容积为 0.3 mL 左右，3～5 岁为 0.7 mL

左右，成人为 1.1 mL 左右。虽然外耳道等效容积可以用来评估外耳道和鼓膜的情况，但也还存在鼓膜穿孔、压力平衡管异常和中耳病变患者的外耳道等效容积正常的现象。

3. 声反射阈值测试

声反射阈值是引起镫骨肌收缩的最小声音强度，以 dB HL 表示。正常耳的声反射阈为 70～95 dB HL，同侧声发射阈比对侧低 2～16 dB。因此如果声反射引不出，应怀疑中耳存在病变。如果不存在中耳的异常，声反射阈值有助于估计耳蜗性听力障碍的程度：轻度的听力损失，声反射阈大致正常；中度的听力损失，多数患者能够引出声反射，但是阈值升高。如果听力损失超过 60～70 dB HL，则声反射就难以引出。另外，耳蜗损伤伴有响度重振现象的患者，其声反射阈与纯音听阈之差小于 60 dB，临床上通常以声反射阈与纯音听阈之差小于 40 dB 作为阳性指标，这样可以降低假阳性率。

（二）耳声发射

耳声发射（OAE）是一种产生于耳蜗，经听骨链及鼓膜传导，释放入外耳道的音频能量。其能量的产生来自于耳蜗的外毛细胞的主动活动。OAE 仅在外耳和中耳功能正常的情况下才能检出，OAE 能够检出，则能够证实外周听觉系统功能正常，相反，如果耳声发射幅度降低或未引出则表明需要进一步进行听力学评估。

OAE 按其发生机制不同，可分为：自发性耳声发射（SOAE）和诱发性耳声发射（EOAE）。后者又分为瞬态声诱发耳声发射（TEOAE）和畸变产物耳声发射（DPOAE）。

SOAE 是一种在没有外界刺激声条件时的耳蜗自发活动，为在不采用任何声刺激的情况下在耳道内记录到的 OAE；EOAE 为通过外界不同的刺激声模式引起的各种不同的耳蜗反应；TEOAE 是利用瞬态声（短声、短纯音）作为外界刺激声，得到的以时域显示的 OAE；DPOAE 是由两个一定关系（一定频率比和一定强度比）的纯音信号作为刺激声诱发产生的 OAE，是一种以频率显示的 OAE。

临床上 OAE 用于新生儿听力筛查。近年来，随着听神经病基础与临床研究的不断深入，OAE 在蜗后病变的鉴别诊断价值越来越突出。

（三）多频稳态听觉诱发电位

多频稳态听觉诱发电位（MASSEP）是由调制声信号引起的反应相位与刺激信号的相位具有稳定关系的听觉诱发电位，也称调幅调制跟随反应（AMFR）、听觉稳态诱发反应（ASSR）等。

测试环境要求、受试者的状态及电极的放置均同 ABR。结果判定以极坐标图的形式或频谱图表示。临床上用于两个方面。①听阈的客观评估：MASSEP 具有频率特异性，刺激强度可达 120 dB，可绘制出反应阈图，并可以推导出纯音听力图。有研究表明：MASSEP 反应阈与纯音听阈图两者的相关性较好，个体差异性小，但是两者之间的差值随着听阈的提高而变化的。听力损失越重，与纯音听阈的差值越小。中度听力损失者，二者的差值在 10 dB 以内，而对于重度听力损失者，二者的差值小于 5 dB。在婴幼儿 MASSEP 的反应波形幅度小，故得出的听阈比成人的高。②听力损失儿童听阈的评估及助听器的验配。MASSEP 具有客观、快速、有频率特性、声能量输出高等特点，可较好地评估婴幼儿的行为听阈，对听力损失儿童及早准确验配助听器提供了可靠依据。

（四）言语测听

听觉通路任何一个部位的病变都会影响对言语的理解。因此，用言语信号作为声信号来检查被检查者对言语的听阈和识别言语的能力是听力学检查中的最基本、最重要的方法之一，这种检查方法被称为言语测听法（speech audiometry）。

儿童言语测听包括四个重要功能：一是作为一种阈值测试；二是言语识别和理解能力的测试；三是用于蜗后听力鉴别测试；四是用于助听测试。儿童言语测试的项目包括言语察觉阈、言语接受阈、词识别、强度函数、看图识词。言语觉察阈（SDT）和言语接受阈（SRT）主要用于测试小儿对说话声音的可听能力，又叫可听度。词识别（WR）用来测试小儿对不同单字词的分辨能力和识别能力，属于对小儿的说话可懂度测试；平衡音位的强度函数测试（PIPB）主要用于蜗后听力鉴别，在儿童言语测试中较少使用。看图识词（WIPI）也属于可懂度测试。

任务三　听力损失的治疗技术

听力损失患者，由于听觉器官受损，可使他们的听阈提高、听觉动态范围变窄、响度异常、言语分辨能力下降。因此，科学的选配助听器，以达到最好的听力补偿效果就显得尤为重要，这同时也是实现听觉言语康复的基础。

事情一　助听器的类别及选配

助听器是一种电子设备，它将外界的声音放大并调整，以适应听力损失患者的听力补偿要求，是帮助听力患者改善听力困难的有效工具。助听器主要由麦克风（传声器）、放大器、受话器、电池、各种音量音调控制旋钮等元件组成。声信号经麦克风转换为电信号，通过放大器放大后，由受话器将电信号还原为声信号传至人耳。

（一）助听器分类

从广义上讲，只要是能把声音有效地放大，并传入耳内的各种电声装置，都可以看成是助听器，但国际电工技术委员会（IEC）仅把佩戴式个人用电声放大装置称为助听器，而把集体用电声放大装置统称为电声补听设备。助听器可以作如下分类。

1. 按传导方式分类

按传导方式可以将助听器分为气导助听器、骨导助听器和触觉助听器。

（1）气导助听器：目前使用最多的助听器，它通过空气传导，把声音传至耳内。

（2）骨导助听器：它的振荡器通过骨质（乳突、牙齿、听骨）把声音传至耳内。主要用于严重的传导性耳聋患者。

（3）触觉助听器：振动式助听器，它用一个振动器代替耳机，通过触觉对振动变化的感知来了解声音。但由于触觉感知语言信号效果不佳，所以这种助听器很少应用。

2. 按使用方式分类

助听器按外形可分为耳背式助听器、耳内式助听器、盒式助听器、眼镜式助听器。

（1）耳背式助听器：外形纤巧，佩戴位置相对隐蔽，声学效果好，有多种功率，能满足不同听力损失患者的需求，是目前使用最多的一类助听器。但由于耳模和导声管的存在，会使外耳道的共振峰值发生偏移，使人初听起来不习惯。对聋儿来说，尚需定期更换耳模。

（2）耳内式助听器：严格地讲，耳内式助听器应分为耳甲腔式和耳道式两种。耳甲腔式还可分成全耳甲腔式和半耳甲腔式；耳道式还发展出完全耳道式（深耳道式）。耳内式助听器外形更加精巧，使用时直接放在耳甲腔或耳道内，十分隐蔽。同时还保留了耳廓的集音功能和外耳道的共振作用，佩戴时更易适应。但目前的耳内式特别是耳道式助听器功率不大，尚不能满足重度以上耳聋患者的需要。

（3）盒式助听器：也称体佩式助听器，此型助听器功率较大，体积较大，价格低廉，便于调节，适合老年人及手指不灵活的人使用。但缺点是噪音较大，且易于暴露听力缺陷，所以使用者越来越少。

（4）眼镜式助听器：由于眼镜腿重量大，佩戴者感觉极不舒服，眼镜架固定还需因人而异，甚为麻烦，因此，此型助听器已不多见。

3. 按技术电路分类

助听器可以分为模拟助听器、数码助听器、全数字式助听器。

（1）模拟助听器　助听器的电路采用模拟电路，其放大形式多为线性放大，适合于动态范围较宽的听力损失患者。

（2）数码助听器　助听器的控制程序采用数码技术，放大电路采用模拟电路，放大形式为压缩放大，更适合于动态范围较窄的听力损失患者。

（3）全数字式助听器　助听器的电路采用逻辑电路，在信号的采集、分频段的滤波器和信号处理器上引入数字技术，适合于各种听力损失患者。

（二）助听器选配适应证

助听器适用于长期听力损失者，对听力损失不稳定、可以通过药物或手术治愈的患者不适用，对于内耳未发育及中枢性听力损失者也不适用。

1. 按病因划分

（1）传导性听力损失：多见于中耳炎后遗症、咽鼓管阻塞或耳硬化症，但因种种原因不能手术者。

（2）感音神经性听力损失，包括迷路病变、脑膜炎后遗症、内耳药物中毒性听力损失、衰老、不可逆的血管病变等。

（3）混合性听力损失，伴有不同原因迷路病变者。

(4) 双耳听力损失至少在 30～40 dB HL 以上，对于成人，如听力损失在 30～40 dB HL 之间，助听器可以不配，对于儿童则一定要配，否则将要影响到儿童语言的发展。

2. 选择范围

平均听力损失在 41～80 dB HL 听障者，通过助听器验配一般可获得满意的助听效果；平均听力损失在 81～90 dB HL 听障者，通过助听器验配也可获得较为满意的助听效果；平均听力损失大于 90 dB HL 听障者，应首选人工耳蜗植入，如手术条件暂时不具备，应及时选配特大功率助听器，也能得到听觉帮助。

3. 转诊指标

作为助听器验配人员遇到以下情况应停止向听障者推荐助听器并首先考虑就医：①快速进行性听力下降；②近期发生的听力损失；③伴有耳痛、耳鸣、眩晕或头痛；④传导性耳聋；⑤外耳道耵聍栓塞超过外耳道腔 25%或外耳道闭锁。

（三）助听器的选配

1. 病史采集

详细询问发现耳聋的时间，耳聋是否进行性加重，对生活中各种声音的反应。另包括母孕期的感染史和用药史、小儿既往疾病史、用药史、生长发育史、家族史等，询问病史应同时注意观察小儿的生长发育情况。

2. 耳科常规检查

检查鼻咽部、咽鼓管和中耳腔的病变，这些部位的病变常可导致听力的波动，尤其要注意中耳病变等影响助听器选配的因素。

3. 听力测试

根据年龄不同，选择适当的行为测试方法，如 BOA(6 个月以内)、VRA(6 个月～3 岁)、PA(3～6 岁)、PTA(6 岁以上)。大龄听力损失儿童除了测定气导听阈外，应同时检查骨导听阈和不适阈。对一些情况复杂的听力损失儿童或小龄听力损失儿童，很难从一种听力测试中得到确切结果，除行为测试外，常需结合声导抗测试、听性脑干反应、多频稳态诱发电位、耳声发射等客观测试方法共同确定其听阈值。分析测试结果，根据听力测试结果并结合病史初步判断听力损失的性质及听力损失的程度，向听力损失本人或家长详细解释听力测试结果、佩戴助听器的必要性和重要性。

4. 诊断与鉴别诊断

对疑有脑瘫、智力低下、孤独症、多动症、交往障碍、发育迟缓等疾患的小龄听力损失儿童，要请求神经科和精神科的帮助，进行学习能力测验及相关精神智力检查，排除非听力性言语障碍。若怀疑内耳及相关结构异常，可建议听力损失者进行颞骨的影像学检查。若怀疑听力损失与自身免疫有关时，应建议其进行相应的实验室检查。

5. 确定助听器选配耳

助听器选配耳的确定，原则上讲，只要双耳都有残余听力，就应建议分别依据双耳听力损失程度验配助听器。但若由于各种原因，只能佩戴一只者，则遵循下列原则：

(1) 双耳听力图相同，左右可交替佩戴。

(2) 若双耳听力损失>60 dB HL,且一耳较好者,则优先配听力较好的耳。

(3) 若双耳听力损失≤60 dB HL,且一耳较好者,则优先配听力较差的耳。

(4) 若双耳听力损失差距较大(各频率>20 dB HL),听力曲线有一平坦型,有一陡坡型,则应选择听力曲线较平坦型一侧的耳。

(5) 对语后听力损失者,可凭自己的感觉选择日常生活中的惯用耳。

(6) 婴幼儿可通过行为测听和脑干电位阈值、多频稳态检查来初步确定佩戴耳。

(7) 如双耳听力曲线相似,但听觉区域不同,应选择听觉区域动态范围较大一侧的耳。

6. 助听器种类的选择

从年龄上来看,儿童宜选用耳背式助听器。从听力损失程度上来看,轻度、中度、重度、极重度听力损失可分别选择小功率、中功率、大功率、特大功率的助听器。从听力损失性质上来看,传导性听力损失选择骨导助听器,感应神经性听力损失则选气导助听器。从残余听力情况来看,听觉动态范围宽,无重振现象者可选择线性放大电路的助听器,反之则选择压缩放大电路的助听器。

7. 耳模

(1) 耳模功用　具有将经助听器放大后的声音导入外耳道的作用;固定助听器,使得助听器佩戴舒适,密闭外耳道,防止反馈啸叫;在一定范围内改善助听器的声学效果。因此,凡是选配盒式和耳背式助听器时,必须制作相应的耳模。

(2) 耳模分类　根据制作材料的不同,耳模可分为软耳模、半软耳模和硬耳模三种。

(3) 耳模的更换　由于小龄听力损失儿童的耳廓和外耳道的不断发育,一段时间后,密封性降低,对于听力损失较重者,会出现反馈啸叫,影响助听效果。因此,需定期更换,对于听力损失较重,佩戴的助听器声输出较大的小龄听力损失儿童,更是如此。

耳模更换时间:3~9 个月小龄听力损失儿童,应两个月更换一次;9~18 个月,应三个月更换一次;18~36 个月,应六个月更换一次;3~6 岁,每九个月或一年更换一次;对于成人听力损失者,助听器出现反馈啸叫或耳模变形时也应及时更换。

8. 助听器验配方法

具体验配见相关说明书。

9. 助听器效果评估

(1) 助听器效果评估标准一般分为四级:一级为最适范围,音频感受范围在 250~4000 Hz,言语最大识别率约在 90%以上;二级为适合范围,音频感受范围在 250~3000 Hz,言语最大识别率约在 80% 以上;三级为较适范围,音频感受范围在 250~2000 Hz,言语最大识别率在 70%以上;四级为看话范围,音频感受范围在 1000 Hz 以内,言语最大识别率在 44%以上,需借助看话来理解语言。

(2) 言语"香蕉"图是指正常人的言语频率分布和强度分布的范畴。根据此范围描绘出的曲线形似香蕉,称为"香蕉"图。从言语"香蕉"图中可以看出语音分布的情况:i、

u、m 的频率在 250～500 Hz、强度在 30～50 dB HL 之间；a、o、e 的频率在 500～1000 Hz、强度在 40～55 dB HL 之间；zh、ch、sh 的频率在 2000～3000 Hz、强度在 10～30 dB HL；z、c、s 的频率在 4000～6000 Hz、强度在 10～25 dB HL 之间。由此可以看出，大多数听力损失的个体对元音分辨好，而对辅音分辨差，因为元音多在中、低频率的范围内，而且声响强度高，辅音则多在高频率范围内，但声音强度低。

在选配助听器时，经助听器放大后的听力范围如在“香蕉”图内，则表明该助听器的助听效果很好，对佩带者较合适，这对于听清和理解语言是至关重要的，特别是听力损失儿童，对其学习语言是有很大帮助的。

10. 评估方法

助听器的评估方法包括：

(1) 声场测试；

(2) 言语识别率对照；

(3) 六音测试；

(4) 真耳介入增益测试；

(5) 助听效果满意度问卷；

(6) 简易评估法。

(四) 听力损失对心理、社会方面的影响

听力损失儿童由于听觉器官的损伤，使得他们无法接收到各种声音的刺激，人际交往和语言发展受阻，影响到学习、情绪和社会适应，他们丧失了与家人言语交往的机会，容易产生心理挫折，得不到亲人声音的抚慰，安全感难以满足，由于受教育的局限性，进普通学校受限，进聋哑学校又造成与正常人的心理隔阂，影响学业成就和社会交往，产生情绪和行为问题，久而久之会造成心理与社会适应能力的低下，缺乏对人应有的信任感以及稳固的自我概念，容易产生怀疑、丧失信心、自高自大，或自卑、主观片面、猜疑心强、自私、行为冲动等，心胸狭隘、易受暗示、孤僻、成就感低落、不愿意与人接触交流等。

事情二　电子耳蜗植入

人工电子耳蜗植入是为中度、极重度、全聋的成人或小孩恢复或获得听力的一种电子装置，可把声信号转变为电信号直接刺激听神经纤维从而产生听觉。

(一) 原理

人工耳蜗工作原理是，外界声音由言语处理器的麦克风采集并转换成电信号，再经过特殊的编码处理，生成一种能保留语言特点和规律的电脉冲，再由发送装置转换为无线电波通过戴在耳后的电磁感应线圈发射到体内，植入体内的接收线圈收到信号后，按照指令通过植入耳蜗内电极刺激听觉神经，经听觉神经传入脑干的耳蜗产生听觉。

(二) 电子耳蜗的结构和类型

各种人工耳蜗产品在设计上的细节不尽相同，但都具有相同的工作原理，且都由体

内植入部分和体外部分组成，体内植入部分包括接收器/刺激器、电极。体外部分包括麦克风、言语处理器、传感线圈（耳机导线，传输导线）。

目前国内销售的人工耳蜗主要来自澳大利亚、奥地利、美国。按照外形可分为体配式和耳背式。临床上使用的电子耳蜗都是多导人工耳蜗，即电极上的多个通道分别对应耳蜗鼓阶的不同部分，对于耳蜗不同频率的感音部位进行刺激，可以最大程度地模拟听觉感音的过程，给个体带来最真实的听觉感受。

（三）适应证与禁忌证

1. 适应证

对于双耳重度或极重度听力损失患者不能受益于特大功率助听器，诊断病变位于耳蜗者可以选择人工耳蜗植入。婴幼儿患者选择标准如下。

(1) 双耳重度残疾（又称重度感音性聋）者（PTA3Fs≥80 dB）。

(2) 年龄在 18 个月～9 岁。

(3) 佩戴 3～6 个月合适助听器，听力康复训练后听力改善基本无效或微效者：

①5 岁以下患儿不能建立有效的听力交流能力；

②5 岁以上患儿开放式言语认知不足 50%；

③2000 Hz 及以上频率的助听听阈在言语频谱范围之外。

(4) 无手术禁忌证，中耳炎发作期和全身器官不适合手术。

(5) 父母及家人对幼儿改善听力具有强烈愿望。

(6) 良好家庭支持和良好家庭聆听环境。

(7) 对人工耳蜗有正确认识和适当的期望值。

(8) 针对幼儿患者需要一套完整的听力语言康复教育计划。

2. 禁忌证

人工耳蜗是通过电刺激听神经而使患者感知声音，主要适合耳蜗性听力损失，而不适合蜗后性听力损失；听力损失的程度为重度和极重度。

(1) 耳蜗及听神经因素　从影像学角度认为，人工耳蜗植入手术的相对禁忌证应该为耳蜗完全缺失和内听道严重狭窄。一般认为内听道直径不足 2 mm 时是人工耳蜗植入的禁忌证，这是因为内听道内缺乏听神经和前庭神经。

(2) 中耳感染因素　植入人工耳蜗前，首先要将中耳炎病灶彻底清除。因此，化脓性中耳炎发作期是人工耳蜗手术的禁忌证之一。

(3) 耳蜗骨折　耳蜗骨折很可能损伤前庭耳蜗神经，使人工耳蜗植入无效。因此，耳蜗骨折导致听神经损害是人工耳蜗植入手术的禁忌证。

(4) 精神病　电刺激可能会刺激大脑皮层，因此精神病是人工耳蜗植入手术的禁忌证。

(5) 其他外科常规手术禁忌证　如患其他外科常规手术禁忌证，也不考虑人工耳蜗植入。

3. 术前评估

在整个人工耳蜗植入活动过程中，术前患者的选择和评估是至关重要的和必不可少的环节，其主要目的是从医学、听力学等多方面综合评价和决定患者是否适合实施人工耳蜗植入手术。

(1) 医学与影像学评估　通过术前的医学评估，可以确定患者目前的身体情况是否可以手术等。术后患者定期检查，以便观察患者是否有继发其他耳科疾病的可能。术前影像学评估也是术前检查的一项重要内容，对耳蜗发育和结构进行计算机辅助断层成像(CT)或磁共振成像(MRI)，了解耳蜗结构发育的完整性以及有无畸形，为选择合适手术方案或手术侧别提供依据。

(2) 电生理评估　电生理检查可以验证其他听力学检查结果，尤其是对患儿十分有益，并且可以排除功能性耳聋存在的可能。

(3) 听力学评估　人工耳蜗植入术前听力学评估主要目的是，确定听力损失的程度及类型，常规应包括裸耳电测听、声阻抗、声反射、耳声发射和脑干诱发电位等。

(四) 人工耳蜗植入术后调试

1. 术后开机调试时间安排

术后开机是指听力学专业人士为人工耳蜗术后患者安装人工耳蜗体外设备并对人工耳蜗系统进行调试。开机时间一般为术后一个月左右。开机后一个月内每周调试一次，共四次。之后根据患者的情况，改为每两周调试一次，共二至三次。随后为每三个月调试一次，共二至三次。最后患者应半年至一年到专业机构随诊一次。

2. 开机调试内容

(1) 电极阻抗测试　电极阻抗测试主要用于测试植入患者耳蜗内的电极及功能是否正常。对于电极阻抗值异常的电极及可引起非听性反应的电极均应关闭。正常：OK。异常：Short。

(2) 阈值、舒适阈的调试　阈值(T 值)：患者每次均可听到的最小电流刺激强度。舒适阈(C 值)：患者不产生不适响度感觉的最大电流刺激强度。可用游戏测听法、语言表达和指图的方法来确定阈值。

(3) 电极响度平衡测试　此测试是为了尽量减少原始声音信号经人工耳蜗系统处理产生失真。每次让患者连续听二至三个电极，让他指出哪一个电极比其他电极听起来响度轻。让患者用指图的方法来确定响度平衡。

(4) 电极排序测试　主要是了解电极的频率范围分布是否与耳蜗感受音调的部位相对应。即耳蜗顶部的电极应产生低音频，耳蜗底部的电极应产生高音频。如两者有差异，则需对这些电极进行重新排序。调试时，主要让患者说话，看声音的频谱是否与之相对应，再做相应的调试。

(五) 使用时注意事项

人工耳蜗植入后的注意事项：①注意保管和防丢失，同时注意人工耳蜗的保养和维护；②注意保持人工耳蜗外部部件的清洁，避免潮湿，静电、头部植入部位的剧烈撞击等;③定时更换电池;④不能接受产生诱导电流的医学治疗,包括电外科手术、透热疗法、神经刺激疗法、电痉挛疗法、离子放射治疗(做磁共振时需再次手术,这时可暂时取出植入体内的磁铁);⑤当不使用系统时,将其储存于原盒中,松掉耳机和导线。如长期储存,将电池去除。

(六)手术方法

人工耳蜗植入是目前公认重建重度和极重度感音神经性听力损失患者听力的有效方法。人工耳蜗植入患者需要在专业的综合医院耳鼻喉科接受人工耳蜗的植入手术,手术时将体内装置的电极部分植入患者的耳蜗内,将接收器部分植入颞骨骨槽并固定即可。

(七)术后护理与语言训练

人工耳蜗手术是一种安全、并发症较少的手术,术后要进行抗感染治疗,创口一周左右愈合,一个月左右开机。

人工耳蜗手术后的听觉言语训练,应符合小儿语言发展规律,按聋儿"听力年龄"分阶段从浅到深逐步进行。大体可分为三个阶段,即听觉训练阶段,词汇积累阶段,语言训练阶段。

1. 听觉训练阶段

主要是利用听力损失儿童的残余听力去倾听各种声响,唤醒其"沉睡状态",并经常给予刺激,反复训练,反复强化,使听力损失儿童逐渐适应日常各种声音,步入有声社会。术后听力训练过程大致遵循声音察觉、分辨、辨识和理解几个阶段。

声音的察觉,是培养听力损失儿童有声音时能注意听,能寻找声源,在特定条件下对声音有反应,自然地察知声音的存在等能力。分辨是使听力损失儿童获得能够区分相同和不同的声音的能力。辨识是能够识别超音段音位,包括识别语音韵律,例如声音的大小、长短、高低、快慢、节律、语调等,并能识别男女声和小孩子声音,能够识别音段音位,包括识别拟声词,识别不同音节的词汇,识别音节相同、声韵不同的词汇,识别辅音相同、元音不同的词汇,以及元音相同、辅音不同的词汇,能听辨短语中的两个关键成分,并利用听觉反馈指导言语语音的能力。

2. 词汇的积累阶段

在听觉训练的基础上辅佐以视觉和其他感觉,使他们知道更多社会事物,把看到触到的东西与声音信号结合在脑子里形成信号,使他们逐渐理解语言含义。

3. 语言训练阶段

在词汇积累的基础上,训练聋儿多说,由单字到短句,由简到繁,由少到多,逐渐做到能听懂别人的语言,使别人能听懂自己的语言。

任务四　听力障碍儿童的语言评估

听力障碍儿童的语言评估和其他障碍儿童的功能评估一样，应当是连续的、动态的，贯穿于整个康复活动的全过程。专门为听力障碍儿童听觉言语康复评估而设计的评估方案中，"语言能力评估"是依据正常儿童在各年龄段上的语言发展指标，选择一些明显的具有发展意义的特征来评估听力障碍儿童的语言能力发展状况。由此可以得到受测听力障碍儿童的语言发展水平及其与正常儿童相当的语言年龄，同时，还可以衡量该听力障碍儿童的语言能力发展是否平衡。

事情一　评估标准

听力障碍儿童的语言评估标准见表 2-4-1。

表 2-4-1　听力障碍儿童的语言评估标准

康复级别	语音清晰度/(%)	词汇量/个	模仿句长/字	听话识图	看图说话	主题对话	语言年龄/岁
一	简单发音	20	1～2	事物的名称	事物名称、简单行动	理解"呢"	1
二	30～64	200	3～5	动作、外形、机体感觉	事件中的主要人物和行动	理解"什么"、"谁"、"哪个"、"哪儿"	2
三	65～85	1000	6～7	个性品质、表情情感	主要人物和主要情节	什么时候 什么地方	3
四	86～97	1600	8～10	事件、情景	百字以内的简单故事	怎么、怎么样、为什么	4

事情二　评估内容与方法

一、语音清晰度

评估听力障碍儿童的发音水平 。

测试材料：25 张双音节词图片。

测试方法：4 名测试人员（一级 1 名，由被测听力障碍儿童家长或其训练师担任；二级 1 名，由其他听力障碍儿童家长或其他训练师或直接为听力障碍儿童服务的人员担任;三级 2 名,由正常儿童家长或不直接为听力障碍儿童服务的人员担任)背对聋儿,主试者按图片顺序依次出示,让听力障碍儿童认读,每个测试词认读两遍。测试人员根据听力障碍儿童发音,尽可能分辨其语音并做好记录,然后与主试者对照正确答案。

测试结果:25 个词,每词完全正确得 1 分,4 名测试人员每人满分 25 分,被试聋儿语音清晰度等于 4 名测试人员实际得分之和。最后依据评估标准确定级别。

二、词汇量

评估听力障碍儿童学习得到的词汇总数。

测试材料:《词汇等级测试词表》,总数为 1600 个词,分四个级别。

测试方法:由语训教师或听力障碍儿童家长将被试词表中掌握的部分划出。

测试结果:统计被试掌握的词汇量,并依据评估标准确定级别。

三、模仿句长

评估听力障碍儿童的语法能力。

测试材料:分属于四个级别(一级～四级)的四组不同长度的句子和用于提示的卡片。

测试方法:主试出示一张卡片,并说出用于测试的句子,要求被试者模仿说出,如果能模仿无误则通过该级测试,不能模仿则模仿同级题库中的其他句子,连续 3 次不能模仿则停止测试。

测试结果:记录通过的最高级别。

四、听话识图

评估听力障碍儿童对语言的理解能力。

测试材料:分属于四个级别(一级～四级)的四组卡片及描述内容的语句。

测试方法:主试出示同级同组 5 张卡片,并描述其中一张卡片的内容,要求被试者指出相应的卡片,如能指出则通过本级测验,不能指出则出示同级其他组 5 张卡片,并描述其中一张卡片的内容,连续 3 次不能指出则停止测试。

测试结果:记录通过的最高级别。

五、看图说话

评估听力障碍儿童的语言表达能力。

测试材料:分属于四个级别(一级～四级)的 4 组图片和讲述图片内容的资料。

测试方法:主试出示一张图片,并讲述其内容。讲完后要求被试者复述,根据被试者复述内容和语句的完整度、语言的流畅度及自然与否评定能否通过该级测试。不能复述则逐一复述同级另两张卡片内容,连续 3 次不能复述则停止测试。

测试结果:记录通过的最高级别。

六、主题对话

评估听力障碍儿童的语言使用和交往能力。

测试材料：分属于四个级别（一级～四级）的 4 组卡片和与内容相关的疑问句。

测试方法：主试出示一张卡片，并根据内容依次提出问题要求被试者回答，如能正确回答 3 个以上的问题则通过该级测试，同等级连续 3 次少于 3 个问题则停止测试。

测试结果：记录通过的最高级。

事情三　操作总体要求

测试环境：安静房间。

位置：测试者与被试者面对面，距离 1～2 m。

测试音：测试者用平常交谈时的正常音量发音，约 70 dB(SPL)。

方法：依据聋儿的教学进度及言语能力选择评估单元，每级有一项通过，则全级通过，连续三次失败，停止测试（词汇量和言语清晰度除外），依据前一级别确定评估结果。

记录方式：记录通过的级别。

评估时不回避视觉，可借助图片、玩具、实物、体态进行交流。

任务五　听力障碍儿童的语言康复训练

语言是人们表达思想，完成交际活动和进行思维的重要工具，同时在儿童的心理成熟中语言也起着极其重要的作用。听力障碍儿童熟练掌握语言，对学习活动，摆脱社会交往障碍和顺利回归主流社会等，均显得十分重要。本节根据听力障碍儿童语言学习特点重点介绍常用的听力障碍儿童的语言训练方法。

事情一　语言基本技能训练

（一）呼吸训练

语音的基音是呼出的气流冲击声带造成的，气流强弱的变化与声音的响度、字音的清晰度有密切关系。维持机体生命的自然呼吸与为发音器提供动力的发声呼吸是不同的。听障儿童的自然呼吸是没有问题的，而发声呼吸却表现出困难，不会呼吸或不善于控制和协调。说话时不能控制气流，前弱后强，在表述几个音节时，有过多的停顿和换气；有的不会将气流和声音结合起来，在发送气音时要么有声无气，要么有气无声。听障儿童的言语呼吸能力训练如下。

1. 腹式呼吸训练

(1) 仰卧位 ①仰卧在一张诊疗台或一张床上，双手臂自然地放于身体两侧，闭眼，保持该姿势数分钟。②观察呼吸情况，将一只手放在腹部，感觉这只手是如何随着呼吸而上下起伏的，保持该姿势数分钟。

(2) 过渡状态 ①将一只手放在腹部，另一只手放在胸部，只让放在腹部的手随着呼吸而上下运动。如果双手都在移动，或者放在胸部的手在上下移动，则应回到“仰卧位”中的①。②收紧双唇发 p 的音，将手放在嘴前能感觉到一种如同噪音的呼出气流声。这项训练是从无声呼吸到有声呼吸的过渡，此时腹肌主动参与呼吸运动。③取侧卧位，一只手放在腹部，检查呼吸是否只有膈肌或腹肌在运动，如果没有这样做，回到“仰卧位”中的②进行训练。

(3) 坐位 挺直腰板坐在小凳上，一只手放在腹部，感受腹部运动。

(4) 站位 取站立位，双脚左右稍许分开，前后分开 10 cm，深呼吸，感觉到腹壁向前运动。通过腹肌运动将空气挤出肺部，试着想象在吹一朵蒲公英，在呼气与吸气之间没有停顿(这一点很重要)。照镜子观察身体运动，呼气时身体应稍许向后运动。

2. 呼吸能力训练

(1) 深呼吸训练 帮助听障儿童掌握正确的呼吸方法和状态，吸气要足，呼气要均匀；锻炼呼气肌肉群和吸气肌肉群的力量。训练可采用一些游戏活动形式，如闻花、吹气球、用吸管吹泡泡、吹纸条、隔着桌子来回吹羽毛，还可以在纸上泼些墨汁，让听障儿童来吹，然后问听障儿童图案像什么，这不仅是呼吸训练，也是对想象力的锻炼。在活动中，要强调慢呼气，例如，在吹纸条的活动中，谁的纸条飘的时间最长，就给他奖励，让他们理解游戏规则。训练过程中，不要过多地采用吹蜡烛这种要求快呼气的活动。训练过程中还要教给他们有蓄气的意识，即吸气后不要马上呼出，而是蓄气等待一会儿。

(2) 呼吸锻炼操 这是一系列的动作练习，帮助听障儿童呼气肌肉群和吸气肌肉群得到正常发育，分两节。第一节为扩胸运动(二八拍)，两臂弯曲平举至胸前，然后把两臂伸开向后甩，注意不要缩脖子和喘息，一拍一个动作。第二节为呼吸运动(四八拍)，两手缓缓向上吸气，再缓缓向下呼气，两拍一个动作。

(3) 声气结合训练 深吸气，然后连续发出 ha、ha、ha 或 pa、pa、pa 等易发的开口送气音，或让听障儿童深吸气后连续数数“1234567 ……”，直到一口气用完为止。要让听障儿童逐渐延长一口气呼出的时间，一次数的数字越多越好。在平时说话时，也要强调他们正确的停顿和换气。

(二) 口腔训练

构音器官(唇、舌、齿、腭) 在发音时位置和形状的改变，会引起共鸣腔的变化，从而发出不同的音。大多数听障儿童的发音器官并没有器质性病变，只是由于缺乏锻炼，不懂得如何发出声音；有的听障儿童发音器官相对不够灵活或有一些错误的发音习惯。因此，在给聋儿进行康复训练时，要尽量帮助他们把构音器官灵活协调起来，特别是能准确模仿口型和舌位。

1. 舌的强化训练

(1) 左右两半　用压舌板将左边舌面下压，同时将整个舌体向上挤。坚持5 s，重复数次。换右边舌面。

(2) 舌与脸颊相碰　将三个手指放在左脸颊上，用手指按压脸颊，同时用舌尖抵住左脸颊的内表面，感觉舌尖碰到手指，重复数次。换右脸颊。

(3) 舌尖向上抬　用压舌板将舌尖向下压，同时用舌尖往上顶。坚持5 s，重复数次。

(4) 舌部抬起　将压舌板压在舌面上，同时用整个舌体向上抬。坚持5 s，重复数次。

(5) 舌左右倾斜　将压舌板压在舌右侧用力向左推，同时用舌推动压舌板。坚持5 s，重复数次。换左侧。

(6) 舌尖侧推运动　用压舌板抵住舌尖的一侧，用舌尖反推压舌板，使舌尖倾斜。用力推压舌板5 s，重复数次。换另一侧。

(7) 舌部下压　将压舌板放在舌底部，当用舌下压压舌板时，将压舌板上推，坚持5 s，重复数次。

(8) 舌尖后推　将压舌板抵住舌尖向后推，同时舌尖反推压舌板。坚持5 s，重复数次。

2. 唇的强化训练

(1) 发笑　闭住嘴唇大笑，坚持5 s。放松，重复数次。

(2) 感觉酸的表情　将嘴唇撮起，就像在吸柠檬汁，坚持5 s，重复数次。

(3) 撅嘴，微笑　将嘴唇从撅嘴转变为发笑，来回重复四次。

(4) 撅嘴，皱眉　将嘴唇从撅嘴转变为撮嘴唇和皱眉，来回重复四次。

(5) 夹住压舌板　用嘴唇将压舌板夹住，坚持5 s，重复数次。

(6) 开始发声　将嘴唇紧闭，然后分开，发出一个“泊”声，重复数次。

(7) 夹住吹哨管吹　用嘴唇夹住一根吹哨管，吹，重复数次。

3. 唇舌操训练

(1) 张大嘴　通过训练，培养幼儿口部的张合能力，为发音做准备。方法：上、下唇张开，闭合，动作要求自然柔和，舌头平放，不能后缩或隆起。

(2) 伸舌头　训练舌头自然伸出的灵活性，为发好舌尖音做准备。方法：舌尖由齿背带动舌部慢慢向外，伸得越长越好，然后收回。

(3) 顶舌头　培养舌部活动的灵活性及弹性。方法：舌尖用力顶左腮，使左面部外侧鼓起一个包，顶得越鼓越好，然后换右腮，交替进行。

(4) 卷舌头　为学习发卷舌音做准备。方法：舌头自然放平做准备，张嘴同时把舌头伸到唇外，舔着上腭往里钩，钩得越深越好，然后慢慢恢复成伸舌状态，不能把舌头弄痛。

(5) 撅嘴　培养幼儿自然活动双唇的能力，以利于发双唇音。方法：双唇自然闭拢，向前突出，如同撅嘴状，然后自然恢复原状。

(6) 咧嘴　培养幼儿的双唇能柔和的向两侧自然拉动的能力，为发 i、e、z、c、s 的音做准备。方法：双唇自然闭合，嘴角向两侧拉开，露出上下咬合着的牙齿，然后自然恢复原位。

(7) 双唇　使幼儿双唇的前撮合两侧舒展的能力得以为正常语速说话有帮助。方法：双唇自然闭拢做好准备，双唇向前突出呈撅嘴状，然后把双唇拉向嘴的两侧呈咧嘴状，反复。

（三）发音异常的矫治

听障儿童的语音障碍主要表现为构音障碍和发音障碍两种形式。构音障碍，是由于音位阶段的某些条件（如听力损失）导致的音位发展异常，常表现为聋儿在发音时出现丢音、换音或错音现象；发音障碍出现在构成语言物理属性的音高、音质和音量三方面。音高障碍，表现为声音过高、声音过低、音高平直、音高突变、假声、双音。音质障碍，主要分为两类：一类是共鸣障碍，表现为鼻音过重和鼻音缺失；另一类则为嗓音障碍，表现为气息声、沙哑声和嘶哑声。音量障碍指的是完全不出声或者不能发出足够的大的声音致使听话人不能听清语音，前者为失音，后者为发声困难。聋儿一旦被确诊具有功能性而非器质性的声音障碍时，其治疗最好按下面的四个基本步骤进行：①确诊嗓音滥用和误用；②减少嗓音滥用和误用；③通过矫治方法寻找最佳发音方式；④将这种发音方式运用于日常生活中。常用的语音障碍矫治方法经黄昭鸣博士等人的实践、总结有二十五种：减少嗓音滥用和误用法、改变响度法、建立新的音调法、反馈法、减少硬起音法、吟唱法、咀嚼法、打哈欠-叹息法、喉部按摩法、改变舌位法、听力训练法、耐心解释法、发气泡音法、半吞咽法、转动法、分类法、吸入式发音法、掩蔽法、张嘴法、转调训练法、调整发声位置法、甩臂后推法、放松法、呼吸训练法、伸舌法。目前，由一些研究机构开发的有助于听障儿童或言语障碍者进行语言训练或语言学习的多媒体软件，具有较强的可视性、趣味性和智能化特点，可以更好地辅助听障儿童语音障碍的矫治。

事情二　语言理解训练

在儿童语言发生发展的过程中，理解与表达并不完全同步，一般来说，对语言的认知和理解，先于语言的表达。即理解先于表达，理解是表达的基础，在听障儿童语言康复教学中，应注重儿童语言学习的这一特点，合理地制订语言教学目标，设计语言训练方案，使听障儿童尽快地掌握语言，运用语言。

（一）词汇训练

词是语言的建筑材料，是语言的基础。可以脱离语境成为一般的语义代码存在于独立的表义（词汇）系统中。语言的学习应从词汇入手，可以说语言学习就是对词汇的理解和使用不断深化的过程。因此，应把词汇的学习作为语言理解教学的起步，帮助听障儿童学会使用常用词指代事物名称，增加词汇量，扩大词汇类别，发展对词语的理解能力，建立脱离具体语境的表义系统，从而为听障儿童使用语言奠定基础。

1. 听障儿童词汇的选择

①以名词为主。我们知道儿童的思维特征是以形象思维为主，在学习语言的过程中，那些能亲眼看到、亲手摸到、亲身感受的事物，孩子掌握的速度较快。②易于听到和唇读的词汇，如娃娃、苹果等。③选择的词汇使用率要高，如生活中经常出现的词、孩子游戏中经常使用的词。与儿童生活经验联系密切的词汇是最好的学习材料。④选择的词汇是听障儿童感兴趣的事物。比如，食品、玩具、小动物等，都是孩子较为喜爱的事物。这些词汇都可以作为听障儿童开始接受性语言学习的主要内容。

2. 教听障儿童理解词汇应注意的问题

(1) 创造条件使用所学的词汇。比如，教孩子学习“苹果”一词，可以带他到市场买一些苹果或在秋天时到果园摘苹果，在吃点心的时间以苹果为主，还可以在数学活动中以苹果的图片作为计数的材料，给孩子讲苹果树的故事，剪出苹果的样子，做粘贴的活动等。

(2) 多次重复。一个词汇在学过一遍之后，孩子不可能就能很好地对其做出反应，需要上百次上千次有意义的重复，听障儿童才能够真正理解，并对该词做出反应，我们强调重复和复现并不是机械地一遍一遍发音，而应在各种活动中，抓住时机复习学过的词汇。

(3) 词汇的概念要完整。当我们听到“球”这个词时，我们会想到大小、轻重、颜色完全不同的球，这是我们头脑中关于球的概念。然而听障儿童在最初学“球”一词时，他们头脑中形成的相应概念完全有可能和我们不一样，只知道自己经常玩的红皮球，对于排球、足球。羽毛球等却一无所知，这就是我们说的概念不完整。因此，我们在教授一个名词时，最好能找出多样实物供孩子进行比较。比如教“杯子”一词，就要把不同大小、颜色、材料、质地的杯子都给孩子看，如玻璃杯、小酒杯、塑料杯等，以便相互比较，体会共同点，抽象出完整的概念。另外，完整概念的形成还有赖于清晰的对比和比较。比如教孩子红色，不仅要出示各种不同的红色物品，还应用其他颜色作为对比，从这种差异比较中才能分辨出词的真正内涵。

(4) 概念要正确。在教授词汇时要尽量使用实物或真实的图片帮助听障儿童理解词的含义，否则就可能造成概念错误。比如，一名教师教孩子认识“大海”，通过图片、书籍等教会了“大海”一词，每次孩子都可以从图片或书籍指出大海，但在一次外出活动中，有的孩子指着一个小湖兴奋地告诉老师：“大海、大海”。显然，在孩子的头脑中对于“大海”一词的理解有误。因此，我们的教学活动强调实地考查、参观，教学中也尽可能利用实物作为教具，这是避免概念错误的方法之一。

(5) 注意情境的暗示作用。听障儿童在习得语言之前，能依据情境对语言作出反应，这就是情境的暗示作用。一方面，语言的学习要很好地利用情境的暗示作用，帮助孩子理解词汇的含义。让孩子利用已有的生活经验去理解词语。另一方面，在孩子理解了某个词以后，就应该消除情境的影响。因为我们的目的是教会孩子理解有声语言，掌握有声语言。在有一定的语言能力之后，应让听障儿童有意识地注意人们的语言，而不再是情境。

（二）句子训练

句子是能够表达一个相对完整的意思，并且有一个特定语调的语言单位，它由词或词组根据一定的规则组合而成。对听障儿童所实施的句子训练，其目的是帮助个体学会使用常用的句子形式与结构表达相对完整的意思，在理解和掌握组句规则（句法）的基础上，扩展句子长度，提高句子结构的完整性和复杂性。具体内容可分解为单句参照句型训练、指定词模仿造句训练、复句参照句型训练、指定连词模仿造句训练、句子成分扩展训练、句子语气（陈述句、祈使句、疑问句、感叹句）转换训练、句子类别（把字句、被字句）转换训练、句子语义转换训练、随意造句训练。句子学习常用的方法如下。

（1）句式图　这是一种练习句子的方法，比如，学习主谓宾句，做一长纸条上面写上"我喜欢——""我不喜欢——"，然后准备许多以图片形式出现的词汇，作为变换的宾语，在不断的变换中练习句型。这种句式的练习，适合于在一对一的教学中进行，整个过程也应是一个积极交往的过程，句式图只是给听障儿童一个正确的图式，让孩子比较容易把握完整句的形式。

（2）剪贴本　让每一个孩子与家长共同制作一个记录孩子生活及学习经历的剪贴本。通过这种形式，丰富听障儿童的词汇，发展孩子的语言。例如，贴一个"我的家"。收集废旧照片、小图形、报纸上的广告画等，分别贴上爸爸、妈妈、并在下边注上"这是妈妈，妈妈是医生。妈妈爱吃西瓜"。孩子通过自己剪、贴会很乐意地将这个剪贴本展示给其他小朋友，并向别人讲述其中的内容。也可以把孩子的经历用图画、图片、文字的方式记录下来，每晚让听障儿童讲述一遍，积累下去，孩子的表达能力就会有很大进步。

事情三　语言表达训练

语言表达训练简而言之就是说话训练。说话训练的目标在于帮助听障儿童说出有适当音色、音量、语调和节奏的话语。说话训练与句子训练不同，句子训练是让听障儿童经过反复操练（包括模仿、替换练习）来掌握句法规则，说话训练则是让个体充分利用所学的词语和句型表达自己的意思。

（一）仿说训练

仿说是儿童掌握语言的开端。大凡做父母的都会有这种体验：孩子在咿呀学语时，就是通过模仿成人的语言，开始学会说话的。仿说是指先由训练师示范说话，然后让听障儿童模仿训练师的语气、语调说话的训练形式。听障儿童开始说话时不能使用正确的语气和语调，这些需要加以特别的训练才能获得。训练时训练者可以从易到难设计一些常用的句型作为语言的范式，如让听障儿童辨别不同句型在语调上的不同区别，辨别不同场合、不同心情下说话时在语气与语调上的不同，辨别不同年龄、不同性别的人说话时在语气、语调上的不同等。

（二）看图说话训练

看图说话是指充分运用有教育意义的、听障儿童能理解的图片，启发听障儿童用恰当的语言表达图意，从而提高听障儿童语言能力的一种训练形式。这种训练形式有两个优点：其一是有利于听障儿童从视觉上对图意有大致理解，引起说话兴趣；其二是看图说话更需要听障儿童通过对整体画面的理解，根据已有的语言经验，把观察到的内容，用连贯的独白语言进行表述，可以锻炼听障儿童连贯说话的能力。

（三）复述训练

复述是指让听障儿童用有声语言叙述成熟作品主要意思的训练。复述可以培养听障儿童对语言的听辨力、理解力、记忆力以及组织表达的能力，可帮助听障儿童熟悉语言、增强语言感。可以有完全性复述、一般性复述和扩展性复述等几种形式。

（四）叙述训练

复述与叙述的区别在于，前者有本可依，即是对已有作品的重复，而后者则是无本可依，是需要说话者自已创造。叙述的难度要比复述大，它没有可供模仿的语言范式，需要听障儿童边想边用自己的话讲述事件的发声、发展，并在叙述中表达自己的感受与观点。叙述技能对于听障儿童来说难度很大，但是对听障儿童生活中的交际作用也是最大的，所以培养听障儿童的叙述技能十分必要。

事情四　语言运用训练

语用能力是指交际双方根据交际目的和语言情境有效地使用语言工具的一系列技能。语用能力训练的目的旨在培养和提高听障儿童在交际过程中的语言操作能力、对交际外在环境的感知能力和心理预备能力，以实现能够与同伴和成人顺利交际的目标。

（一）日常的谈话活动

日常生活中的谈话，也称对话，带有极大的情景性和感情色彩。交谈者双方相互借助有声语言及各种丰富的手势、眼神、表情、语调等进行交流和沟通。听障儿童的日常对话，由于受听力损伤的限制，不能像听健儿童那样丰富、随意，需要教师给予孩子一些简单常用的、固定使用的模式。在学会以正确完整的方式回答这些问题之后，再进一步学习其他对话。比如“你叫什么名字啊?”“你几岁了?”“你是男孩还是女孩?”“你是哪个班的小朋友?”等。这些对话应每天进行，让其能熟练掌握。在学会听懂问话，正确回答之后，应该告诉孩子一些问话的变式，比如“你叫什么?”“你姓什么?”“你多大了?”等。这样帮助孩子体会语言的灵活性，也能够让听障儿童体验到与人进行语言交往的成功喜悦，从而促进其语言学习的积极性。

（二）围绕主题的谈话活动

围绕主题的谈话活动是以一定的主题为目的的特殊对话。根据教师事先确定的题目，有针对性地进行谈话。主题的选择可以是自然和社会中孩子通过观察和学习掌握或部分掌握的内容。例如，关于"春天特征"的主题谈话，可以涉及气候、植物、动物、人们穿着、活动等方面的变化。这样的谈话是在长期系统的观察，以及教师的教学之后，听障儿童逐渐理解和掌握了一定的知识之后进行的。

事情五　听障儿童早期阅读能力的培养

不管是听力正常孩子还是听障儿童，在其成长过程中，阅读是提高语言能力，扩展知识领域，增强想象力的重要途径之一。有良好阅读习惯的孩子，一般都会具备较好的注意力，对文字和符号的记忆和理解也会相对好些。不仅如此，有益的儿童读物，可以培养听障儿童对文学艺术的感受力和欣赏力，对形成听障儿童正确的价值观有很大的影响。

（一）听障儿童早期阅读的目标

1. 学会专心阅读

听障儿童主要对儿童图书和故事书感兴趣，这些书的内容画面醒目，主题突出，容易引起听障儿童的兴趣，而教师在引发听障儿童阅读兴趣的同时，要有意识地引导他们专心阅读，边看边想，理解图意。教师可以提一些启发性的问题，让听障儿童从书中找答案，比如，"找一找小鸟在哪里?""小猫在吃什么?"对大一些的孩子问："小熊家里这么多好吃的，你喜欢吃什么?""你猜猜猫妈妈手里的毛衣是给猫爸爸穿的还是给小猫穿的?"也可以给听障儿童提出一项任务，从阅读材料中找出来。总之，听障儿童开始阅读时，教师应加以指导，让他们养成用心阅读的良好习惯，切不能让听障儿童在阅读时随意翻阅，养成看上两眼又换一本的坏习惯。

2. 帮助听障儿童建立喜欢阅读、爱护读书的态度

首先教师和家长应让听障儿童有机会接触不同类别的图书，按时给他们讲述有趣的故事，介绍新的图书给他们，鼓励他们从图书中收集资料，让听障儿童发现图书中所蕴含的丰富内容，享受到阅读的乐趣。有条件的听障儿童康复机构，可以建立一个小小图书馆，定期阅读，或者在班级里设置小小的图书角，鼓励孩子从家中带书来与其他小朋友交换着看，这些都可以推动听障儿童的阅读兴趣。其次，家长和教师对图书的兴趣和态度，是听障儿童直接模仿的榜样。教师对图书和阅读活动，总表现出喜爱的态度。听障儿童也会不由自主地模仿教师的态度。另外，在培养听障儿童阅读兴趣时，还要帮助听障儿童建立爱护图书和珍惜图书的态度。让听障儿童一起把损坏的图书粘贴好，或者给旧书贴上牢固的封面，这些活动对建立听障儿童爱护图书的态度，会有很大的帮助。

3. 加强听障儿童对词语的理解能力

在指导听障儿童学习词语要注意两点，其一是认字的过程中，着重对字或者词的理解。教听障儿童认字，不仅要让他们认识字的形和声，而且要让他们明白字或词所代表的意思。在汉语言文字中，有单音节词，也有双音节词，还有多音节词。在教听障儿童认字时，要强调理解就应把整个词让听障儿童辨认，比如“警察”一词，就应同时配上图片进行教学，而不能将其拆开来教，今天教“警”，明天教“察”。另外，字和词的认识要与图片和实物紧密结合，动词的教学则应和动作相结合。在前面已有论证，在此不予赘述。

4. 认字的量要合理

听障儿童在学期前应认识多少字词，还要有一个具体的标准。教师应依据具体情况来安排教学。一些孩子对认字活动表现出极大的兴趣，在早期的阅读活动或其他活动中，表现出对字词浓厚的学习兴趣。这种情况表示认字的量刚刚好或者略有不饱和。相反，如听障儿童对教师教过的字无法记牢，或有厌恶情绪，则表示量太多，不适合听障儿童的水平。

教师必须认识到，学前期听障儿童的阅读活动，不仅仅指认得多少文字，还包括认识图画、标志、符号，以及图片与词汇的对应等活动，这些活动都是将来进行文字阅读的准备。学前期的听障儿童很难记住大量的文字，即使记住了文字的形，也只能是一种机械记忆，学会很多字，却不能看懂一段文字。因此，听障儿童理解文字的意义远比他们认识大量的字要重要得多。况且文字的学习，需要长时间的吸收和积累，切勿期望在短时间内强化听障儿童学会大量的字词。这样做不仅听障儿童消化不了，而且还会适得其反，损伤了听障儿童的学习积极性，使他们对阅读活动产生厌恶情绪。

（二）适合于听障儿童进行早期阅读的材料

1. 字典式的图画书

介绍各种物体名称的书。每本(或每套)画有几十个或上百个物体，让孩子认识这些物体的名称、颜色、大小、数量等。这类图书以图画为主，少数用文字注上名称活动或动物的叫声。日常生活中各种物品的图书是我们常用的阅读材料。如认识动物、植物、交通工具等，既可丰富知识，又能扩充词汇、发展语言。

2. 画册

以图画介绍自然和社会知识为主要内容的书，书中含有情节和固定角色，有的以某方面的知识贯穿全书；有的从不同的角度，认识同一知识，如《认识四季》分 4 册，分别以“看看”“听听”“闻闻”“摸摸”为中心，通过看看四季不同的景色，听听不同动物的叫声，闻闻花、草、蔬菜等不同的气味，感触四季的不同气温来认识四季的特征。画册的内容概括起来，包括发展智力的、发展数概念的，也包括谜语、儿歌、识字书等，形式也多种多样，有立体的书、带香味的书等。

3. 无文字说明的图画书

无文字说明的图画书是一种完全通过画面来表现内容的文学形式。有的是有故事情节的；有的是揭示孩子生活中某些好的或不好的现象的书，或发展儿童智力的书，如《找一找错在哪里》。无文图画内容浅显、主题单一、富有儿童气息，不仅有利于智力和语言的发展，还是对听障儿童进行品德教育的好教材。另外，因为这类图书没有文字说明，便于家长和教师根据听障儿童的语言水平进行讲解。

4. 图文并茂类图书

以图构成画册，配以文字，如散文、儿歌、诗歌、简短故事等。也有的作品内容丰富、故事性强，篇幅也长。如《小蝌蚪找妈妈》《龟兔赛跑》等。

（三）指导听障儿童阅读的方法

1. 辨形活动

（1）卡片配对　给孩子两套相同的图片或图卡，让他们找出相同的放在一起，或者一套图片、另一套是与图片内容相同的实物轮廓，让听障儿童进行配对。

（2）辨认符号　将生活中常见的标志和符号，如男厕、女厕的标志，火车、地铁、电话亭、餐厅的标志等，贴在教室的不同位置，给每一个孩子一张贴绒图，让他们根据任务找到不同标志的地方，或者根据教师口头指令，寻找标志。

（3）图卡与文字配对　为听障儿童准备三套卡片，一套是只有图画的卡片、一套是与前者图画相同但配有文字（字或词）的卡片、另一套是只有文字的卡片，让听障儿童用三套卡片进行配对。加深对图和文字的印象。对于熟悉拼音的听障儿童可以在字上标上读音，便于认读。

2. 自制小书

将听障儿童在幼儿园里的绘画作品、手工作品粘贴成册，并注上作品的名称，做成听障儿童自己的小书，作为讲述和阅读的材料，或与家长配合，将废旧的图书或画报、台历上的图画剪下来，粘贴装订成一本自制的小书，让听障儿童翻阅，这种自制的图书，既有利于听障儿童词汇的积累和语言的发展，又能开发听障儿童对阅读书籍的兴趣，并使他们养成爱护图书的习惯。按图推理的游戏，是给听障儿童一组3～5幅的程序图画，让听障儿童按事件发生的先后次序，排出顺序来。例如，第一幅图是一个小孩，拿起一个桃子，第二幅图是把桃子放在口中咬，第三幅图是拿着一个咬去一大口的桃子，第四幅图是孩子拿着一个咬剩的桃核，把这些图片随便摆放，让听障儿童按先后顺序排列出来。类似的推理活动可以和学过的故事联系起来，让听障儿童根据故事情节先后，排列图片的顺序。

事情六　听障儿童的语言教育

对听障儿童进行专门的语言教育，即要为其提供语言充分互动的环境，使他们有机会提炼和深化日常生活中获得的零碎语言经验，达到对语言规则的理解和有意识运用的状态。专门的语言教育是根据既定的语言教育目标，有计划地安排和组织听障儿童在已有的语言基本技能基础上系统地学习语言和发展语言能力的过程。专门的语言教育与专门的语言训练相互促进，是保障听障儿童有声语言机能与基本技能得以恢复，同时更进一步促进他们的综合语言能力得以巩固和发展的重要手段。在聋儿康复机构中，对听障儿童实施的语言教育同普通幼儿教育机构所实施的语言教育一样，它是为满足听障儿童语言能力发展的一般共同需要而设置的，也是通过专门的语言教育活动而

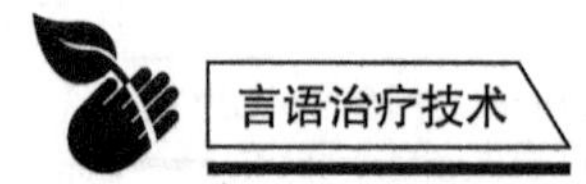

实现的，包括基本语言教育活动和日常语言教育活动两种类型。基本的语言教育活动是对听障儿童进行语言教育的基本形式，主要以集体（包括全体和小组）活动方式进行，日常语言教育活动则是对前者的补充和延伸，既可以以集体活动方式进行，也可以以个别活动方式进行。

（一）基本语言教育活动

基本语言教育活动为听障儿童提供了一种比较正式的语言交际环境，使其在教师的直接指导下比较系统地学习语言，一方面巩固和提高获得满足全面发展所必需的语言知识、技能、经验和态度，另一方面发现和验证在当前学习任务中所存在的语言认知、语言规则、语言操作和交际环境信息利用等方面的差异与不足，为专门的语言康复训练提供有针对性的依据。基本语言教育活动一般是为 3 岁以上听障儿童组织的活动。主要包括以下几种形式。

1. 谈话活动

创设日常口语交往环境，引导学习者调动已有的经验，围绕一定的话题，倾听他人的意见，表达自己的想法。重点在于培养学习者运用口头语言与他人交际的意识、情感和能力。

2. 讲述活动

创设正式的口语表达情景，使学习者有机会在集体面前表达自己对某一图片、实物或情境的认识和看法等，学习表述的方法和技能。重点在于培养学习者倾听的能力，完整、连贯、清楚地表述的能力。

3. 听说游戏

提供一种游戏情景，使学习者在游戏中按照一定规则练习口头语言，培养其在口语交往活动中的快速、机智、灵活的倾听和表达能力。

4. 文学活动

从某一具体的文学作品入手，为学习者提供一种全面学习语言的机会，使其在理解、感受作品的过程中欣赏和学习文学作品提供的高质量的语言。重点在于培养学习者欣赏文学作品的能力以及利用文学语言表达想象、表达生活经验的能力。

5. 早期阅读活动

利用图书、绘画创设一个书面语言环境，使学习者有机会接触书面语言，了解语言的基础文化内涵。重点在于培养学习者对书面语言的兴趣、逐渐引导其对汉字的敏感性，丰富其前阅读、前书写的经验。

（二）日常语言教育活动

日常语言教育活动主要是指教师充分利用各种生活环节，为学习者提供自由宽松的语言交际环境。活动并不需要大段的时间，重在鼓励孩子积极进行语言交流，练习听说读写基本技能，养成对语言、文字学习的兴趣，感受语言和文学的熏陶。它是帮助 3 岁前的学习者获得语言经验的主要教育形式，也是帮助 3 岁后的学习者补充和延伸语言学习的重要教育形式。日常语言教育活动主要包括以下四种形式。

1. 听一听

在饭前、饭后、午睡前后以及离园前等生活环节，倾听优美的儿歌、散文、故事等文学作品。

2. 玩一玩

在午睡、起床以及一些等待环节，按照一定规则进行语言操作游戏（猜谜语，根据描述猜人物、动作、声音等，接话、传话、组词、拍手游戏）。

3. 说一说

在一日生活的各种等待或过渡环节，提供表述机会，鼓励儿童根据自己的经验大胆讲述自己的想法。

4. 读一读

在离园前、自由游戏等时间，鼓励孩子以集体、小组、个体形式阅读图书，也可组织孩子看录像、影碟。

（三）渗透的语言教育

渗透的语言教育就是充分利用听障儿童的各种生活和学习经验，在真实的生活情景中为其提供更加广泛的、多种多样的学习语言的机会，提供更好地运用语言获得新的生活经验和其他方面的学习经验，促进其交往能力的形成。渗透的语言教育常发生在以下几种情景中。

1. 日常生活中的语言交往

目的是帮助儿童学习在不同场合运用恰当的语言形式进行表述和交流，同时又将社会文化习俗的学习与语言的学习结合。具体任务：①注意倾听、理解和执行生活常规以及成人的指令性语言；②学会使用礼貌的语言与他人交往；③学习运用语言向他人表达自己的需要和要求，对他人提出的要求作出恰当应答；④学习运用恰当的语言解决与同伴发生的冲突。

2. 自由游戏中的语言交往

目的是使语言成为儿童与同伴交往、合作和分享的工具，也成为指导和调节自己选择游戏内容、游戏伙伴和游戏材料等行为的工具。具体任务：①学习运用玩具结合动作自言自语，进行自娱和自我练习；②学习自主选择学习的内容、材料和同伴等；③学习通过协商等语言方式，解决与同伴在游戏内容、材料的选择以及游戏规则制订过程中出现的矛盾冲突。

3. 其他领域活动中的语言交往

目的是帮助儿童正确感知和理解不同领域学习的内容，提高其对学习内容的认识能力和表达能力，增强学习的有意识性和目的性。具体任务：①集中注意倾听教师布置活动任务；②学习运用语言指导观察和操作，并思考事物之间的相互关系，表达对感知对象的感受和认识；③理解语言与其他活动内容之间的相互关系，学习运用语言促进相关领域知识的掌握。

模块
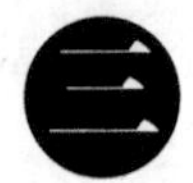

失语症的言语治疗技术

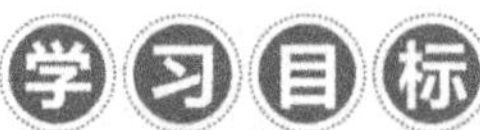

掌握：失语症的概念；失语症的国内分类；失语症的治疗方法。

熟悉：国内外失语症评估方法；失语症的常见症状。

了解：言语中枢及其功能。

任务一　认识失语症

案例引导

患者，男，58岁，高中文化。在务工时不慎从高空坠落，意识不清，急救至医院查头颅CT显示：颅脑损伤。当日行开颅术，术后2天意识转清，经治疗15天后四肢活动灵活，言语表达有明显的障碍。言语检查：听理解与文字理解障碍，有自主语言，语量增多，发音清晰，自发语以赘语、错语为主，表达信息困难，复述困难。问题：①该患者的失语症类型可能是？②诊断该失语症的依据是什么？3 针对该患者如何行康复治疗？

脑血管病的发病率、致残率、病死率、复发率都很高，严重危害人类的健康，是医学界关注的热点问题之一，而卒中后失语的发病率为21%～38%。导致患者言语交流障碍，严重影响了患者的生活质量。

事情一　定　　义

失语症是指大脑言语功能区、补充区及其联系纤维的损伤，造成了口语和(或)书面语的理解、表达过程的信号处理障碍，表现为获得性言语功能减退、甚或丧失的一类言语障碍。

失语症是由于脑损害所致的语言交流能力障碍，即后天获得性的对各种语言符号的表达及认识能力的受损或丧失。患者在意识清晰、无精神障碍及严重智能障碍的前提下，无视觉及听觉损伤，亦无口、咽、喉等发音器官肌肉瘫痪及共济运动障碍，却听不懂别人或自己的谈话，说不出要表达的意思，不理解也写不出病前会读、会写的句子。

失语不只影响以听觉信号为基础的说听语言，也影响以视觉-运动符号为基础的符号语言，还可累及语言的更多方面，如句法、词汇、构词法，构词法是把因素合并成词素，即是把个别语音合并成一个词的有意义的最小单位。失语不仅影响语言交流，也常影响作出决定，创造及运算能力，对患者的情感也有影响。

事情二　失语症的常见病因

（一）脑血管病

各种急、慢性脑血管病，脑血栓形成、脑栓塞、脑出血等疾病是失语症常见病因。我国有关资料显示，1/3 以上的脑血管病患者可出现各种言语障碍。语言中枢内分布的动脉主要包括大脑中动脉和大脑后动脉，如果优势半球的大脑中动脉或大脑后动脉出现血栓、栓塞、出血，就极有可能造成失语。

（二）脑外伤

一些意外事故，如车祸、高空坠落、剧烈撞击、互殴等都可能引起相应区域的脑组织损伤。从而引起不同的失语症临床表现。

（三）脑肿瘤

大多数脑肿瘤引起的失语在早期表现为暂时性发作，很可能伴随局部运动性癫痫症状。命名性失语和表达性失语是脑肿瘤患者常见的失语类型，尤其是命名性失语多见。

（四）感染

耳源性疾病引起的额叶脑脓肿可引起持续性失语，脑炎、脑膜炎可导致暂时性失语。一些躯体感染性疾病如肺炎等也可以引起暂时性失语。

（五）其他因素

一些中枢神经变性疾病，如阿尔茨海默病和匹克病的发展过程中会出现失语症。血管性痴呆病灶累及语言中枢可出现失语症状。

事情三　解剖学基础

经典的言语中枢：听觉性言语中枢位于颞上回后部（22 区）、视觉性言语中枢位于顶下小叶的角回上部（39 区）、书写中枢位于额中回后部、运动性言语中枢位于额下回中部（44 区）。其不同部位的病变可以引起不同的失语症类型。Broca 区主要为表达性言语功能受损引起 Broca 失语。Wernicke 区具有接收性言语功能，此区为听觉联合皮层，受损可出现 Wernicke 失语。角回上部是人类听言语和读写言语的桥梁，它把语音转化为视觉信息，使人能写下听到的话语；又能将文字信息转化为语音，使人能朗读文字。书面语的视像和口语的音像在这个区域建立了联系，角回受损，视像与音像的联系中断，书面语不能转化为有声口语，形成书面语的理解障碍，患者看不懂书面语的含义，不能从词语整体来识别语义，即出现失读。额中回后部为书写中枢，与书面语的表达有关，受损引起失写。除了四个经典的言语中枢外，还有其他部位具有言语功能，如连接Broca区与Wernicke区的弓状束、枕额叶交界区、颞顶枕叶交界区、顶枕叶区、中央后区下部、左颞区中部。各言语功能区之间存在着相互连接，语言链的任何一个环节出现联系中断，都会出现言语障碍。

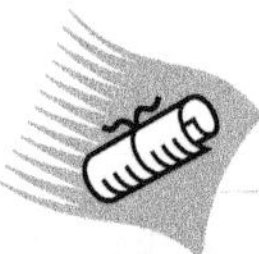

知识链接

对于是否存在语言中枢，19世纪中叶起，反定位派与定位派展开了激烈的争论。定位派强调的语言中枢是主管语言的核心部位，但言语功能包括感觉、运动、联系、组合在内的复杂功能，它的脑机制不会局限于大脑皮层的一个狭小的区域。反定位派主张的与言语有关的广泛区域是分管言语功能的相关部分。汉字是世界上仅存的非拼音文字，与拼音文字不同，汉字为方块文字，且绝大部分为象形文字，有其独特的音和形，汉字一个字一个音节，没有拼音言语的词形变化，汉字的言语处理过程与西方文字是否相同，汉语失语症与西方失语症是否相同，是国内外言语学和失语症学界关注的问题。

事情四　常见症状

（一）自发语流畅度障碍

根据失语症类型的不同，会出现不同的言语表现，如滔滔不绝、言语内容空洞、答非所问或出现说明语、言语迂回、觅词困难、电报式言语、刻板言语、大量的新造句及缄默等。

（二）言语听理解障碍

言语理解包括字词、单句及复句等不同层次、不同等级的理解，它是高水平的大脑功能的整合过程，包括语音听辨别的能力、音义转换能力及足够的听觉记忆跨度，其中任何能力的降低均会导致言语听理解不同程度的损伤。

（三）言语表达障碍

觅词困难患者一般表现为看到图片心里明白但却不能准确地说出来；或者患者看到图片时虽然找不到适当的词汇进行表达，但能描述物品的形状、颜色、用途，或是用什么原料制作出来的。失语患者有不同程度的命名障碍，如果发现患者在说话中有过多的中断和找词困难就需要检查患者能否对其所看见的物品命名，或者对其所触摸的物品命名。通常命名不能分为表达性命名不能、选字性命名不能、词义性命名不能、特殊范畴命名不能、特殊传导命名不能。

（四）复述障碍

复述能力的强弱是失语症分类的重要依据，复述困难提示病变在优势半球外侧裂周区即额下回后部、额上回后部及其联系纤维。复述障碍一般分为以下几种情况：语音听辨别障碍；语音听辨别无障碍；对口语听辨别及理解都非常好，说话也基本正常，但复述却明显障碍，通常见于传导性失语症；患者自发谈话及口语理解有困难，但复述非常好，通常见于经皮质性失语。

（五）阅读、朗读障碍

因大脑病变导致阅读能力受损称失读症。表现为不能正确朗读和理解文字或者能够朗读但是不能理解朗读的内容。

（六）书写障碍

由于脑损伤而使书写能力受损或丧失称为失写症。书写比其他语言功能更为复杂，它不仅涉及语言本身，而且还有视觉、听觉、运动觉、视空间功能和运动的参与，任何一方面有障碍均可影响书写。

事情五 国内分类

（一）Broca 失语症（Broca aphasia）

Broca 失语症亦称运动性失语症（motor aphasia），主要标志为语法缺失，其特征性缺失是不能按照语法规则将字词组成句子，突出表现为误用或不用语法词素。语法缺失的结果是使患者语言成为电报缩语。Broca 失语症患者的言语发音亦有一定程度的受损变形，在因素发音时可有省略地加语音成分的现象即语音蜕变。引起持续的 Broca 失语的病灶部位在语音优势侧额下回后部，包括 Broca 区，后延至中央回下部，深至侧室周围的白质。其主要特征见表 3-1-1。

表 3-1-1 Broca 失语症的主要特征

流 畅 性	不 流 畅
口语理解	相对好，对语法结构句，维持词序困难
复述	发音启动困难，错误主要为辅音错误
命名	障碍，可接受语音提示
阅读；朗读	常有障碍，比谈话好
理解	相对好
书写	有字形破坏，语法错误
运动	右偏瘫
感觉	右半身障碍
视野	多正常

（二）Wernicke 失语症（Wernicke aphasia）

Wernicke 失语症亦称感觉性失语症（sensory aphasia），其语言是流利的，发音及语调、韵律正常，有适当的语法结构，但谈话内容难以理解，严重的听理解障碍为此型失语的最突出特点。Wernicke 失语症患者对每个音的发音毫无困难，但常把个别音或音组的次序更换或省减，而把要表达的字扭转误传即音位错误，若音位错误连续频繁，言语将变得不可理解，字词正规发音被扭曲成为新语词症。Wernicke 失语症患者常有命名障碍，但其错误词句和所欲表达之词在意义上常很接近。其主要特征见表 3-1-2。

表 3-1-2 Wernicke 失语症的临床特征

流　畅　性	不　流　畅
口语理解	障碍重
复述	不能复述
命名	障碍，难接受提示
阅读；朗读	障碍重
理解	不正常
书写	形态保持，书写错误
运动	多正常
感觉	多正常
视野	有时伴上象限盲

（三）传导性失语症（conduction aphasia）

与患者的口语表达和听理解相比，复述障碍更为严重是这一类失语症患者的特征。复述不成比例地受损是最有诊断意义的特点。其语言缺欠是不能逐字重复别人的句子和不能有效地把因素编成词句而出现音位错误。其主要特征见表 3-1-3。

表 3-1-3 传导性失语症的主要特征

流　畅　性	流畅，找词困难，语音错误为主
口语理解	相对好，含语法结构词句困难
复述	发音不准，辅音、元音均可错误
命名	障碍，可接受选词提示
阅读；朗读	不正常
理解	不正常
书写	不正常
运动	不正常
感觉	不正常
视野	不正常

（四）经皮质运动性失语症（transcortical motor aphasia）

经皮质运动性失语症患者的言语行为类似于运动性失语症，复述好是与其不同的一个重要特点。患者谈话呈非流利型，但说话不像 Broca 失语症患者那样费力，发音和语调障碍也不像 Broca 失语症患者那样明显，口语表达突出的特点为启动困难和自发线性扩展言语发生明显障碍，不能连贯地详细叙述谈话内容，患者常以单词或简短地以适当的短语、短句表达意思，如要求患者详细描述，患者则感到困难、犹豫；听理解及阅读理解障碍轻，主要是对含有语法结构的句子和长句子的理解有困难；复述较好，甚至达到正常，如要求复述的句子是错的，患者复述时常可纠正；命名和阅读均有不同程度障碍；书写不正常，与其他功能相比，书写障碍较重。其主要特征见表 3-1-4。

表 3-1-4　经皮质运动性失语症的特征

流　畅　性	非流畅或中间型
命名	部分障碍
口语理解	多正常
复述	正常
阅读；朗读	有缺陷
理解	有缺陷
书写	严重缺陷

（五）经皮质感觉性失语症（transcortical sensory aphasia）

经皮质感觉性失语症较少见，言语行为表现类似于感觉性失语症，复述好是与其不同的一个重要特点。另外，患者在不需要重复时，也能正确重复刚刚讲过的话，如模仿言语。患者口语为流利型，错语以语义错语为主，可有新语、赘语，空话及奇特语言。与 Wernicke 失语症不同，口语中常用词可部分保留，但常为词义错语，表达信息比 Wernicke 失语症患者略好。听理解障碍严重，但比 Wernicke 失语症患者轻。检查者说的错话、不懂的短语都可以复述，推测复述功能保留是由于损害了语言区周围结构，造成感觉语言区和概念区联系中断。与经皮质运动性失语症患者不同，命名有明显障碍，主要是词义错语和新语，有些可接受选词提示；有些病例则不接受提示，甚至对正确名称也否认，属于语义性命名不能，阅读和书写均有明显障碍。其主要特征见表 3-1-5。

表 3-1-5　经皮质感觉性失语症

自 发 口 语	流畅性、错语、模仿语言
命名	有缺陷
口语理解	严重障碍
复述	好
阅读；朗读	有缺陷
理解	有缺陷
书写	有缺陷

（六）经皮质混合性失语症（mixed transcortical aphasia）

很少见，言语行为表现如完全性失语，但复述保留，可以是模仿言语。主要临床特点是除复述部分保留外，所有语言功能均明显受损。口语倾向非流利型，但严重者口语仅限于强迫模仿及完成现象。完成现象为自动反应，可随着语言损伤的好转或口语理解的恢复而逐渐消失。听理解、命名、阅读及书写均有严重障碍，甚至对这些测试除强迫复述检查者指令外，并无欲完成这些测试的行为表现，患者的复述也不完全正常，复述限于词、短语和短句，无意义词组及句子则复述困难。其主要特征见表 3-1-6。

表 3-1-6　经皮质混合性失语症的特征

流　畅　性	不流畅，伴模仿语言
口语理解	严重障碍
复述	相对好
命名	严重缺陷
阅读；朗读	缺陷
理解	缺陷
书写	缺陷

（七）完全性失语症(global aphasia)

完全性失语症是一种严重的获得性的全部语言传导功能的损害，而不只是单一功能的损害，非语言的视觉理解功能也受到严重损害。患者几乎完全丧失语言理解和表达能力，它汇总了 Broca 和 Wernicke 失语症的全部表现，经思考的言语表达减少只剩几个字或句子，并反复使用相同的词句徒劳无效地表达一个思想。未经思考的言语表达却保存完好。这类患者口语交流特征是普通咒骂语使用得当，音位、发音和音调变化皆保持正常；其他常用自动言语保持完整；患者仍能哼唱过去熟悉的歌曲、小调；听觉理解仅限于少量的名词、动词和成语，不理解连接词、前置词和代名词等文法词句，也不能理解文法结构复杂的句子。其主要特征见表 3-1-7。

表 3-1-7　完全性失语症的临床特征

流　畅　性	不流畅，伴模仿语言
口语理解	严重缺陷、刻板言语
复述	严重缺陷、刻板言语
命名	严重缺陷、刻板言语
阅读；朗读	严重缺陷、刻板言语
理解	严重缺陷、刻板言语
书写	严重缺陷、刻板言语

（八）命名性失语症(Anomic aphasia)

命名性失语症是对人、物和事件名称回忆的障碍，其言语障碍的关键是命名不能或命名困难。在临床实践中，不要把所有命名困难和命名错误都认为是命名性失语，因为所有失语综合征，只要语言表达有缺陷都会造成命名障碍，伴随文字或口语错误出现的命名障碍是副产物,没有独立的定位诊断。其主要特征见表 3-1-8。

表 3-1-8　命名性失语症的特征

流　畅　性	流畅、有空话
口语理解	正常或轻度缺陷
复述	正常
命名	有缺陷
阅读;朗读	好或有缺陷
理解	好或有缺陷
书写	好或有缺陷

(九) 皮质下失语(subcortical aphasia)

1. 基底节性失语症

基底节失语症具有 Wernicke 失语症听觉理解障碍的特征,复述功能保存完好或受损,且伴有轻偏瘫等其他类型失语症的特征,是由于病变累及左侧尾状核头部以及内囊前肢的白质所致,尾状核体部和尾部以及壳核病损并不出现失语。其主要特征见表 3-1-9。

表 3-1-9　基底节性失语症的特征

流　畅　性	多 不 流 利
口语理解	有缺陷,特别是复合句
复述	相对好
命名	可有障碍
阅读;朗读	好或有缺陷
理解	好或有缺陷
书写	明显障碍

2. 丘脑性失语症

左侧丘脑受损,多为梗死,可造成失语,前外侧核受损是出现失语所必需的。失语特征亦是语言理解障碍,言语流畅,甚至流畅过度而造成多言症,复述能力保存完好,最突出的特点是音调低,自发语言少,找词困难,其他核的损害可伴有躯体感觉障碍,注意力缺欠和记忆力损害等症状和体征。其主要特征见表 3-1-10。

表 3-1-10　丘脑性失语症的特征

表　　达	声音小,可有语音错误,找词困难
口语理解	有障碍
复述	相对好
命名	有缺陷
阅读;朗读	相对好
理解	有障碍
书写	大多有障碍

事情六　失语症的评估

（一）国内常用检查法

1. 北京大学医学院汉语失语检查方法

北京大学医学院附属第一医院神经心理研究室的汉语失语成套测验(ABC)是按照失语检查的基本原则编制的。主要参考西方失语成套测验(WAB)，结合我国国情和临床经验，经过探索，修改而拟订的。此检查法按规范化要求制定统一指导语，统一评分标准，统一图片及文字卡片及统一失语症分类标准。已经过标准化研究，客观有效。

2. 中国康复研究中心汉语标准失语症检查

该检查法于1990年编制完成，经40例正常人测试后，开始试用于临床；至今已有全国二十几个省市的甲级医院使用。此检查法以发达国家失语症检查法为基础，在语句的选用方面严格依据汉语习惯和规则。此检查由30个分测验组成，分为9个大项目，包括听、复述、说、朗读、阅读、抄写、描写、听写和计算。

（二）国外失语检查法

1. 波士顿诊断性失语症检查(Boston diagnostic aphasia examination，BDAE)

此检查是目前英语国家普遍采用的标准失语症检查，它既包括语言功能本身的检查，又包括非语言功能的检查，既可对患者语言交流水平进行定量分析，又可对言语特征进行定性分析，既可确定患者失语症严重程度，又可作出失语症分类，是一个详细、全面的检查。但检查所需要的时间较长，评分较困难。其检查法的特点包括：突出对患者自由叙述时言语交流信息量及流利程度的检查；制订了失语症严重程度，发音和言语特征的分级标准，并可用评分的百分数表示以直观地进行比较和评价患者口头言语的交流能力；除对失语症进行上述半定量的分析外，还对每个患者言语障碍进行质的分析，即每个患者言语特征的分析，包括节奏、短语长度、构音能力、语法形式、错语、复述和找词能力；此检查法与临床联系密切，除可确定失语症严重程度外，还可与临床常用的失语综合征相对应，可用于判断病变部位，对失语症作出诊断和分类，确定治疗方案。

2. 西部失语症检查(the western aphasia battery，WAB)

此检查法是BDAE修改后的短缩版，比较实用，而且可单独检查口语部分，根据检查结果可作失语症的分类。此检查法的内容除了检查失语症之外，还包含运用视空间功能、非言语性智能、结构能力、计算能力等非语言功能内容的检查。此检查法可以从失语检查结果中计算出失语指数、操作性指数、大脑皮质指数，并以最高为100%来表示。

任务二 治 疗

事情一 概 述

(1) 训练开始时间 急性期已过，患者病情稳定，能够耐受集中训练至少 30 min，可逐渐开始训练。发病 3～6 个月为失语症恢复的高峰期，但对发病 2～3 年后的患者，也不能下语言机能完全不会有恢复的结论。

(2) 训练的时间安排 患者每日的训练时间应根据患者的具体状态决定。状态差时，应提前结束；状态良好时，可适当延长训练时间。还需与患者的运动疗法、作业疗法的训练时间进行统筹安排。一般来说短时间多频率的训练比长时间少频率的训练效果要好。

(3) 训练场所要求 避免噪音，尽可能确保安静。安排舒适稳定的坐椅及高度适当的桌子。室内照明、温度、通风等要适宜。

(4) 训练器材和仪器 录音机、录音带、呼吸训练器、镜子、秒表、压舌板、喉镜、单词卡、图卡、短语和短文卡、动作画卡、情景画卡、各类报刊、书籍、彩色纸张、颜料、各类笔纸等。

事情二 失语症训练方法

(1) Schnell 的失语症刺激治疗方法 该法遵循的原则：重视利用强的听觉刺激；适当利用语言刺激，设定的刺激能够完成且尚有一定难度为最佳；利用多途径的语言刺激相互促进增加疗效；反复利用感觉刺激以提高其反应性；刺激应引出一个反应，依据其反馈结果进行刺激调整；鼓励和肯定具有正确结果的刺激，矫正不当结果的刺激等原则。治疗时可以分别根据语言模式的不同及失语症类型的不同选择相应的训练课题。

(2) 阻断去除法(debioking method) 通过具体语言材料(词和句子)的选择联系，可以促进语言的恢复，具体是将未受阻断的较好的语言形式中的语言材料作为“前刺激”，引出另一语言形式中有语义关联的语言材料的正反应，而使“阻断”去除。具体的操作有单纯法和连锁法二种：单纯法见效快，但持续时间短；连锁法因多功能参与，效果好，持续时间长。

(3) 功能重组法 Luria 的重组法强调高度意识化的一般策略的训练，即利用外部手段的功能代替受损功能，意识化的手段在反复运用中渐渐内在化、自动化。其功能重组法分为系统内重组和系统间重组两种。系统内重组(intrasysteminc reorganization)是指受损害的功能系统内的各因素重组，有两种方法：一种是将受损的功能降低一级水

平进行训练，而减少障碍效果；另一种是逐渐对障碍活动进行有意识的分析。系统间重组(inersystemic reorganization)是指运用正常的功能系统来协助受损功能系统的改善。

(4) 交流促进法(promoting aphasics communicative effectiveness，PACE)　在训练中利用接近实用交流的对话结构及信息，在言语治疗师与患者之间双向交互传递，使患者尽量调动自己的残存能力，以获得实用化的交流技能。在训练中通常遵循交换新的未知信息、自由选择交往手段、平等分组会话责任、合理的良性反馈等原则。将一叠图片正面向下扣置于桌上，治疗师与患者交替摸取，不让对方看见自己手中图片的内容，然后运用各种表达方式(如呼名、迂回语、手势语、指物、绘画等)将信息传递给对方，接收者通过重复确认、猜测、反复质问等方式进行适当反馈，治疗师可根据患者的能力提供适当的示范。

(5) 交流板的应用　交流板适用于某些存在严重言语表达、书写、手势障碍的患者，其方法是治疗师与患者及患者家属共同设计一套交流板(包括患者姓名、住址、电话，与亲属联系方式以及日常生活用语的语卡和图片)，指导患者反复学习使用。提高患者日常交流能力。

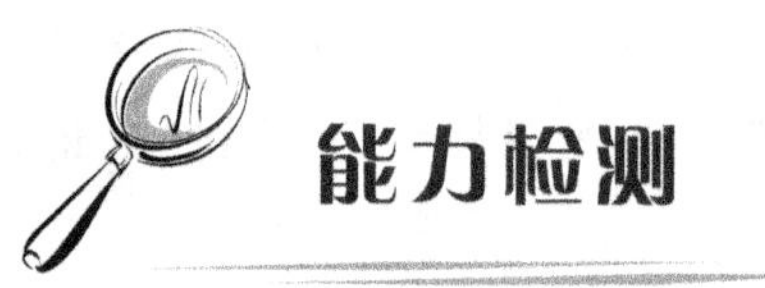

能力检测

一、名词解释

1. 失语症
2. Broca 失语
3. Wernicke 失语

二、选择题

1. 某患者，其听和阅读理解正常，说话言语节律紊乱，复述困难，右半身瘫痪，该患者失语症类型中最有可能的是(　　)。

A. 运动性失语　　B. 感觉性失语
C. 经皮质运动性失语　　D. 经皮质感觉性失语

2. 下列病因中最易引起失语症的是(　　)。

A. 脑血管病　　B. 感染
C. 心肌梗死　　D. 肺部感染

3. 下列哪项不是 Schnell 刺激法的原则？(　　)

A. 言语刺激尽可能简单　　B. 强化正确反馈
C. 多途径的言语刺激　　D. 反复利用感觉刺激

4. 下列哪个不是国内失语症评估量表？(　　)

A. 汉语标准失语症检查
B. 汉语失语症成套测验
C. 汉语失语症测查量表
D. 波士顿诊断性失语症检查

三、简答题

1. 运动性失语与经皮质运动性失语的区别。
2. 失语症的常用治疗方法。

模块四 语言发育迟缓的言语治疗技术

任务一 认识语言发育迟缓

事情一 基本概念

语言发育迟缓是指由各种原因引起的儿童口头表达能力或语言理解能力明显落后于同龄儿童的正常发育水平。智力低下、听力障碍、构音器官疾病、中枢神经系统疾病、语言环境不良等因素均是儿童语言发育迟缓的常见原因。

事情二 分 类

语言发育迟缓包括发育性失语症和获得性失语症。

(1) 发育性失语症，表现为单纯性语言功能或能力的某一方面或全面发育迟缓，他们除了语言以外，其他方面的发育都正常。并不存在如耳聋、智力低下、运动不能或严重个性失调。

(2) 获得性失语症是由于中枢神经系统损伤、发育不全或功能失调而造成的对语言的理解与表达方面的障碍。

事情三 正常语言发育规律

在会讲话以前，小儿能用很多方式表达自己的要求和感情，如 5～6 周的小儿能发出除哭以外的声音，开始时大多是一些元音，偶尔有少数辅音。

12～16 周时，高兴时会大叫，当母亲和他说话时，他也会“呀呀”作答，16 周时可以发出 m、k、g、p、b。28 周时，能发出 ba、da、ka 等音节。

32 周时，能发出 ba-ba、da-da 等两个连续的音。

8 个月时可以利用发音来引起人们对他的注意。10 个月时，能理解“不”，大人说“再见”时会摇手，1 岁小儿平均能说 2～3 个字。

15 个月说出一些别人听不懂的“话”，到一岁半时，能说出几个有意义的词。

21～24 个月时，可说出 2～3 个字的句子，会用“你”、“我”等代词。

2～3 岁，语言功能已经获得，小儿咬字可能还不清楚，有时还会有口吃。

3～5 岁(学前期) 儿童到了 3 岁以后，开始能听懂和运用各种基本类型的句子(简单句和复杂句)，言语的信息量逐渐加大。此时期语言是高度积极发展的时期。

6 岁以后开始学习读与写。

12 岁以后，口语与书面语发展更趋完善。

事情四　常见原因

影响儿童语言发育的原因很多，常见的有视觉障碍、听觉障碍、交往障碍(自闭症、自闭倾向等)、智力发育迟缓、不适当的语言环境、发音器官形态、运动异常、脑发育不全及脑损伤等。

事情五　具体表现

(1) 过了说话的年龄仍不会说话。

(2) 说话晚或很晚。

(3) 开始说话后，比别的正常孩子发展慢或出现停滞。

(4) 虽然会说话，语言技能较低。

(5) 语言应用、词汇和语法应用均低于同龄儿童。

(6) 只会用单词交流不会用句子表达。

(7) 交流技能低。

(8) 回答问题反应差。

(9) 语言理解困难和遵循指令困难。

任务二　儿童语言发育迟缓的评估和诊断

儿童语言发育迟缓检查法是 1990 年中国康复研究中心根据日本语言发育迟缓委员会编制的语言发育迟缓检查法修订而成的。由于该检查法主要用于评估受测者建立符号与指示内容关系(sign-significant　relation)的能力，所以又称为 S-S 法。S-S 法适用于因各种原因而导致的语言发育水平处于婴幼儿阶段的儿童。

从认知研究的角度，一般将语言行为分为语法规则、语意、语言应用三方面。S-S 法是依照此理论对语言发育迟缓儿童进行评定的，在此检查法中对“符号形式与指示内容关系”、“促进学习有关的基础性过程”和“交流态度”三方面进行评定，并对其言语障碍进行诊断、评定、分类和针对性的治疗。

事情一　适应年龄和适应证

各种原因所引起的语言发育迟缓，原则上适合 1 岁半到 6 岁半的语言发育迟缓儿童。有些儿童的年龄已超出此年龄段，但其语言发展的现状如不超出此年龄段水平，也可应用。另外，学龄前的儿童获得性失语症也可以参考应用。不适合听力障碍为原因的言语障碍。

事情二　S-S 法的构成

检查内容包括符号形式与指示内容关系、基础性过程、交流态度三个方面。以言语符号与指示内容的关系评价为核心，后者的比较标准分为五个阶段，通过一系列的检查，可以确定受测者达到了哪个阶段。

1. 阶段 1(事物、事物状态理解困难阶段)

此阶段语言尚未获得，并且对事物、事物状态的概念尚未形成，对外界的认识尚处于未分化阶段。此阶段对物品的抓握、舔咬、摇动、敲打，一般为无目的性。例如，拿起铅笔不能够做书写操作而放到嘴里舔咬。另外，对于自己的要求，不能用某种手段来表现，这个阶段的儿童，常可见到身体左右摇晃、摇摆、旋转等。

2. 阶段 2(事物的基本概念)

此阶段仍属语言未获得阶段，但能够根据常用物品的用途大致进行操作，对于事物的状况也能够理解，对事物开始概念化。

此时可以将人领到物品面前出示物品，向他人表示自己的要求。一般认为，阶段 2 还包括从初级水平到高级水平阶段。因此在阶段 2 中设定了三个亚项。①阶段 2-1：事物功能性操作。②阶段 2-2：匹配。③阶段 2-3：选择。其中匹配与选择都是利用示范项进行操作，因为检查顺序不同，对儿童来说意义也不同，因此分为两项。

(1) 阶段 2-1(事物功能性操作)　此阶段儿童能够对事物进行功能性操作，例如，拿起电话让儿童将听筒放到耳朵上，或令其拨电话号码等基本都能操作。在生活当中，外出穿鞋、戴帽等，如反复练习，会形成习惯。检查分三项进行，即事物、配对事物、镶嵌板。

(2) 阶段 2-2(匹配)　在日常生活中不难判断是否有匹配行为，如果能将两个以上物品放到合适的位置上，可以说匹配行为成立。例如，将书放到书架上(或书箱里)，将积木放到玩具箱里，像这样将书和积木区别放到不同的地方为日常生活活动，在这样的活动中是很容易将匹配行为引出来的。

(3) 阶段 2-3(选择)　此阶段是当他人出示某种物品或出示示范项时，儿童能在几个选择项中将出示物或与示范项有关的物品恰当地选择出来。阶段 2-2 的匹配是儿童拿物品去匹配示范项，而阶段 2-3 的选择则是他人拿着物品或出示物品作为示范项。检查时，儿童与出示的示范项之间，要有一定的空间距离，也就是儿童用手抓不到物品的距离，如果在太远的地方出示物品就起不到示范项的作用。发育阶段低的儿童视线转向很困难，因此选择行为很难成立。检查用具同“匹配”的检查用具。

3. 阶段 3(事物的符号)

此阶段为符号形式与指示内容关系开始分化。语言符号大致分为两个阶段：具有限定性的象征性符号，也就是手势语；幼儿语阶段及与事物的特征限定性少的任意性较高的成人语阶段。

本检查法将手势语、幼儿语放在阶段 3 里，具体分项如下。

(1) 阶段 3-1(手势符号)　此阶段儿童开始学习用手势符号来理解与表现事物，他们可以通过他人的手势理解意思，还可以用手势向他人表示要求等。手势语与幼儿语并不是同一层次的符号体系。手势符号为视觉→运动回路，而幼儿语用的是听力→言语回路，因为听力→言语回路比视觉→运动回路更难以掌握，所以将此两项分开为阶段 3-1(手势符号)及阶段 3-2(言语符号)。

(2) 阶段 3-2(言语符号)　此阶段是将言语符号与事物相联系的阶段。但事物的名称并不是都能用手势语、幼儿语、成人语来表达。①能用三种符号表达的，例如：“剪刀”用食指与中指同时伸开做剪刀剪物状(手势语)；手势语和“咔嚓、咔嚓”声同时(幼儿语)；“剪刀”一词(成人语)。②无幼儿语，只能用手势语及成人语表达的，如眼镜。③只能用幼儿语及成人语表达的，如“公鸡”。④仅能用成人语表达的。在理论上儿童是按①—②—③—④顺序来获得言语符号的。

在检查中，阶段 3-2 共选食物、动物、交通工具和生活用品方面名词 16 个，身体部位 6 个词，动词 5 个词，表示属性的两个种类。阶段 3-1 手势符号的检查词汇中，使用的是阶段 2(事物的基本概念)中用的词汇以及阶段 3-2 词汇中的手势语。

4. 阶段 4(组句、语言规则(非可逆态))

本阶段能将某事物，事态用 2～3 个词组连成句子。此阶段中又将两词句和三词句分成两个阶段。

(1) 阶段 4-1(两词句)　开始学习用 2 个词组合起来表现事物、事态的阶段。儿童在此阶段能够理解或表达的两词句有各种各样的词句，在本检查法中仅举了四种形式，即“属性(大、小)＋事物”、“属性(颜色)＋事物”、“主语＋宾语”、“谓语＋宾语”。在日常生活中，如不设定一定的场面，检查是很困难的。另外，注意选择项图片不宜太多，否则儿童进行起来很困难。

(2) 阶段 4-2(三词句)　此阶段与阶段 4-1 类同，考虑到句子的多样化，在此限定两种形式：①“属性(大小)＋属性(颜色)＋事物”，例如，大红帽子、小黄鞋等；②“主语＋谓语＋宾语”，例如，妈妈吃苹果。

在阶段 5 中也有三词句，但有所不同，阶段 4 的句型是非可逆句，主语与宾语不能颠倒，如“妈妈吃苹果”不能为“苹果吃妈妈”。

5. 阶段 5(语法规则)

能够理解三词句表现的事态，但是与阶段 4-2 的三词句不同的是所表现的情况为可逆。5-1 阶段为主动语态，如“乌龟追小鸡”。5-2 阶段为被动态，此阶段要求能理解事情与语法规则的关系，如“小鸡被乌龟追”等。

事情三　检查顺序和内容

儿童语言发育迟缓的检查包括操作性课题的检查、符号与指示内容关系的检查、基础性过程的检查和日常生活交流态度的检查四个方面。检查顺序和内容如下。

(1) 操作性课题的检查　具体内容包括投小球、延迟反应、形状辨别、积木和描线等项目。

(2) 符号与指示内容关系的检查　具体内容包括阶段 2 的事物功能性操作、匹配和选择，阶段 3 的手势符号和言语符号，阶段 4 的两词句和三词句，阶段 5 的语序和“被”字句型的检查。

(3) 基础性过程的检查　具体内容包括模仿和听觉记忆广度等项目。

(4) 日常生活交流态度的检查　具体内容包括对他人行动的注视，视线交流，对他人的指示、问候、招呼的反应，向他人表达意愿，感情起伏的表现，提问-回答关系，特征性言语等项目。

事情四　儿童语言发育迟缓的评价总结、诊断和分类

1. 评定总结和诊断

检查结束后，要对检查结果和问诊情况进行分析、综合，如对磁共振、CT 结果等进行评价、诊断。S-S 法检查结果显示的阶段要与实际年龄语言水平的阶段进行比较，如低于相应阶段，可诊断为语言发育迟缓。

2. 分类

(1) 按交流态度分为两群：Ⅰ群，交流态度良好；Ⅱ群，交流态度不良。

(2) 按言语符号与指示内容的关系分群：原则上适用于实际年龄 3 岁以上儿童，分为 ABC 三个主群，但是要注意到这种分群并不是固定不变的，随着语言的发展，有的从某一症状群向其他症状群过渡。根据实际情况，还可进一步按如下方法分群。

① A 群：言语符号尚未掌握，符号形式与指示内容关系的检查在阶段 3-1 以下，不能理解口语中的名词。

② A 群 a：操作性课题和符号形式与指示内容的相关检查均落后于实际年龄。

③ A 群 b：操作性课题好于符号形式与指示内容的相关检查。

④ B 群：语言表达困难，该群无亚群。B 群应具备以下条件和言语表达困难：实际年龄在 4 岁以上；词句理解在阶段 4-1 以上；一般可以用数词表达；言语模仿不可，或有波动性；上述状态持续 1 年以上；无明显的运动功能障碍。

⑤ C 群 a：操作性课题和言语符号与指示内容相关的理解和表达全面落后。可表

示为

操作性课题＜言语符号的理解＝表达

⑥ C群 b:操作性课题好于言语符号与指示内容的相关情况。可表示为

操作性课题＞言语符号的理解＝表达

⑦ C群 c:言语符号的理解好于表达,操作性课题检查基本与言语符号理解相当。可表示为

操作性课题＝言语符号的理解＞表达

⑧ C群 d:言语符号表达尚可,但理解不好,此亚群多见于孤独症或有孤独倾向的儿童。

3. 鉴别诊断

语言发育迟缓的表现多种多样,鉴别诊断很重要。语言发育迟缓的基本原因:一是不能说话和不能理解别人说话的状态;二是听力障碍、发声言语器官的运动发育障碍;三是自闭症和智能低下。早期发现语言发育迟缓很重要。临床上听力障碍患儿大多是以说话晚、不会说话等主诉来就诊,这时首先应排除是否为听觉障碍所致。中度和重度听力障碍会造成语言发育迟缓,即便是轻度耳聋,有时也会对语言发育造成较大的影响。如果考虑是听力障碍,首先一定要详细进行听力检查,然后佩戴助听器。另外,语言发育迟缓患儿中多数具有智能障碍和交往障碍。这时如仅仅进行语言评价,而忽略了心理等方面的评价,也不能正确进行诊断。

父母在注意到孩子语言滞后大多在学龄前。1～2岁幼儿期,不能讲话,但理解方面基本正常,这样的就诊病例也不少见。口语表达发育落后于理解发育这种现象在正常的孩子也可见到,常常见于男孩,多数没有必要训练。可向父母做一下解释或指导,随着年龄的增长,言语会逐渐增加而达到正常。其中,有的没有必要马上进行强化训练,但需要长期观察,直到随着年龄的增加,语言发育达到正常。一部分直到4、5岁都存在构音发育迟缓,有的移行为功能性构音障碍。年龄比较小的孩子,如果怀疑语言发育迟缓,就有必要对孩子每隔3个月至半年复查一次,以便观察语言发育情况。

任务三　语言发育迟缓训练概念

事情一　训 练 原 则

1. 以所评定的语言发育状况为训练的出发点

根据患儿的语言发育评定结果来制订相应的训练目标、方法和训练内容。注意以下两点。

(1) 在同一阶段内横向扩展。患儿通过学习已掌握了某一阶段的部分内容,则可

以学习这一阶段的其他尚未掌握的内容，并以此为基础逐渐扩展本阶段的学习内容。例如，手势符号阶段，如果患儿能够根据“吃”这一声音做出相应的手势，则可以把其他动作如“睡觉”的手势表达作为新的学习内容。

(2) 向下一阶段水平纵向上升。如果横向扩展训练患儿已经完成并达到目标，则训练转向以提高下一阶段的能力为目标。例如：阶段 3-1 的手势符号的学习已有成效，则可以提高到阶段 3-2 的内容的学习，即学习以幼儿语来理解和表达事物，如用“汪汪”来理解和表达“狗”；另一方面，可把已学会的“吃”这一手势提高到“吃苹果”这一词组的手势表达。

2. 训练是一个动态且持续进行的过程

训练并不限于在治疗室或教室内进行，只要有人际互动时，任何人、时间、地点均可进行。否则训练效果只会局限在训练场所，所得到的训练效果就会得不到保持。

3. 训练是双向的过程

治疗师通过示范及扩展儿童的反应，促发儿童学习；另一方面，应创造条件让儿童在开放而包容的环境中主动使用、练习新的语言形式。

4. 家庭在语言训练过程中占有重要的地位

在儿童语言训练过程中，父母应是主要的参与者，应鼓励父母把儿童的语言训练结合到日常生活活动中，使患儿能在日常生活中应用。

5. 训练应因人施教

没有一套适合所有儿童的训练方法，语言异常的儿童，各有其优、缺点，训练计划与方法也有所不同，因人而异。

事情二　训练目标

训练的最佳目标是希望患儿语言发育能达到正常水平，但通常却因儿童的情况不同而目标有别，一般认为可有三种目标。

① 改变或消除儿童的基本缺陷，使之达到正常水平。

② 改善儿童的异常情况，根据其语言学上的基本缺陷，教会他们特别的语言行为，使其尽量正常化。

③ 根据儿童的能力，提供补偿性的策略来学习语言及沟通技能。

事情三　训练方式

训练方式通常有两种，即直接训练和间接训练。

1. 直接训练

直接训练是以治疗师为主要训练者，计划并执行训练工作。通常也会与患儿父母或其他专业人员合作制订训练计划，选择训练场所、训练频率、个别或集体训练等。

（1）训练场所　训练场所包括治疗室、户外或家中，根据训练课题选择合适的地方。进行一对一的训练时，训练室要安静、宽敞、充满儿童喜爱的气氛；集体训练可在训练室和室外进行；家中的训练要注意去除不利的因素。

（2）训练频率　根据患儿的语言发育阶段水平和训练计划、训练场所的状况决定。一般来说，训练次数多、时间长、项目少的训练效果大。时间一般安排在上午，这时儿童的注意力比较集中；每次以半小时至一小时为宜，每次课题设定以 2～3 个为宜。

2. 间接训练

间接训练是指治疗师指导患儿父母或其照顾者，执行治疗工作。当治疗师通过评估认为父母或其照顾者是改变儿童行为的最佳人选时，可采用此方法。治疗师协助，与父母共同制订训练计划，并根据儿童的训练反应修订治疗计划。

一般来说，当语言发育异常儿童需建立新的行为时，直接训练最为恰当；而在横向扩展及使其所学的沟通行为形成习惯时，可采用间接训练方法，指导父母让儿童使用新近建立的行为在日常生活中活用及巩固。直接训练和间接训练可以单独或并行使用，使儿童语言学习得到最迅速、最有效的进展。

事情四　治疗师对儿童反应的处理方法

治疗师运用技巧引发儿童的适当反应。对于儿童的反应，治疗师也要有适当的处理技巧，以有效地促进儿童的能力及学习动机。处理技巧包括以下几个方面。

（一）示范与提示

儿童若缺乏反应或反应不当时，应予以示范，帮助其达到治疗要求。若儿童仍反应不正确，可予以口语或手势的提示，降低困难度，提高反应的正确率，维持该项训练的兴趣；若多次示范提示均无效时，治疗师应检讨自己所采用的方法是否适用于该儿童，应尽早改变治疗方案，以减轻双方的挫折感，增加儿童的学习兴趣。

（二）扩展与延伸

扩展是在儿童讲话的同时，治疗师予以语言回应，保留了儿童讲话的主要内容，将儿童不足的话语补充起来。如儿童说“吃饭”，治疗师则可说“对，弟弟吃饭”。儿童往往会自然而然地部分或完整地重述治疗师的话。扩展的同时，治疗师也可就儿童说话的主题延伸其内容，如前例，治疗师可说“对，弟弟吃饭好乖”。也就是说，除了对儿童的口语给予适当的赞同外，还让他注意到两句话的关联，从而更有效地提高其能力。

（三）说明

当儿童正在进行某一活动的同时，治疗师可时时予以相关的说明。如儿童在玩玩具，可问“你在做什么”，儿童答“车车”，可予以扩展说“对，你在玩车车”。进而说“车车跑得很快，很好玩对不对”，对尚无口语的儿童亦可常从旁解释他目前正进行的事情，使其理解语言的用途，因为儿童的行为若常得到他人的说明，能增进语言的表达。

（四）鼓励

鼓励可使儿童乐于学习、勤于学习，鼓励儿童的行为大致分两种方式。

（1）物质鼓励：对儿童的反应给予物质上的鼓励，如吃东西、玩玩具等。

（2）精神鼓励：对儿童的反应给予精神上的鼓励，如口头的称赞、贴星星或大人愉悦的表情等。

一般视儿童的个性、喜好，选择适当的鼓励方式，二者可同时应用。但在治疗中使用过分吸引儿童的玩具或食物作为增强物，反易造成干扰而中断治疗，应避免；如能在治疗结束时才呈现，则可能有良好效果。所以增强物呈现的方式及呈现时间均应有周全的考虑。

五、增进互动沟通的技能

言语治疗可提高儿童认知、理解与表达能力，最重要的是要使儿童成为有效的沟通者，达到学以致用的目标。一般的策略如下。

（1）详细记录分析儿童日常的作息、喜好与能力，了解儿童在何时何地可能会有某些常规活动与反应。

（2）安排儿童在较自然的情境中，使用已学得的语句。例如儿童在治疗中学到的词汇，可安排在家中练习，甚至自然应用出来。

（3）随时注意儿童，取得儿童的注意再说话，常与儿童保持眼神接触，并注意儿童开始沟通的表现。如可将物品置儿童手不可及之处，指导儿童表达需求，当儿童出现口语或非口语的沟通行为时，立即予以回应，同时可问简单的问题，如“你是不是要拿汽车”或给予说明，如“明明拿到汽车了”。

（4）与儿童谈此时此地的事情，问儿童有意义的问题，使儿童较能意会而维系沟通行为，并容许有停顿时间，让儿童有模仿或思索的机会。

（5）时常自然地给予儿童说明、描述，并常以不同的方式示范新的语汇或词句，并要求其模仿练习。

（6）儿童使用新的语汇或词句时，应予以鼓励赞许，并可适当地扩展，使其能进步到较高的语言阶段。

（7）儿童以非口语行为沟通时，也要立即给予反应，并用词句来进行说明、解释，使其了解语言沟通并乐于沟通。

（8）多利用系列性图片看图说话、复述故事，开展故事接龙、角色扮演等活动，练习眼神接触、轮流发言、回答、说明、维持话题等技巧。

（9）以鼓励代替矫正，可以使孩子有时间自己进行修正，同时会增强孩子自尊心、自信心、成就感，对训练更加有兴趣。

六、训练程序的制订

根据儿童的年龄、训练的频率设定 3 个月至 1 年的训练目标。以评定的结果作为训练的起点、制订训练程序，选定具体的训练顺序与训练材料。各种症状类别的训练目标及训练程序如下。

(1) 言语符号尚未掌握(A 群)　以获得言语符号(理解)与建立初步的交流关系为目标，先建立符号的理解，再形成基础性概念，重点是首先导入手势语、幼儿语等象征性较高的符号。

(2) 语言表达困难(B 群)　训练目标为掌握与理解水平相一致的语言表达能力。此时训练并不是始终进行表达方面的训练，而是与理解性课题共同进行，还要将言语符号的水平进一步提高。重点是将手势语、口语作为有意义的符号实际性地应用，在表达基础形成的同时从手势符号向言语符号过渡。

(3) 发育水平低于实际年龄(C 群)　训练目标是扩大理解与表达的范围。要进行提高理解方面的训练，同时也要进行表达、基础性过程等各侧面的平衡性训练，还要导入符合水平的文字学习、数量词学习、提问与回答方面的训练。

(4) 言语符号理解但不能说话(过渡群)　训练目标为获得词句水平的理解，全面扩大表达范围。在提高理解水平的同时也要提高表达方面的能力。与 C 群相同，不能始终进行表达方面的训练，首先可以导入用手势符号进行表达的训练。

(5) 交流态度不良(Ⅱ群)　根据言语符号的发育阶段进行以上训练。对于交流态度不良儿童的训练，要以改善其交流态度为目的进行。

任务四　语言发育迟缓训练方法

事情一　构音障碍的训练

构音障碍又称运动性构音障碍，是指与发声有关的呼吸器官如喉头、口腔、下颌、舌、口唇等的功能障碍，所以言语障碍的治疗首先是运动性构音障碍的训练，具体的训练方法如下。

1. 呼吸训练

因为运动发育迟缓患儿想要说话时，往往由于肌肉紧张而引起发音困难，手足徐动型的运动发育迟缓患儿表现得最明显，所以放松疗法的目的就是降低与发音有关的肌肉的紧张性，消除全身的过度紧张状态，使不随意肌松弛，以利于呼吸与发音。

正确控制呼吸之间的气流量是发音的基础，而且控制呼吸又可减轻咽喉肌的紧张性，利于发声。正确的发声和构音，必须靠呼吸做动力，当形成一定的气流压力时，才可以发声，所以做语言训练前必须先进行呼吸训练。运动发育迟缓患儿不能只单独进行语言训练，必须与理疗师、作业疗法师共同进行综合训练治疗。当患儿全身机能得到改善时，呼吸机能也会相应地得到改善。抗重力肌的发育对于呼吸机能有重要的作用。

(1) 口唇与下颌的运动训练　运动发育迟缓患儿下颌运动发育障碍，口唇难以正常地开闭，因而也就无法构音，所以我们可以用以下方法刺激下颌及口唇周围的肌群，使之收缩而达到口唇闭合的目的。对智力较好的患儿可以用语言指示做张口、闭口、撅嘴、露齿、咧嘴、圆唇，鼓腮、吮颊、微笑的动作，反复进行，直到熟练为止。

(2) 用压舌板刺激　当患儿张口不闭合时，可用压舌板伸入患儿口腔内稍加压力，当向外拉压舌板时，患儿会出现闭唇动作，以防止压舌板被拉出。

(3) 冰块刺激法　可用冰块在口唇或口唇周围进行摩擦，用冷刺激法促进患儿产生口唇闭合、张开的连续动作。

(4) 毛刷法　用软毛刷在口唇及口唇周围快速地以每秒 5 次的速度刺激局部皮肤，也可以起到闭唇的作用。

(5) 拍打下颌法　用手拍打下颌及下颌关节附近的皮肤，可促进口唇闭合。训练人员一手放在患儿的头部上方，另一手放在患儿下颌处，用力帮助患者的下颌动作，使下颌上抬，促使患儿产生口唇闭合动作。

用吸管回吸、用奶嘴吸吮、在口中放上食物等，都可促进患儿产生口唇闭合动作。利用吹气泡、吹羽毛，大的患儿照着镜子吹泡泡糖，都可以取得较好的效果。

双唇的训练对发声十分重要，口唇与下颌的协调运动为发音打下了初步的基础。

2. 舌的训练

1) 舌运动训练

舌运动训练包括舌的前伸和后缩、舌上举抵上腭、向后卷舌，以及舌向两侧运动。利用咀嚼运动、吸吮动作，使舌与口唇动作协调，增加舌的搅拌动作。

舌向前伸阶段，使患儿口张开，用食物或玩具或小勺放在口唇前方，使患儿作出伸舌舔物的动作，并能自行控制。

舌向前、后、左、右动作阶段，用蜂蜜涂在口周，鼓励患儿作出伸舌舔蜜的动作。

此外也可以用压舌板做被动抵抗训练。如用压舌板压舌尖，使患儿舌尖用力上抬等，对舌的运动都有促进作用。

2) 改善口腔感觉

正常小儿常常把物品放在口内，通过口腔能感觉物体的形状和特点，而运动发育迟缓患儿由于口腔的感觉功能障碍，不能辨别口内物体的形状，所以要改善口腔感觉，常用各种不同形状、不同硬度的物体放在口腔内进行刺激，使之获得感觉的经验。治疗师常用洗净的手指在患儿口腔内进行不同部位的按摩，这对于调动口唇、舌、软腭的动作十分有利，对发育也会起到积极作用。

3) 对伴有不随意运动的训练

利用拮抗肌相互抵抗的作用调节其相互间平衡，如调节舌的上下运动时，可让患儿伸舌，用压舌板向上抬舌和向下压舌时，给舌肌以交替抵抗作用，使舌肌主动肌与拮抗肌平衡，使舌运动稳定。

轻触法：当令患儿作撅嘴和咧嘴的随意动作时，治疗师可用手指轻触口唇，或用手指轻触患儿的两腮，这样可以抑制其不随意运动，缓解口唇口角的抽动，并逐渐达到自我控制。

4）发音训练

运动发育迟缓儿童的构音障碍个体差异很大，应具体情况具体分析，制订训练计划时既要有近期目标，又要有远期目标。构音训练要按照语言发育的规律，并与视觉、听觉、触觉等功能密切配合，利用患儿已能发出的音，先从容易构音的音开始，如唇音 b、p、m 等，然后再进行较难的发音训练，如软腭音 k、g 等，齿音及舌齿音 t、d、n 等。也可按先训练发元音，如 a、u 等，然后训练发辅音，如 b、p、m 等，再将已掌握的辅音与元音相结合，如 ba、pa、ma、fa 等。训练时要让患儿用眼睛看着治疗师发音的口形，反复模仿，熟练掌握以后，就可采用"元音＋辅音＋元音"的形式（如 ama、apa 等）继续进行训练，最后过渡到单词和句子的练习。在训练发音清晰的同时，也要注意音量、语调和韵律的控制。

5）发声训练

先发双唇音 p、b、m。发双唇音时，患儿可通过视觉、听觉作用，听治疗师发出的音，用眼睛看着治疗师发音的口形，反复模仿，训练时不断地鼓励练习口唇的张开闭合动作，每秒要求达到 3～4 次以上。如果达不到以上要求，治疗师可用手指帮助患儿闭合口唇，帮助其发音。

其次要进行软腭音 k、g 的训练，要求舌头不触及上腭进行发音训练。患儿可采用仰卧位，两腿向胸部屈曲，稍后仰或者坐在有靠背的椅子上，头稍后仰，躯干稍后倾，治疗师可用指腹轻压舌根或用压舌板限制舌尖触及上腭或用手指轻压下颌处（相当舌根部），同时鼓励患儿发音，当手指或压舌板从舌根拿掉时则发出 k、g 音。

最后进行齿音、舌齿音 t、d、n 的训练，训练时患儿的姿势很重要，可以采用：患儿仰卧位，四肢伸展，治疗师托起患儿的头部，略向前屈；或患儿取俯卧位，双肘支撑，使头部前屈或头与躯干呈一条直线；或患儿取坐位，两手支撑躯干，头略前屈。总之不论取哪种姿势，都必须使头前屈，头前屈时才能使下颌受到由下至上的压迫，使下颌被动地上推，训练师发音的同时令患儿模仿，或用手指固定舌，然后进行发音训练，当呼气经过鼻腔时发出 n 音。发音训练从双唇音开始，如 p、b、m，再与元音结合，形成 pa、ba、ma，最后是元音、辅音、元音结合形成 apa、aba、ama 等，逐渐过渡到单词、句子或短文。

6）持续发音

构音训练时吸一口气，尽可能延长发音时间，由单个元音过渡到 2～3 个元音，逐渐增加，反复练习，持续发音。在训练时要求患儿做鼓腮、吹气、吸入、呼出的动作，对发音很有帮助。

7）做克服鼻音化的训练

运动发育迟缓患儿由于软腭运动减弱，发音时咽腭部不能闭合，将非鼻音发成鼻音。这种鼻音化的构音明显影响语音的清晰度而难以听清楚，影响语言的交流。所以对运动发育迟缓患儿进行语言训练时必须做克服鼻音化的训练。方法是引导气流通过口腔，如吹笛子、吹蜡烛、吹小喇叭，或者训练患儿用力发“啊”音或发“卡”音，这样可促进软腭肌收缩和上举，增强软腭肌张力及运动机能，促进咽腭部正常闭合，克服鼻音。

8）训练患儿控制音量、音调与韵律

运动发育迟缓患儿由于运动性构音障碍，发音的音量小、音调低，没有重音变化，缺少抑扬顿挫的变化，所以要训练患儿控制音量、变换音量，如由小变大、由大变小、一大一小交替进行，扩大音调范围，从低、中、高三种不同的音调进行训练。同时可用声控玩具、电子琴、钢琴等配合训练，调节音量及音调。为培养患儿一定的韵律感，可用节拍器配合调节发音的韵律。

事情二　语言发育迟缓的训练治疗

1. 语言发育迟缓的类型

（1）语言符号障碍　主要是未掌握语言符号，训练的目的是通过各种语言符号、手势、儿语使患儿掌握语言符号，建立人际交流的基础，然后再做理解符号的训练。

（2）语言表达障碍。患儿不能用语言表达意愿，这部分患儿训练的目的要以表达为目标，在训练时与语言的理解能力相配合，如手势语和语言的实地训练等，使患儿获得语言表达能力。

（3）语言水平落后于同龄儿。这一部分患儿占运动发育迟缓患儿的大多数，表现为语言水平落后、符号理解障碍、表达障碍，所以要加强训练，加强语言的理解与表达能力，促进语言发育。

（4）理解语言符号但不能表达。对这部分患儿训练的目标是在加强语言理解的基础上，提高语言的表达能力，开始可采用手势语训练，然后再进行表达训练。

（5）语言交流态度障碍。这部分患者可以理解语言符号，有一定表达能力，但是有交流的态度障碍，性格孤僻，怕人，不能与人交流，训练时要重点从交流态度上下工夫。

语言发育迟缓的患儿，多数全身的运动功能也落后或有不同程度的障碍存在，因此在做语言疗法的同时，若配合做物理疗法、作业疗法的训练，则对语言发育迟缓的患儿会有更大的帮助。

2. 语言发育迟缓的训练

运动发育迟缓患儿语言发育迟缓的训练必须根据其所处的阶段制订具体的康复计划和训练方法。训练中要注意双向发展，即先横向扩展、再纵向提高。如学说名词“帽子”、“手套”、“裤子”等（横向发展），进一步增加词汇“黄帽子”、“红手套”、“蓝裤子”（纵向提高）。

（1）游戏疗法　对于年龄较小的运动发育迟缓儿童，要注意在游戏的过程中学习语言，在不同的发育阶段加入不同的游戏内容，使患儿在游戏时应用自己学过的词汇和语句，促进交流行为的发展。

（2）手势符号的训练　手势符号是利用本人的手势作为一定意义的示意符号，可通过手势符号来表达自己的意愿，与他人进行非语言的交流。对中、重度语言发育迟缓的儿童或语言符号未掌握的儿童以及表达困难的儿童均可将手势语作为表达训练的导入方式，借此可逐步过渡到用幼儿语、口语进行表达的目标。

（3）文字训练　正常儿童的文字学习是在全面掌握了语言的基础上进行的学习。语言发育迟缓的儿童的语言学习困难时，如果将文字符号作为语言行为形成的媒介，则是一种非常有效的学习方法。另外还可以作为语言的暂时替代手段。文字训练适用于：语言理解与表达的发育均迟缓的儿童；语言理解好而表达困难的儿童；既有以上原因又伴有构音障碍、说话清晰度低下的儿童。文字训练的顺序为文字形状的辨别、文字符号与意义的结合、文字符号与声音的结合、文字符号与意义和声音的构造性对应的结合。

（4）交流训练　交流训练不需要特殊教材，主要是根据儿童的发育水平选用合适的训练项目进行。交流训练不仅可以在训练室进行，还可以在家中随时随地进行，应尽可能帮助患儿参与家庭和社会活动，鼓励患儿和其他小孩一起玩，鼓励患儿和其他小孩一起做活动，增进患儿社会交往能力。注意不要把表达的手段只限定在语言上，要充分利用手势语，表情等可能利用的随意运动，随着日常生活交流能力的提高，会大大地促进语言的发育，为将来儿童能进入社会做好准备。

事情三　符号形式与指示内容关系的训练

（一）阶段1的训练

此阶段的儿童对外界的刺激尚不能充分理解，训练时要利用各种方法、玩具等感兴趣的教具，使儿童能充分注意外界的人与物的存在。

1. 注意力的训练

在儿童经常接触的环境中，给予足够的感官刺激，鼓励和引导儿童用多种感官去认识周围的事物，如用能发出声音的微型玩具车等先引起儿童的注视，然后训练其对活动事物的持续注意能力。

2. 对事物持续记忆的训练

建立事物恒存的概念，如将儿童正在玩的玩具放在毛巾下或箱子中，让其寻找。

3. 促进视线接触的游戏

如举高、团团转、逗笑等，通过游戏，增加儿童与他人的视线接触，促进意识传递方法的学习。

4. 事物的操作

学习对外界事物进行某种操作而引起变化的过程。从触摸、抓握等单一的操作发展到敲、拿出等复杂的操作，可利用各种玩具活动，如搭积木、投环、击鼓等。最初可使用帮助的手法，逐渐让儿童对事物能做出合适用途的操作。

（二）阶段2的训练

此阶段，要训练儿童对日常事物的理解，使其具有事物的匹配、选择能力，并能听懂事物的名称和要求。

1. 事物基础概念的学习训练

通过模仿让儿童懂得身边日常用品（帽、杯、电话等）的用途。训练应与家庭指导同时进行，让儿童能做到操作场面的扩大，即在训练室、家庭和幼儿园等均能做。

2. 多种事物的辨别学习训练

（1）以形式特性为基础的操作课题　通过分类游戏，学习认识事物的外部属性（颜色、大小等）。如将不同颜色、大小的小球分组。

（2）以功能特性为基础的操作课题　认识事物的特性和用途，建立事物类别的概念，如将混放的人物、水果的图片分开。可有以下两种课题。①匹配：呈现两个以上示范项，儿童就手上的一个物品与示范项中的某一个相关物品进行匹配。②选择：呈现一个示范项，给儿童两个以上选择项物品，针对示范项，让儿童在选择项中做出合适的选择。

（三）阶段3的训练

此阶段的儿童为事物的符号形式形成阶段。训练顺序为，符号形式形成—言语理解—言语表达。

1. 手势符号的训练

适用于中度到重度语言发育迟缓，言语符号的理解与表达尚未掌握的儿童，或言语符号理解尚可，但表达不能的儿童。对儿童来说，手势符号比言语符号更容易理解、掌握和操作，故可作为媒介，逐渐向言语符号过渡。

1）状况依存手势符号的训练

训练重点是培养儿童能够注意手势符号的存在。训练方法是在日常的情景及训练的游戏中促进和强化。如在分别时，挥挥手表示“再见”，先让儿童看着手势，令其模仿，然后从模仿逐渐进入自发产生阶段。

2）表示事物的手势符号的训练

训练重点是理解手势符号和事物的对应关系。利用玩具娃娃训练事物的对应关系：在儿童面前放作为选择项能穿戴在玩具娃娃身上的三种事物，如帽子、鞋、手套，训练者拍打玩具娃娃的头部再拍打训练者自身的头部，然后说“帽帽”，促使儿童选择帽子。训练时必须让儿童充分注意手势符号的存在，然后过渡至让儿童单纯根据训练者的手势符号进行选择，即将玩具娃娃拿走，开始时如有困难，可用板将玩具娃娃暂时遮住。如果儿童选择正确，要给予玩具娃娃相应部位的实际操作（戴帽子）进行正反馈强化，并进一步促进手势模仿；误反应时，要拍打玩具娃娃的相应部位，促使儿童修正。

该训练主要通过选择性课题来完成，一般来说，从实物—镶嵌板—图片，由抽象水平低的向抽象水平高的方法过渡，并注意选择项的组合。开始时以身体部位远距离组合为好，逐渐向近距离组合过渡。

3）利用手势符号进行动词和短句训练

在日常生活中，根据儿童的行为，训练者在给予言语刺激的同时给予手势符号，并让儿童模仿手势符号，渐渐将此手势固定下来作为此行为及要求的手势符号。也可利用手势符号作为媒介进行组句训练，如儿童学习“吃苹果”，训练者拿着吃苹果的图片，先做“吃”的体态，再做“苹果”的手势，让儿童模仿，将短句的顺序固定。

2. 改善理解力的训练

以日常生活中接触较多的物品（杯、衣服等）、食物和交通工具等儿童感兴趣的事物的词汇为主，从早期已学会手势符号的词汇开始，逐渐向言语符号过渡。例如，在儿童面前放 3～4 种物品的图片，训练者说物品的名称，让儿童选择，进行理解训练；可增加图片的数目或物品的类别，从而增加训练的难度，并结合游戏进行。

3. 口语表达训练

对能模仿言语的儿童，应促进其主动口语表达。口语表达要与理解水平相适应，一般来说，语言理解先行于口语表达，根据儿童语言理解阶段不同，制订相应的口语表达训练目标和选择训练课题。基本顺序是从口语模仿到主动表达，再进一步到生活使用。训练过程中可用手势符号及文字符号作为辅助形式，逐渐发展到单纯用言语表达；当言语符号获得困难时，可考虑使用代用性交流手段。

（1）事物名称的口语表达　以儿童可理解的词汇为前提，从易于构音或单音节词开始练习，先让其模仿发音（训练早期要根据儿童的语言水平拟定发音方式），然后逐渐增加词汇，并促进儿童主动发出有意义的言语符号。

（2）词句的口语表达　有些儿童早期对句子成分不能全部用成人语表达，可用手势语加成人语（例如，“吃”的手势符号加上“苹果”成人语）的组合训练，逐渐过渡到用言语符号来表达完整的句子。训练过程中对不足的句子成分可由提问引出，如给儿童看“吃苹果”的图，儿童回答“苹果”时，训练者可提问“做什么”。

（3）文字符号的辅助作用　已形成文字学习的儿童有时使用文字符号作为发出信号的媒介，尤其是文字符号有助于想起音节。对照图片，让儿童写出文字，然后一边用手势，一边指着文字，一边促进用言语发出信号，逐渐做到不看文字也能用言语表达。

（4）代用性交流手段　有明显运动障碍时，最初就应考虑除言语符号外的代用性交流手段，否则，要以用言语符号的表达为第一目标进行训练。尤其是言语符号表达困难的 B 群儿童可尝试几种措施，但如果最后所有措施均用了，仍不能形成用言语符号表达时，就要考虑使用代用性交流手段，如文字板、交流板等。

（四）阶段 4 的训练

此阶段的儿童要扩大词汇量，学习内容从名词到动词、形容词、量词、时间代词、介词等，并把已学过的词组成词句，从不完整句到主谓句、主谓宾句、简单修饰句等形式进行训练。

1. 扩大词汇量的训练

1）名词的分化学习

为促进常用词汇（食物、动物和交通工具等）的同一范畴的分化学习，可把各种青菜

(大白菜、菜心等)的图片放在一起,对儿童进行分类学习。

2) 动词的学习

可采用实际的简单动作游戏和图片进行。训练程序:操作的模仿—体态语符号的理解—言语符号的理解—言语符号的表达—自发表达。

如学习动词"吃":①儿童吃东西时,训练者在旁做体态语符号(用手拿且放入口中)和说成人语"吃",让儿童模仿体态语和诱导言语表达;②训练者做"吃"的体态语,儿童将面前的饼干放入口中;③训练者发出成人语"吃",训练儿童用体态语来表达;④训练者做体态语,并询问"我在做什么呀",鼓励儿童用言语表达;⑤反复训练,鼓励儿童在日常生活中用言语(成人语)来表达要求。

3) 形容词的学习

多采用游戏和图片进行。训练程序:分类—言语符号的理解—言语符号的表达—自发表达。

如学习词汇"红色""绿色":①在儿童面前放红色和绿色的卡片数张,让儿童分类,儿童每拿起一张卡片,训练者用成人语说卡片的颜色,让儿童模仿发音;②通过游戏来促进和强化,方法是训练者说卡片的颜色,让儿童选择并模仿发音;③训练者指着卡片问"这是什么颜色",要求儿童用言语表达;④反复训练,鼓励儿童在日常生活中用言语表达(成人语)来形容事物。

2. 语句训练

1) 名词句的学习

句型:事物的属性+事物名称。选用大小、颜色等事物的特征对比明显的实物、模型、镶嵌板、图片等。训练程序:确定构成名词句的各词汇是否理解—能理解表示名词句的图(图片仿照)—名词句的理解。

如学习"大、小+事物名称":①选用不同大小的鞋和帽子的图片数张,在儿童面前放同一事物不同大小的两张图片,训练者问"哪个是大的""哪个是小的"让儿童选择,同样方法确定儿童理解事物的名称;②并列摆放不同大小的鞋和帽子的四张图片作为示范图,让儿童选择相同的图片;③并列摆放不同大小的鞋和帽子的四张图片,用"大的鞋""小的帽子"等言语刺激让儿童选择相应的图片。

2) 两词句的学习

句型:动作主+动作(主语+谓语)。训练程序:确定构成两词句的各词汇是否理解—能理解表示两词句的图—两词句的理解—表达。

具体训练与名词句的学习基本相同,最后一项:训练者与儿童交换位置,儿童用言语发出指令,训练者选择相应的图片。

3) 三词句的学习

句型:动作主+动作+对象(主语+谓语+宾语)。训练程序:确定构成三词句的各两词句是否理解—能理解表示三词句的图(图片仿照)—三词句的理解—表达。

训练方法基本与上述相似。三词句的理解,可从 1/4 选择逐渐过渡至 1/8 选择,并注意图片放置的顺序。

3. 语法训练

可逆句的学习，训练程序：明确显示句子的内容—排列句子成分的位置—表达。

如学习句子“猫洗熊猫”：①在儿童面前放一张“猫洗熊猫”的大图，让儿童注意观察大图中拿刷子的动物；②训练者将小图按“猫＋刷子＋熊猫”的顺序从左到右排列，并让儿童注意主语的位置，然后让儿童练习排列顺序；③儿童说出句子。

在此基础上学习有连词、介词等的句子，并鼓励儿童在日常生活中应用已学习的句子，多看简单的图片和做练习，多听故事。

（五）阶段 5 的训练

此阶段的儿童主要学习组词成句的规则，能理解和自己说出被动句。训练程序：明确显示句子的内容—排列句子成分的位置—表达。

如学习句子“兔子被乌龟追”，训练方法基本与可逆句的学习相同，当儿童出现错误时，要及时给予提示，改正错误的图序，训练者可与儿童做相应的模仿动作或游戏来促进儿童对被动句的理解，反复训练，直至儿童能自己排列、理解、说出被动句式。

1. 文字训练

正常儿童的文字学习是在全面掌握了言语的基础上再进行的学习，但对于语言发育迟缓的儿童言语学习困难时，如果将文字符号作为语言形成的媒介是一种非常有效的学习方法，另外还可以作为言语的代用手段，因此，文字学习的指导人必须根据具体情况、具体病例进行。

（1）适用情况　包括以下几个方面。

① 声音语言的理解与表达发育均迟缓的儿童，应以文字作为媒介促进言语符号的理解与表达。

② 声音语言的理解正常而表达困难的儿童（如 B 群儿童），应让其先获得文字语言，以文字作为表达的媒介，从而促进声音语言的表达。另外，文字还可作为辅助的手段或用做说话困难时的代偿交流手段。

③ 既有以上原因，又伴有构音障碍、说话清晰度低的儿童，在文字学习的同时，应利用文字进行音节构造的分解与合成训练。

④ 学龄前到低年级的患儿，考虑到在学校的适应问题，有必要进行文字学习指导，在文字符号获得的同时进行音节分解、词汇、句子等语言学习。

2. 文字训练程序

（1）文字字形的辨别训练　为掌握文字符号，必须能够辨别字形。

① 辨别几何图形：作为基础学习，必须先能够辨别各种几何图形（10 种以上）。

② 单字字形的辨别：让儿童先学习单个文字，如从数个文字中选出指定的某单个文字。最初要选择相似性低的字，以后逐渐向相似性高的字过渡。

③ 单词水平的辨别：最初选择字形及字数相似性低的单词，让其先看字长，然后从两个字长的单词中选出某个单词，逐渐再进行相似性高的文字辨别训练。如门—小

羊—毛巾。

(2) 文字符号与意义的结合训练　在儿童能辨别1～2个音节词后可进行此阶段的训练,以文字符号与图片意义相结合为目的,训练顺序如下。

① 文字单词图片:文字单词的匹配,给儿童一张文字单词图片,桌面放数张文字单词卡,将文字单词图片与文字单词进行匹配。

② 文字单词的选择:给儿童数张文字单词,桌面放一张文字单词上面有相应图片的卡片(示范项),进行文字单词的选择。

③ 文字单词图片的匹配:给儿童一张文字单词,桌面放数张图片,将文字单词与图片进行匹配。

④ 图片的匹配:给儿童一张图片,桌面放数张文字单词,将图片与文字单词进行匹配。

(3) 文字符号与声音的结合训练　用声音语言进行文字单词的选择。在儿童面前放数张文字单词卡,训练者用声音语言说,让儿童指出相应的单词。再进一步,让儿童指着卡片的每一个文字与训练者一同朗读,促进声音语言的表达。

选择词汇时,从能够理解和构音正确的词汇开始,选择项的组合从音形、文字、文字数、意义等容易辨别的开始进行组合。

(4) 文字符号与意义、声音的构造性对应的结合　可进行图片与相应的文字单词用线连接的作业,然后读出文字。

事情四　交流训练

交流训练不需要特殊教材,主要是根据儿童语言发育的水平选用合适的训练项目进行训练。可利用符号与指示内容相关的各个阶段的训练内容,促进儿童发挥其理解、表达以及向他人传递信息的能力。交流训练不仅可在训练室中进行,还应在家中或其他交往环境中随时随地进行,充分引导儿童主动与人交流。

交流训练适用于全部患儿,特别是发育水平低和交流有障碍的语言未学习的儿童,以及存在语言理解和表达发育不平衡的儿童。

(一) 语言前阶段儿童的训练

语言前阶段水平的语言发育迟缓儿童进行交流训练的目的是促进视线的接触,主要是抚爱行为。训练者可利用快乐反应来进行抚爱行为形成的训练。如大运动的玩法(如举高、团团转等)、小运动的玩法(如逗笑、吹气等)、游戏等各种儿童表现快乐反应的活动,在上述活动中训练者要努力和孩子的视线对视。例如:当训练者要举高儿童时,先做出向上举的夸大动作,然后当儿童要求被举高时,让其做举手或向上的姿势后再做举高;而在逗笑时,先要儿童大笑几次,这时儿童就会用目光追视和注意训练者在哪个地方,随时提防再一次的逗笑;反复进行这样的游戏,儿童慢慢就学会用目光注意他人,用姿势来传达要求。

（二）单词水平阶段儿童的训练

单词水平阶段儿童的交流训练具体方法包括以下两种。

1. 事物的操作

用容易引起儿童兴趣的玩具，让其能很快理解操作方法和结果，如鼓槌敲鼓、将小球放入小孔内等。

2. 交换游戏

儿童与训练者一起做训练或游戏时，可交换原来所处的位置，即改变发出信号者和接受信号者，或交换玩具，让儿童学习"请给我"的动作和将物品传递给对方。注意要训练儿童，使其能保持持续的交流态度，使其能在较长时间内均能完成所要求的动作。

（三）语句水平阶段儿童的训练

语句水平阶段儿童的交流训练主要是在训练、游戏和日常生活中，双方（训练者与儿童、母亲与儿童等）交换使用身体动作或声音符号来表达自己的要求，如利用系列性图片轮流看图说话、重述故事、故事接龙及角色扮演等活动。注意常与儿童保持眼神接触和微笑，取得儿童的注意后再说话。当儿童使用新的语句时，应及时给予鼓励，并用鼓励代替矫正，促进沟通和语言的学习。

事情五　家庭环境调整

（一）家庭环境调整对儿童语言发育的重要性

儿童语言的发育与发展是与环境和家庭密不可分的。儿童出生后，妈妈在养育他的同时不停地调整并丰富自然声响，并将这些自然声响变成有意义的刺激；妈妈与他不断用言语交流，用视觉、味觉、触觉等去刺激他；对于儿童的冷热需求，妈妈会用各种方式去理解，儿童也用自己的方式来向妈妈传达信息。因此，儿童在言语尚未发育完善之前，很多语言运用的基础联系已在家庭养育的环境中得到实现和发展。如果儿童脱离了后天的语言环境，其语言发育能力会受到很大的影响，这种影响可能会影响其一生，甚至终生无法像正常人一样获得语言，典型的例子如狼孩。

（二）语言发育迟缓儿童家庭养育环境的特殊要求

儿童的家庭养育环境与语言发育有着密不可分的联系，单纯依靠语言训练是达不到预期效果的，语言训练的内容必须在养育他的家庭环境中实践。因此，调整家庭的养育环境是非常重要的，如在训练中儿童学会将物品如何给予他人、如何表示要求等。所以，要充分利用儿童家庭环境，要充分利用所有时间、所有人来对儿童进行强化训练，同时，注意家庭成员的全面参与，并鼓励儿童参与到社会中，多与同龄儿童一起交流。

（三）如何改善和调整儿童的家庭养育环境

(1) 要改善家庭内外的人际关系。让儿童在和谐、温暖和健康的家庭环境中生活。

(2) 培养儿童健康的性格、良好的兴趣和良好的交流态度。要养成儿童有事一定要商量的良好习惯，而不是用哭闹等不好的手段来达到一定的目的。

(3) 要改善对儿童的教育方法。当家长发现儿童语言有问题时，一定要带儿童到有经验的言语治疗单位，找有经验的言语治疗师检查，诊断言语障碍的类型和程度，制订出相应的训练计划。在家中也要遵循计划进行训练，使儿童的语言训练和家庭的养育环境真正做到从儿童的语言发育年龄和特点出发，适合儿童，而不是让儿童去适应家庭的养育环境。

(4) 帮助儿童改善周围的生活环境。随着年龄的增长，儿童会进入社会环境，如幼儿园，语言发育迟缓的儿童在与其他儿童交往时常会受到嘲笑，这会导致语言发育迟缓的儿童对交流的厌恶和恐惧，严重者会出现心理障碍，而儿童之间的游玩可促进语言的互相学习。因此，老师应参考言语治疗师的建议，给语言发育迟缓的儿童更多的注意和关心，同时教育其他儿童用爱心去帮助他人，让他们在团结、和谐的氛围中更好地发展语言和其他能力。

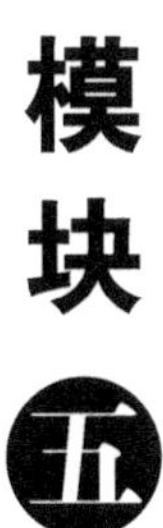

构音障碍的言语治疗技术

任务一　认识构音障碍

事情一　言语产生的运动控制

人类声音产生的过程是从肺部呼出气流，气流向上经过喉头使声带振动，再通过口腔和鼻腔的共鸣，克服口腔中构音器官形成的各种阻碍，发出不同的声音。

1. 呼吸器官

呼吸器官由气管、支气管、肺、胸廓及呼气肌群、吸气肌群和膈肌组成，是人类语言的发声动力器官。

2. 喉的功能

喉的功能：一是呼吸时，声门打开；二是发声时，声门做有节律的开闭动作，使肺中呼出的平直气流调节成为脉冲气流。这种携带着声能的脉冲气流成为言语产生的基本声源。

声带是喉部最重要的器官。声带受到来自声门下气流的冲击作用，声带出现有规律的振动，进入发声的状态。

3. 构音器官

构音器官由双唇、舌、硬腭、软腭、咽、下颌、鼻腔等共同组成。人类的发音器官是从声带至嘴唇约 70 mm 长的通道。发音器官发音时形成咽腔、口腔两个共鸣腔。

声音的产生由呼吸器官、喉、构音器官的协调活动实现。

事情二　构音障碍的概念

构音障碍(dysarthria)是指由于构音器官的神经肌肉病变导致的构音器官的肌肉麻痹、收缩力减弱或运动不协调所致的言语障碍。言语症状为发声障碍、言语清晰度下降、鼻音过重、音调、音量及速度、节律等异常。构音障碍是口语的语音障碍，但是词义和语法正常。

正常情况下的构音运动是指自胸腔呼出的气流经声带的振动后，经由咽喉、上腭、舌、齿、舌、唇等构音器官的摩擦或阻断发出语音的过程。但在构音运动过程中，由于构音的部位、方式、强度或动作出现不协调，就会形成构音障碍。

事情三　构音障碍的常见病因

构音障碍的常见病因有脑血管疾病、颅脑损伤、脑肿瘤、脑瘫、肌萎缩性侧索硬化症、小脑损伤、帕金森氏综合征、重症肌无力、多发性硬化症等。构音障碍有时单独存在，也会与其他言语障碍同时存在，如构音障碍常与失语症合并存在等。据统计资料显示，在各种与脑损伤相关的沟通障碍中，构音障碍的发病率为54%以上。

事情四　构音障碍的分类及言语表现

构音障碍一般分为三大类型。

（一）运动性构音障碍

运动性构音障碍(dysarthria)是指由于参与构音的各器官(肺、声带、软腭、舌、下颌、口唇)的肌肉系统或神经系统的疾病所致的运动功能障碍，即言语肌肉麻痹、收缩力减弱和运动不协调所致的言语障碍。

运动性构音障碍依据神经系统损害部位和言语受损严重程度不同，可以分为六种类型。

1. 痉挛性构音障碍

痉挛性构音障碍(spastic dysarthria)是构音障碍最常见的类型，常由于上运动神经元损伤后构音肌群的肌张力增高及肌力减退所导致。如脑血管疾病、假性球麻痹、脑瘫、脑肿瘤、脑外伤、多发性硬化症等。其言语表现为说话急促、费力、字音不清、鼻音过重、粗糙音、缺乏音量控制、语音语调异常等。

2. 迟缓性构音障碍

迟缓性构音障碍(flaccid dysarthria)由下运动神经元损伤后肌肉运动障碍、肌力下降、肌张力降低所导致。如脑神经麻痹、球麻痹、肌肉本身障碍、外伤、感染、进行性肌营养不良、循环障碍、代谢和变性性疾病。其言语表现为鼻音过重、气息音、语句短促、低音调、音量减弱、字音不清、不能正确发声母和韵母等。

3. 运动失调性构音障碍

运动失调性构音障碍(ataxic dysarthria)由小脑系统障碍或脑干内传导束病变后运动不协调所导致。如肿瘤、多发性硬化、酒精中毒、外伤等。造成构音肌群运动范围、运动方向的控制能力差。其言语表现为韵律失常、声调高低强弱呆板、震颤、初始发声困难、声音大、重音和语调异常、发音中断明显等。

4. 运动过强性构音障碍

运动过强性构音障碍(hyperkinetic dysarthria)由锥体外系病变后的肌张力障碍引

起。如舞蹈病、手足徐动症、肌阵挛、肝豆状核变性等。运动过强性构音障碍的言语表现为发音高低、长短、快慢不一，说话缓慢、费力，音、嗓音发哑紧张等。

5. 运动过弱性构音障碍

运动过弱性构音障碍(hypokinetic dysarthria)由锥体外系病变后肌肉的运动范围和速度受限、僵硬引起，如帕金森氏综合征。其言语表现为单一音量、单一音调、重音减少、声音嘶哑、有呼吸音或失声现象等。

6. 混合性构音障碍

混合性构音障碍(mixed dysarthria)由上下运动神经元病变后的多种运动障碍的混合或合并引起，如威尔逊病、肌萎缩性侧索硬化症、多发性硬化症等。其言语表现为混合了痉挛性、失调性、运动过弱性构音障碍的部分特点，表现为声音粗糙、费力声、音调降低、发声时间缩短、言语速度缓慢等。

（二）器质性构音障碍

器质性构音障碍(organic dysarthria)是由于构音器官的形态异常导致机能异常而出现的构音障碍(表 5-1-1)。造成构音器官形态异常的原因如下。

(1) 先天性唇腭裂。

(2) 先天性面裂。

(3) 巨舌症。

(4) 齿裂咬合异常。

(5) 外伤致构音器官形态及机能异常。

(6) 神经疾病致构音器官麻痹。

(7) 先天性腭咽闭合不全。

器质性构音障碍中最常见的是腭裂，其主要言语表现如下。

(1) 声门破裂音是指声门强力封闭后，瞬间突然放开气流迸出所发出的发音。

(2) 咽摩擦发音是指由于长期的代偿作用，患者咽部肌肉活动度较强，发声时咽腔缩小形成带有“嗞嗞”声的发音。

(3) 腭化发音是指发声时舌前中部向硬腭拱起的发音，是腭裂患者中发生率最高的发声方式。

(4) 鼻腔构音是指气体从鼻腔中除阻发出的发音。发音时鼻音会随发音而颤动。这些患者在临床上最容易明确诊断，诊断方法是在发音时堵住患者的鼻孔，这时患者就难以发出声音。

(5) 齿间化发音是指舌尖位于上下齿间发出语音的方式。患者表现出舌体伸出齿列的特点。

(6) 边音化发音是指舌体抵住口腔顶部形成封闭，气体从舌与两颊间的空隙一侧或两侧同时逸出所发出的发音。患者常用舌尖抵上齿或下齿缘，气体与声音发出过程中，可见其两颊轻度颤动。

表 5-1-1　常见构音障碍的发生音素

构音障碍类别	常见音素
声门破裂音	b、p、f、d、g、k、j、q、zh、ch
咽摩擦音	j、q、x、sh、r、g、k、h
腭化发音	d、t、l、g、k、q、x、zh、ch、sh、r、z、c
鼻腔发音	全部音素
齿间化发音	d、t、n、l、g、k、j、q、x、sh、r、s
边音化发音	t、x、sh、r、s、z、c

（三）功能性构音障碍

功能性构音障碍（functional articulation disorder）是指构音器官无形态异常和运动机能异常，听力在正常水平，语言发育已达 4 岁以上水平，但存在构音错误并呈现固定化。

功能性构音障碍的病因目前尚不十分清楚，是在学龄前儿童和学龄期儿童中最常见的言语障碍，影响了患者的交流能力、学习、工作和日常生活，大多数患者通过构音训练可以完全治愈。

其言语表现如下。

（1）最常见的构音障碍错误方式为置换，如将 l 发成 y，k 发成 t。

（2）声母、韵母的歪曲、省略，如将 duan 发成 uan，省略 d 音。

（3）鼻腔构音是用舌背闭锁口腔，从鼻腔发出气流和声音，如 i、u 等。

任务二　构音障碍的评估

事情一　构音障碍的评估方法

国内外对于构音障碍的评估方法至今尚未有统一标准。对构音障碍的主要检查方法如下。

1. 描述法

言语治疗师根据眼看、耳听、判断分析来报告言语障碍。治疗师必须具备语音学、音位学、正常言语知识的专业知识。描述法受主观因素影响较严重，所用术语不一，并且易受临床经验和判断能力的影响，不便于进行复查。

2. 音标法

为了克服描述中出现的某些问题，治疗师用音标注明构音障碍患者言语的语音，这样使检查更为精确，可复查。中国康复研究中心言语治疗科参照日本构音障碍检测法结合汉语特点编写的构音障碍评价法由两部分组成：一部分是构音器官检查；另一部分是构音检查。此法在我国应用较为广泛。

3. 可理解度分级法

该测验是进行标准化语词、语句、对话可理解度测验法。通过测验，进行分级，可以了解患者言语的清晰程度。这种方法的主要不足之处是仅根据这类方法进行评价，不宜指导构音障碍的治疗。可以将这种方法结合其他构音障碍的评价法，才能更好地发挥它的作用。

4. 构音器官功能性评价

由河北省人民医院康复科改编的汉语版弗朗蔡构音障碍评价法，该法从反射、呼吸、唇、颌、软腭、喉、舌、言语 8 个大项和 27 个分测验来评价构音器官运动障碍的严重程度，每个分测验设定 5 个级别的评分标准。此测验在构音器官功能检测方面分级较细，评分方便，利于治疗前后定量化比较，能为临床动态观察病情变化、诊断分型和疗效判断提供了客观依据，但对构音障碍的临床治疗缺乏针对性的指导。

5. 仪器检查

对构音障碍患者的仪器检查法包括空气动力学检查法、声门肌电图、电子腭位图、喉动态描记仪、舌压力传感器、纤维频闪喉内镜、录像荧光放射照相术、鼻流量测定、多参数声学语音分析软件等，仪器检查作为对构音器官功能性检查的补充，可以精确而客观地反映构音器官的病理和功能状态。但我国将仪器检测用于构音障碍的治疗与研究较少。

事情二　中国康复研究中心构音障碍评定法

此评定方法是中国康复研究中心李胜利结合汉语普通话特点，参照日本构音障碍检测法编制而成的。它由两部分组成：一部分是构音器官评定，包括呼吸、喉、面部、口、硬腭、舌、下颌、反射等功能检查；另一部分是构音评定，包括会话、单词检查、音节复述检查、文章水平检查和构音类似运动检查。全套评定较为详细、全面，不仅能对患者构音障碍的有无、种类和程度进行判定，而且还能对患者的错误构音进行甄别，还便于制订有针对性的治疗措施。

（一）评定的目的和内容

(1) 构音障碍的有无、种类和程度判定。

(2) 原发疾病及损伤部位的推定可作为制订治疗计划的依据。

构音障碍常涉及运动障碍和所有的言语水平（呼吸、发声、发音、共鸣、韵律等），因此构音障碍的评定包括构音器官评定和构音评定两部分。

（二）构音器官的评定

1. 目的

通过构音器官的形态和粗大运动检查来确定构音器官是否存在器官异常和运动障碍。常常需要结合医学、实验室检查、言语评定才能作出诊断。另外，病史、交往史、听觉和整个运动功能的检查可促进诊断的成立。

2. 范围

构音器官的评定范围包括肺（呼吸情况）、喉、面部、口部肌肉、硬腭、腭咽机制、下颌、反射。

3. 用具

构音器官的评定用具有压舌板、笔式手电筒、长棉棒、指套、秒表、叩诊锤、鼻息镜等。

4. 方法

在观察安静状态下构音器官的同时，通过指示和模仿使其做粗大运动并对以下方面作出评定。

（1）部位：构音器官哪个部位存在运动障碍。

（2）形态：确认各器官的形态是否异常。

（3）程度：判断异常程度。

（4）性质：如发现异常，要判断异常是中枢性的，还是周围性或失调性的。

（5）运动速度：判断它是单纯运动，还是反复运动，是否速度低或有无节律变化。

（6）运动范围：判断运动范围是否受限，协调运动控制是否不佳。

（7）运动的力：判断肌力是否低下。

（8）运动的精确性、圆滑性可通过协调运动和连续运动来判断。

通过此项构音器官检查，不仅可以发现构音障碍的发病基础，还可以发现先天性的构音器官的异常，另外也能作为功能性构音障碍的必要检查。

5. 检查说明

做每项检查前应向患者解释检查目的，按检查记录表（表 5-2-1）和构音器官检查方法（表 5-2-2）的要求记录。

表 5-2-1 构音器官检查记录表

Ⅰ. 呼吸

1. 呼吸类型：胸腹____胸____腹____　　2. 呼吸次数____次/分

3. 最长呼气时间____秒　　4. 快呼气：能____不能____

Ⅱ. 喉功能

1. 最长发音时间____秒

续表

2. 音质、音调、音量

a. 音质异常____ b. 正常音调____ c. 正常音量____ d. 总体程度 0123 e. 吸气时发声
嘶哑____ 异常高调____ 异常音量____ 气息声 0123 费力声 0123
震颤____ 异常低调____ 异常过低____ 无力声 0123 粗糙声 0123

3. 音调、音量匹配

a. 正常音调____ b. 正常音量____
单一音调____ 单一音量____

Ⅲ. 面部

a. 对称____ b. 麻痹(R/L)____ c. 痉挛(R/L)____ d. 眼睑下垂(R/L)____
不对称____ e. 口角下垂(R/L)____ f. 流涎____ g. 怪相____ 扭曲____ 抽搐____
h. 面具脸____ i. 口式呼吸____

Ⅳ. 口部肌肉

1. 撅嘴 2. 咂唇 3. 示齿 4. 唇力度
a. 缩拢范围正常____ a. 力量正常____ a. 范围正常____ a. 正常____
缩拢范围异常____ 力量减低____ 范围缩小____ 减弱____
b. 对称缩拢____ b. 口角对称____
不对称缩拢____ 口角不对称____

Ⅴ. 硬腭

a. 腭弓正常____ b. 新生物____
高窄腭弓____ c. 黏膜下腭裂____

Ⅵ. 腭咽机制

1. 大体观察
a. 正常软腭高度____
软腭下垂(R/L)____
b. 分叉悬雍垂(R/L)____
c. 正常扁桃体____
肥大扁桃体____
d. 节律性波动____
或痉挛____

2. 软腭运动
a. 中线对称____
b. 正常范围____
范围受限____
c. 鼻漏气____
d. 高鼻腔共鸣____
低鼻腔共鸣____
鼻喷气声____

3. 鼓颊
a. 鼻漏气____
口漏气____

4. 吹
a. 鼻漏气____
口漏气____

Ⅶ. 舌

1. 外伸
a. 正常外伸____
偏移(R/L)____
b. 长度正常____

2. 舌灵活度
a. 正常速度____
速度减慢____
b. 正常范围____

3. 舔唇左右侧
a. 充分____
不充分____
扭曲____

续表

外伸减少____	范围减小____ c. 灵活____ 笨拙____		
Ⅷ. 下颌			
1. 颌张开闭合			
a. 正常下拉____ 异常下拉____	b. 正常上抬____ 异常上抬____	c. 不平稳扭曲____ 或张力障碍性运动____	d. 下颌关节杂音____ 膨出运动____
2. 咀嚼范围			
a. 正常范围____ 减少____			
Ⅸ. 反射			
1. 角膜反射____	2. 下颌反射____	3. 眼轮匝肌反射____	
4. 呕吐反射____	5. 缩舌反射____	6. 口轮匝肌反射____	

表 5-2-2　构音障碍检查方法

Ⅰ. 呼吸(肺)

用具	检查者用语	方法及观察要点
无	坐正，两眼往前看	患者的衣服不要过厚，较易观察呼吸的类型。观察是胸式、腹式、胸腹式。如出现笨拙、费力、肩上抬，应进行描述
无	请你平静呼吸	检查者坐在患者后面，双手放在胸和上腹两侧感觉呼吸次数，正常人 16～20 次/分
无	请你深吸气后，以最慢的速度呼气	用放在胸腹的手，感觉患者是否可慢呼气及最长呼气时间，注意同时看表记录时间，呼气时发 f、s 音
无	请用最快的速度吸一口气	仍用双手放在胸腹部感觉

Ⅱ. 喉功能

用具	检查者用语	方法及观察要点
无	深吸一口气然后发“啊”(示范)。尽量平稳发出，尽量长	1. 不要暗示出专门的音调音量，按评定表上的项目评定，同时记录时间，注意软腭上提、中线位置。 2. 正常或嘶哑，气息声是否急促，是否有费力声、粗糙声及震颤； 正常或异常音调，是否为低音调； 正常或异常音量； 吸气时发声。

续表

用具	检查者用语	方法及观察要点
无	请合上我唱的每一个音	随着不同强度变化发出高音和低音，评定患者是否可以合上，按表上所列项目评定

Ⅲ. 面部

用具	检查者用语	方法及观察要点
无	请看着我	观察整个脸的外观，注意具有如下面部特征： 正常或不对称；单侧或双侧麻痹；单侧或双侧痉挛；单侧或双侧下垂；单侧或双侧口角下垂；流涎；扭曲、抽搐、鬼脸；面具脸；口式呼吸

Ⅳ. 口部肌肉检查

用具	检查者用语	方法及观察要点
无	看着我，像我这样做(同时示范缩拢嘴唇的动作)	评定嘴唇： 正常或范围缩小； 正常或不对称
无	闭紧嘴唇，像我这样(示范 5 次)，准备，开始	评定嘴唇： 正常或接触力量降低(上下唇之间)
无	像我这样龇牙(示范 2 次)	观察：正常范围或范围减小；口角对称或偏移
带绒线的纽扣	请张开嘴，把这个纽扣含在唇后，闭紧嘴唇，看我是不是很容易地把它拉出来	把指套放在纽扣上，把它放在唇后、门牙之前，患者用嘴唇含紧纽扣后，拉紧线绳，逐渐增加力量，直到纽扣被拉出或显出满意的阻力： 正常唇力； 减弱

Ⅴ. 硬腭

用具	检查者用语	方法及观察要点
指套、手电筒	头后仰，张口	把指套戴在一只手的食指上，用另一只手打开手电筒照在硬腭上，从前到后，侧面及四周进行评定，用食指沿中线轻摸硬腭，先由前到后，再由左到右观察指动： 正常腭弓或高窄腭弓； 异常生长物； 皱褶是否正常； 黏膜下腭裂

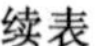
续表

Ⅵ.腭咽机制

用具	检查者用语	方法及观察要点
手电筒	张开口	照在软腭上，在静态下评定软腭的外观及对称性观察要点： 正常软腭高度或异常软腭下垂； 分叉悬雍垂； 正常大小、扁桃体肥大或无腭扁桃体； 节律性波动或痉挛
手电筒和小镜子	再张开你的嘴，尽量平稳和尽量长地发“啊”(示范 10 s)，准备，开始	照在软腭上，评定肌肉的活动，并把镜子或鼻息镜放在鼻孔下观察要点： 正常中线无偏移或单侧偏移； 正常或运动受限； 鼻漏气； 高鼻腔共鸣，低鼻腔共鸣，鼻喷气
小镜子或鼻息镜	鼓起腮，当我压迫时不让气体从口或鼻子漏出	把拇指放在一侧面颊上，把中指放在另一侧面颊上，然后两侧同时轻轻地施加压力，把鼻息镜放在鼻孔下观察要点： 鼻漏气或口漏气
气球和镜子	努力去吹这个气球	当患者企图吹气球时，把镜子放在鼻孔下观察要点： 鼻漏气或口漏气

Ⅶ.舌

用具	检查者用语	方法及观察要点
无	请伸出你的舌头	评定舌外伸活动： 正常外伸或偏移； 正常或外伸缩短，如有舌肌萎缩、肿物或其他异常要做记录
无	伸出舌，尽量快地从一侧向另一侧摆动(示范 3 s)，开始	评定速度、运动状态和范围： 正常或速度减慢； 正常或范围受限； 灵活、笨拙、扭曲或呈张力障碍性运动
无	伸出舌，舔嘴唇外侧及上下唇(示范 3 次)	观察要点： 活动充分、困难或受限

续表

Ⅷ. 下颌(咀嚼肌)

用具	检查者用语	方法及观察要点
无	面对着我，慢慢地尽量大地张开嘴，然后像这样，慢慢地闭上(示范 3 次)，准备好，开始	把一只手的食指、中指和无名指放在颞颌关节(TMJ)，评定下颌的运动是否沿中线运动或有无异常的下颌运动。观察要点： 正常或异常地下颌下拉； 正常或偏移地下颌上抬以及不自由的张力障碍性运动(TMJ)地弹响或异常突起

Ⅸ. 反射

用具	检查者用语	方法及观察要点
细棉絮	请睁眼(被检侧眼球向内上方注视)	用细棉絮从旁边轻触侧角膜，引起眼睑急速闭合，刺激后闭合为直接角膜反射，同时对侧眼睑闭合为间接反射。 被检侧消失，直接反射(＋)；对侧消失，间接反射(＋)。 反射类型：一侧三叉神经疾病；一侧面神经麻痹。其中，一侧三叉神经疾病包括： 患侧直接反射(＋)； 间接反射(－)
叩诊锤	下颌放松，面向前方	将左手拇指轻放于下颌齿裂上，右手持叩诊锤轻叩拇指，观察其反射的有无及强弱程度；有轻度咬肌收缩或明显收缩为阳性，无咬肌收缩为阴性
叩诊锤	双眼睁开向前看	用叩诊锤轻叩眼眶，两眼轻闭或紧闭为阳性，无闭眼为阴性，左右有差异要做记录
长棉棒	仰起头，大张开口	用长棉棒轻触咽弓周围，有呕吐反应为阳性，无呕吐反应为阴性
纱布块	伸出舌	用纱布握住舌体突然向前拉舌，突然后缩为阳性，无后缩为阴性
叩诊锤	口部放松	轻叩唇周，向同侧收缩为阳性，不收缩为阴性，需注明左(L)、右(R)

(三) 构音检查

构音检查是以普通话语音为标准，结合构音类似运动对患者的各个言语水平及其异常进行评定以发现异常构音。此检查对训练具有明显的指导意义，对训练后的患者

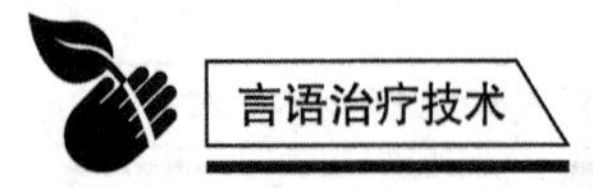

进行评定也有价值，根据检查结果可制订下一步的训练方案。

1. 环境及设施要求

（1）训练房间安静，光线充足，通风良好。

（2）训练室不要放置过多分散患者注意力的物品。

（3）椅子的高度应以检查者与患者视线处于同一水平为准。

（4）检查者与患者可以隔着训练桌相对而坐，也可以患者坐在桌子的正面，检查者在侧面。

（5）为避免分散患者的注意力，除非是年幼儿童，患者的亲属或护理人员不要在室内陪伴。

2. 检查用品

检查用品有图片（单词检查用图片 50 张）、记录表、压舌板、卫生纸、消毒纱布、吸管、录音机、鼻息镜等。上述物品应放在清洁的小手提箱里。

3. 检查范围及方法

1）会话

问患者的姓名、年龄、职业和发病情况等；观察患者是否可以发声、讲话，其清晰度、音量和音调变化如何；观察患者有无气息音、鼻音化、震颤等。时间在 1 min 左右，需要录音。

2）单词检查

此项由 50 个单词组成，根据单词的意思制成 50 张图片，将图片按记录表中词的顺序排好或在背面注上单词的号码，检查时可以节省时间。表中的所有单词和文章等检查项目均用国际音标，记录也采用国际音标，除应用国际音标记录以外，无法记录的要尽量描述。检查时首先向患者出示图片，患者根据图片的意思命名，不能自述的采用复述引出，边检查边将检查结果记录在构音障碍记录表上（表 5-2-3）。

表 5-2-3 构音障碍记录方法

表达方式	判断类型	标记	举例		
			国际音标	汉语拼音	汉字
自述出，无构音错误	正确	○	tAsuan	dàsuàn	大蒜
自述，无歪曲但由其他音替代	置换	—	tAsuan t̄	dàsuàn t̄	大蒜
自述，省略，漏掉音	省略	/	tA̸suan	dà̸suàn	大蒜
自述与目的音相似	歪曲	△	△Asuan	△à̸suàn	大蒜
歪曲严重，很难判定是哪些个音歪曲	无法判断	×	tAsuan ×	dàsuàn ×	大蒜
复述引出		（ ）	（tAsuan）	（dàsuàn）	大蒜

3）音节复述检查

此表是根据普通话发音方法设计，共有 140 个常用的和比较常用的音节。目的是在患者复述时，观察发音的同时注意患者的异常构音运动，发现患者的构音特点及规律。

方法：检查者说一个音节后，让患者复述，标记方法同单词检查，同时把患者异常的构音运动记入构音操作栏，确定构音错误的发生机制，以方便制订训练计划。

4）文章水平检查

通过在限定连续的言语活动中，观察患者的音调、音量、韵律、呼吸运用。选用的文章通常是一首儿歌，患者有阅读能力的自己朗读，不能读的由检查者复述引出，记录方法同前。

什么虫儿嗡嗡嗡？什么虫儿提灯笼？
什么虫儿爱跳舞？什么虫儿吃害虫？
蜜蜂飞来嗡嗡嗡，萤火虫儿提灯笼。
花儿蝴蝶爱跳舞，蜻蜓最爱吃害虫。

5）构音类似运动检查

依照普通话的特点，选用有代表性的15个音的构音类似运动，如[f]（f）、[p]（b）、[p5]（p）、[m]（m）、[s]（s）、[t]（d）、[t5]（t）、[l]（l）、[k]（g）、[k5]（k）、[x]（h）等，[国际音标]（汉语拼音）。

方法：检查者示范，患者模仿，观察患者是否可以做出，在结果栏"能"与"不能"项标出。此检查可发现患者构音异常的运动基础，对指导今后训练有重要意义。

6）结果分析

将前面单词、音节、文章、构音运动检查发现的异常分别记录加以分析，确定类型，共10个栏目，下面分别说明。

(1)错音	(2)错误条件	(3)错误方式	(4)一贯性		(7)被刺激性		(10)构音类似运动	错误类型	备注
			(5)发声方法	(6)错误	(8)音节	(9)音素			

(1) 错音是指发某些音时出现错误，易出错的音如[p](b)、[p5](p)、[k](g)。

(2) 错音条件是指在某些条件下发成错音，如在首音节或与某些音结合时等。

(3) 错误方式是所发成的异常音或发音方式错。具体例子见表 5-2-4。

表 5-2-4 错音、错音条件、错音方式举例

错音	错音条件	错音方式
[k] [t]	与[a]或[o]结合发音 词头以外	[t] 歪曲

(4) 一贯性：患者的发音错误为一贯性的以“+”表示，非一贯性的：正确时以“-”表示，如果在所检查的词语中把所有的[p](b)均发错就标记为“+”；一时错误一时正确，标记为“-”。

(5) 错法是指错误的性质是否恒定，例如，把所有的 g 均发成 d 表示恒定，以“+”表示；反之，有时错发为 d，有时错发为其他的音就以“-”表示。

(6) 被刺激性：在单词水平出现错误时，如以音节或音素形式进行提示，能纠正构音错误的为有被刺激性，以“+”表示；反之为无被刺激性，以“-”表示。

(7) 构音类似运动：可以完成规定音的构音类似运动的以“+”表示；不能完成的以“-”表示。

(8) 错误类型：根据目前所了解的构音异常，共总结出 26 种类型集中在方框内，经前面检查分析，依异常特点从中选一项或几项相符类型添入结果分析表的错误类型栏内(表 5-2-5)。

举例：g 发成 d，k 发成 t，为齿龈化，置换。

s 发成 g 为软腭化，置换。

7) 总结

把患者的构音障碍特点归纳分析，结合构音运动和训练计划观点进行总结。

表 5-2-5 错误类型举例及说明

错误类型	举例说明	
1. 省略	布鞋 (buxie)	物鞋 (wuxie)
2. 置换	背心 (beixin)	费心 (feixin)
3. 歪曲	大蒜	类似“大”(dai)中“d”的声音，并不能确定为置换的声音
4. 口唇化		相当数量的辅音发成 b、p、f 的音
5. 齿背化		相当数量的音发成 z、c、s 的音

续表

错误类型	举例说明	
6.硬腭化		相当数量的音发成 zh、ch、sh 和 j、q、x
7.齿龈化		相当数量的音发成 d、t、n 的音
8.送气音化	布鞋 (buxie) 大蒜 (dasuan)	铺鞋　　将多数不送气音发成送气音 (puxie) 踏蒜 (tasuan)
9.不送气音化	踏	大　　将多数送气音发成不送气音
10.边音化	(ta)	(da)
11.鼻音化	怕 (pa) 怕 (pa) 大	爸 (ba) 相当数量的音发成 l 音 那　将多数非鼻音发成鼻音 (na) 骂
12.无声音化	(da)	(ma)
13.摩擦不充分	发 (fa)	发音时部分或全部音只有构音器官的运动但无声音 摩擦不充分而不能形成清晰的摩擦音
14.软腭化	人 (ren)	将软腭音、齿背音、前硬腭音等发成 g、k 的音

事情三　弗朗蔡构音障碍评价法

弗朗蔡构音障碍评价法是由英国布里斯托尔市弗朗蔡医院的 Pamela 博士编写的。弗朗蔡构音障碍评价法从反射、呼吸、唇、颌、软腭、喉、舌、言语 8 大项和 28 细项来评价构音器官运动障碍的严重程度。按照评价步骤，根据患者症状，找到最恰当描述患者症状的等级。

河北省人民医院康复中心于 1988 年对该法评定方法中的言语可理解分测验进行了适当的修改，使该评定方法可用于汉语构音障碍患者。评价完成后，患者的障碍类型清楚可见，易于发现哪些功能未受损，哪些功能受损严重。

（一）反射

询问患者、亲属或其他人员来观察、评价咳嗽反射、吞咽、流涎是否有困难或困难的程度。

1. 咳嗽

提出问题：

① 当你吃饭或喝水时，你会咳嗽或呛住吗？

② 你清嗓子时有困难吗？

分级：

a—没有困难。

b—偶有困难、呛住或有时食物进入气管，患者主诉进食必须小心。

c—患者必须特别小心，每日呛1～2次，清痰可能有困难。

d—吃饭或喝水时频繁呛住，或有吸入食物的危险。偶尔不是在吃饭时呛住，例如咽口水。

e—没有咳嗽反射，用鼻饲管进食，或在吃饭、喝水、咽口水时连续咳嗽。

2. 吞咽

如有可能，观察患者喝140 mL的温开水和吃两块饼干，要求尽可能很快完成。另外，询问患者是否吞咽时有困难，并询问有关进食的速度及饮食情况。

评分：喝一定量的水的正常时间是4～15 s，平均8 s，超过15 s为异常缓慢。

分级：

a—没有异常。

b—吞咽有一些困难，吃饭或喝水缓慢。喝水时停顿比通常次数多。

c—进食明显缓慢，避免进食某些食物，或进食流质饮食。

d—患者仅能吞咽一种特殊的饮食，例如单一的或绞碎的食物。

e—患者不能吞咽，须用鼻饲管。

3. 流涎

询问患者是否有流涎，在会话期间观察。

分级：

a—没有流涎。

b—嘴角偶有潮湿。患者可能叙述在夜间枕头是湿的（一些正常人在夜间也可有轻微的流涎）当喝水时轻微流涎。

c—当倾身向前或精力不集中时流涎，略微能控制。

d—在静止状态下流涎非常明显，但是不连续。

e—连续不断地过多流涎，不能控制。

（二）呼吸

1. 静止状态

在患者坐下和没有说话的情况下进行评价，当评价有困难时，可能需要让患者做下列要求：让患者用嘴深吸气且听到指令时尽可能地缓慢呼出。示范，然后记录所用的时间。正常的呼吸能平稳地呼出且平均用时5 s。

分级：

a—没有困难。

b—吸气或呼气不平稳或缓慢。

c—有明显的吸气或呼气中断，或深吸气时有困难。

d—吸气或呼气的速度不能控制，可能显出呼吸短促，比 c 更加严重。

e—患者不能完成这一要求，不能控制。

2. 言语

同患者谈话并观察患者呼吸，问患者在说话时或其他场合下是否有气短。下面的要求可常用来辅助评价：让患者尽可能快地一口气数到 20(10 s 内)，检查者不应注意受检者的发音，应只注意完成这一要求所需呼吸的次数。正常情况下，这一要求是一口气完成的。但是，对于腭咽闭合不全很可能被误认为是呼吸控制较差的患者，则可以让患者捏住鼻子来区别这两点。

分级：

a—没有异常。

b—由于呼吸控制较差，极偶然地中止平稳呼吸，患者可能声明他感到必须停下来作一个深呼吸，即需要一个外加的呼吸来完成这一要求。

c—患者必须说得快，因为呼吸控制较差，声音可能消失，可能需要 4 次呼吸才能完成这一要求。

d—用吸气或呼气说话，或呼吸非常表浅，只能运用几个词，不协调且有明显的可变性，患者可能需要 7 次呼吸来完成这一要求。

e—由于整个呼吸缺乏控制，言语受到严重阻碍，可能一次呼吸只能说一个词。

（三）唇

1. 静止状态

当患者没有说话时，观察唇的位置。

分级：

a—没有异常。

b—唇轻微下垂或不对称，只有熟练的检查者才能观察到。

c—唇下垂，但是患者偶尔试图复位，位置可变。

d—唇不对称或变形，显而易见。

e—严重不对称或两侧严重病变，位置几乎不变化。

2. 唇角外展

要求患者做一个夸张的笑的动作。示范并鼓励患者唇角尽量抬高。观察双唇抬高和收缩运动。

分级：

a—没有异常。

b—轻微不对称，熟练的检查者能观察到。

c—严重变形的笑，显出只有一侧唇角抬高。

d—患者试图做这一动作，但是外展和抬高两项均在最小范围内。

e—患者不能在任何一侧抬高唇角，观察没有唇的外展。

3. 闭唇鼓腮

让患者进行下面的一或两项要求以帮助观察闭唇鼓腮能达到的程度：①让患者吹气鼓起面颊并坚持 15 s，示范并记下所用的秒数，注意是否有气体从唇边漏出，如有鼻漏气，治疗师应该用拇指、食指捏住患者的鼻子；②让患者清脆地发出 p 音 10 次，示范并鼓励患者夸张这一爆破音，记下所用的秒数并观察 p 爆破音的闭唇的连贯性。

分级：

a—极好的唇闭合，保持唇闭合 15 s 或用连贯的唇闭合来重复 p 音。

b—偶尔漏气，冲出唇的密闭，在爆破音的每次发音中唇闭合不一致。

c—患者能保持唇闭合 7～10 s，在发音时能观察到唇闭合，但是听起来声音微弱。

d—很差的唇闭合，唇的一部分闭合丧失；患者试图闭合但不能坚持，听不到发音。

e—患者不能保持任何唇闭合，看不见也听不到患者发音。

4. 交替

让患者重复发 u、i 音 10 次。示范，在 10 s 内作 10 次。让患者夸张运动并使速度与运动相一致（每秒钟做一次）。记下所用秒数，可不必要求患者发出声音。

分级：

a—患者能在 10 s 内有节奏地连接这两个动作，显示出很好的唇收拢、外展动作。

b—患者能在 15 s 内连续这两个动作，在唇收拢、外展时，可能出现有节奏的颤抖或改变。

c—患者试图做这两个动作，但是很费力。一个动作可能在正常范围内，但是另一个动作严重变形。

d—可辨别出唇形有所不同，或一个唇形的形成需做 3 次努力。

e—患者不能做任何运动。

5. 言语

观察会话时唇的运动，重点注意唇在所有发音时的形状。

分级：

a—唇运动在正常范围内。

b—唇运动有些减弱或过度，偶有漏音。

c—唇运动较差，听起来呈现微弱的声音或爆破音，嘴唇形状有许多遗漏。

d—患者有一些唇运动，但听不到发音。

e—没有观察到两唇的运动或在试图说话中唇的运动。

（四）颌

1. 静止状态

当患者没有说话时观察其颌的位置。

分级：

a—颌自然地在正常位置。

b—颌偶尔下垂，或偶尔过度闭合。

c—颌下垂，松弛地张开，但有偶然试图闭合或频繁试图颌复位的动作。

d—大部分时间颌松弛地张开，且能观察到颌缓慢不随意的运动。

e—颌下垂张开很大，或非常紧地闭住；倾斜非常严重，不能复位。

2. 言语

当患者说话时观察颌的位置。

分级：

a—无异常。

b—疲劳时有最小限度的偏离。

c—颌没有固定位置或颌明显的痉挛，但有意识的控制。

d—明显存在一些有意识的控制，但严重异常。

e—在试图说话时，颌没有明显的运动。

（五）软腭

1. 流质

观察并询问患者吃饭或喝水时是否进入鼻腔。

分级：

a—无进入鼻腔。

b—偶尔进入鼻腔，有一两次；咳嗽时偶然出现。

c—患者注意到一周发生几次。

d—在每次进餐时至少有一次。

e—患者进食流质或食物时，接连发生困难。

2. 软腭抬高

让患者发“啊——”5 次，在每次“啊”之间有一个很好的停顿，为的是腭有时间下降，给患者做示范并观察患者在所做的时间内软腭的运动。

分级：

a—软腭充分保持对称性运动。

b—轻微的不对称，但能保持运动。

c—在所有的发音中软腭运动减退，或严重不对称。

d—观察到软腭有一些最小限度的运动。

e—软腭无抬高或无运动。

3. 言语

在会话中注意鼻音和鼻漏音。可以用下面的要求来帮助评价：让患者说“妹（mèi）、配（pèi）”和“内（nèi）、贝（bèi）”，治疗师注意听音质的变化。

分级：

a—共鸣正常，没有鼻漏音。

b—轻微的鼻音过重和不平衡的鼻共鸣，或偶然有轻微的鼻漏音。

c—中度的鼻音过重或缺乏鼻共鸣，有一些鼻漏音。

d—中到重度的鼻音过重或缺乏鼻共鸣，或明显的鼻漏音。

e—言语完全表现为严重的鼻音或鼻漏音。

（六）喉

1. 时间

让患者尽可能长时间地说"啊"，示范并记下所用的秒数，每次发音须清晰。

分级：

a—患者能持续发"啊"15 s。

b—患者能持续发"啊"10 s。

c—患者能持续发"啊"5～10 s，断续沙哑或中断发音。

d—患者能清楚持续发"啊"3～5 s或能发"啊"5～10 s，但出现明显的沙哑。

e—患者不能持续清楚地发"啊"3 s。

2. 音高

让患者唱音阶(至少6个音符)，示范并在患者唱时作评价。

分级：

a—无异常。

b—好，但是患者显出一些困难，嗓音嘶哑或吃力。

c—患者能表现4个清楚的音高变化，不均匀地上升。

d—音高变化极小，显出高、低音间有差异。

e—音高无变化。

3. 音量

让患者从1数到5，每次数数增大音量。开始用一个低音，结束用一个高音，示范。

分级：

a—患者能用控制的方式来改变音量。

b—中度困难，偶尔数数声音相似。

c—音量有变化，但是明显的不均匀地改变。

d—音量只有轻微的变化，很难控制。

e—音量无变化，或者全部过小或过大。

4. 言语

注意患者在会话时是否发音清晰，音量和音高是否适宜。

分级：

a—无异常。

b—轻微的沙哑，或偶尔不恰当地运用音量或音高，只有治疗师能注意到这一轻微的改变。

c—由于话语长，音质发生变化，频繁地调整发音，或者音高困难。

d—发音连续出现变化，持续清晰地发音、适宜的音量、音调都有困难。如果其中任何一项始终有困难，患者应该定在这一级上。

e—声音严重异常，可以显出两个或全部下面特征：连续的沙哑，连续不恰当地运用音高和音量。

（七）舌

1. 静止状态

让患者张开嘴，在静止状态下观察舌 1 min，舌可能在张嘴之后马上不能完全静止，因此，在做“静止”位置的观察之前的这段时间应不计在内。如果患者保持张嘴有困难，就用一压舌板放在其牙齿两边的边缘。

分级：

a—无异常。

b—舌显出偶尔的不随意运动，或最低限度的偏离。

c—舌明显偏向一边，或不随意运动明显。

d—舌的一侧明显皱缩，或成束状。

e—舌显出严重的不正常，即舌体小，皱缩或过度肥大。

2. 伸出

让患者完全伸出舌并收回 5 次，以 4 s 内 5 次完整的运动速度示范。记下所用的秒数。

分级：

a—舌在正常范围内活动平稳。

b—活动慢(4～6 s 内)，其余正常。

c—患者在功能上有改变，不规则或伴随面部怪相，伴有明显的震颤，或在 6～8 s 内完成。

d—患者只能把舌伸出唇或运动不能超过两次，完成要求超过 8 s。

e—患者不能做这一要求，舌不能伸出唇。

3. 抬高

让患者把舌伸出指向鼻，然后再向下指向下颌，连续做 5 次，在做这一动作时，鼓励保持张嘴姿势，以 6 s 内运转 5 次的速度示范，记下测试的时间。

分级：

a—无异常。

b—活动好但慢(8 s 内)。

c—两个方向都能运动，但吃力或不完全。

d—只向一个方向运动，或运动迟钝。

e—患者不能完成这一要求，舌不能抬高或下降。

4. 两侧运动

让患者伸舌，从一边到另一边运动 5 次，在 4 s 内示范这一要求，记下所用的秒数。

分级：

a—无异常。

b—运动好但慢，5～6 s 完成。

c—能向两侧运动，但吃力或不完全。可在 6～8 s 完成。

d—只能向一侧运动，或不能保持，8～10 s 完成。

e—患者不能做任何运动，或超过 10 s 完成。

5. 交替

让患者以尽可能快的速度说“喀(kā)拉(lā)”10 次，记下所用时间。

分级：

a—无困难。

b—有一些困难，轻微的不协调，稍慢，完成要求需要 5～7 s。

c—一个发音较好，另一个发音较差，需 10 s 能完成要求。

d—舌在位置上有变化，能识别出不同声音。

e—舌没有位置的改变。

6. 言语

记下舌在会话中的运动。

分级：

a—无异常。

b—舌运动轻微地不准确，偶尔发错音。

c—在会话过程中纠正发音，缓慢的交替运动也感到言语吃力，个别声母会省略。

d—发生严重的变形运动，发音固定在一个位置上，舌位严重改变，韵母歪曲且声母频繁遗漏。

e—舌没有明显的运动。

（八）言语

1. 读字

下面的字应一个字写在一张卡片上。

民	热	爹	水	诺
名	乐	贴	嘴	若
盆	神	都	围	女
棚	人	偷	肥	吕
法	字	骄	学	船
瓦	次	悄	绝	床
牛	钟	呼	晕	润
刘	冲	哭	军	伦

该　　脖　　南　　桑　　搬

开　　模　　兰　　脏　　攀

要求：打乱卡片，有字的一面朝下放置，随意挑选 12 张卡片。注意，治疗师不要看卡片，给患者揭开卡片，让患者读字，治疗师记下所能听明白的字。12 个卡片中的前两个为练习卡，其余 10 个为测验卡。当患者尝试读出所有卡片时，用这些卡片对照所记下的字。把正确的字加起来，记下数量，用下列分级法评分。

分级：

a—10 个字均正确，言语容易理解。

b—10 个字均正确，但是治疗师必须特别仔细听并猜测所听到的字。

c—7～9 个字说的正确。

d—5 个字说的正确。

e—2 个或更少的字说的正确。

2. 读句

清楚地将下列句子写在卡片上。

这是风车。　　这是篷车。

这是大哥。　　这是大车。

这是人民。　　这是人名。

这是木盆。　　这是木棚。

这是一半。　　这是一磅。

这是木船。　　这是木床。

这是绣球。　　这是牛油。

这是阔绰。　　这是过错。

这是淡季。　　这是氮气。

这是公司。　　这是工资。

这是工人。　　这是功臣。

这是山楂。　　这是山茶。

这是资料。　　这是饲料。

这是老牛。　　这是老刘。

这是鸡肉。　　这是机构。

这是旗子。　　这是席子。

这是溪谷。　　这是西湖。

这是文物。　　这是坟墓。

这是生日。　　这是绳子。

这是莲花。　　这是年画。

这是零件。　　这是零钱。

这是果子。　　这是果汁。

这是诗词。　　　　　　这是誓词。

这是伯伯。　　　　　　这是婆婆。

这是街道。　　　　　　这是切刀。

要求与分级：运用这些卡片，按照前一部分所做的同样方法，用同样的分级法评分。

3. 会话

鼓励患者会话，大约持续 5 min，询问有关工作、业余爱好、亲属等。

分级：

a—无异常。

b—言语异常，但可理解，患者偶尔重复。

c—言语严重障碍，其中能明白一半，经常重复。

d—偶尔能听懂。

e—完全听不懂患者的言语。

4. 速度

从会话分测验的录音带中，判断患者的言语速度，计算每分钟字的数量，填在图表中适当的范围内。正常言语速度为每秒 2 个字左右，每分钟 100～120 个字。每一级为每分钟 12 个字。

分级：

a—每分钟 108 个字以上。

b—每分钟 84～95 个字。

c—每分钟 60～71 个字。

d—每分钟 36～47 个字。

e—每分钟 23 个字以下。

影响因素

听力

视力

牙齿

语言

情感

体位

言语速度(字数/min)

感觉

上唇(左)

上唇(右)

舌尖

（九）评价

构音障碍评价见表 5-2-6。

表 5-2-6　　构音障碍评价总结表

姓名：　　　　　　　　性别：
年龄：　　　　　　　　文化程度：　　　　　　　　日期：
住址：　　　　　　　　　　　　　　　　　　　　　住院号：　　　　　　　　科室：

		反射			呼吸		唇					颌		软腭			喉				舌						言语				
		咳嗽	吞咽	流涎	静止状态	言语	静止状态	外展	闭唇	交替	言语	静止状态	言语	流质	抬高	言语	时间	音高	音量	言语	静止状态	伸出	抬高	两侧运动	交替	言语	读词	读句	会话	速度	
功能正常 ↑	a																														
	b																														
	c																														
	d																														
功能异常 ↓	e																														

总结：
建议：

任务三　运动性构音障碍的治疗

事情一　构音障碍的治疗原则

1. 准确评估、针对训练

对患者进行训练前首先要评估，根据患者的异常言语表现，制订有针对性、个性化的训练方案，并根据训练的具体情况及时进行调整，保证训练效果。

2. 强化训练、循序渐进

训练内容设置时要考虑患者的注意力、耐力及兴趣，治疗师要给予患者反复刺激以强化训练，循序渐进。训练的次数越多，时间越久，训练的效果就越好。

3. 环境良好、态度温和

训练时要求安静、阳光充足，通风良好，温度适宜。治疗师态度温和，语速缓慢，语调平稳。每次训练时间以 30～40 min 为宜。

4. 积极参与、强化信心

训练期间，治疗师要以积极、耐心的态度，影响和感染患者及家属，让其树立战胜疾病的信心，对患者做出的各种反应要给予鼓励，使其能持之以恒地进行言语康复训练。

事情二　构音障碍的治疗方法

（一）放松训练

痉挛性构音障碍的患者，往往存在咽喉肌群的紧张，同时肢体肌肉的张力也增高，通过放松肢体的肌紧张可以使咽喉部肌群也相应地放松。放松训练的部位包括：足、腿、臀；腹、胸和背部；肩、颈、头。

训练时患者可取卧位或坐位等放松体位，闭目，精力集中于放松的部位，患者先运动使肌肉紧张，然后再放松，在肌肉放松时，鼓励患者平稳地深呼吸，同时提醒患者注意紧张感和放松感的对比。例如，肩的放松训练是双肩向上耸，保持 3 s，然后放松，重复三次即可。

（二）呼吸训练

呼吸气流的量和呼吸气流的控制是正确发声的基础，呼气的适当控制是正确发声的关键。增强患者正常呼吸控制能为发声、发音动作和韵律练习打下基础。

1. 呼吸训练

(1) 训练前要调整坐姿，做好三个 90°：踝关节 90°、膝关节 90°、髋关节 90°。躯干要直，双肩要平，头保持正中位。

(2) 将双手置于两侧十一、十二肋部，嘱患者平稳地由鼻吸气，然后缓慢地由嘴呼气。注意胸廓的向外向上运动，纠正肩部运动。每次呼吸之间要有停顿，防止过度换气。

(3) 治疗师数 1、2、3 时，患者吸气；然后数 1、2、3 时，患者憋气；再数 1、2、3 时，患者呼气，以后逐渐增加呼气的间隔时间直至 10 s。呼气时尽可能长时间地发 s、f 等摩擦音，但不出声音，经过数周的练习，呼气时发音时间可达 10 s，并维持这一水平。

(4) 继续呼吸训练，在呼气时发摩擦音由弱至强，或由强至弱，加强和减弱摩擦音的发音强度，在一口气内尽量做多次强度改变。指导患者感觉膈部的运动和压力。这表明患者对呼出气流能进行控制。

(5) 一口气数 1、2、3，逐步增加到 1～10。

(6) 对一些配合不佳或病情稍重的患者，可让其对着镜子先深吸气，然后呼气。若患者呼气时间较短而且较弱，可以采取手法介入的方法，患者仰卧位，治疗师将手放在患者的上腹部，在吸气末推压腹部帮助延长呼气时间。

2. 上臂运动

做上肢举起或划船动作，增加肺活量。上臂上举时吸气，放松时呼气，协调呼吸动作。

3. 增加气流

用一标有刻度(cm)的透明玻璃杯，装上 1/3 的水，把一吸管放入水中，对着吸管吸气，观察气泡达到的刻度，以及吹泡的持续时间，告诉患者吹气泡的结果，经进展情况记录下来。

(三) 口面与构音器官运动训练

1. 本体感觉神经肌肉刺激法

(1) 感觉刺激　用一块冰由嘴角向外上沿颧肌肌腹向上划，并可刺激笑肌，由下向嘴角滑动，时间为 3～5 s，反复刺激。其机理是刺激温度感受器，冲动通过纤维达到中枢神经，这时肌梭的敏感性增加，神经肌肉兴奋，肌肉收缩。还可用软毛刷沿上述部位轻而快地刷拂 1 min。

(2) 压力、牵拉与抵抗　面部肌肉的活动是以各肌群的协调运动为基础的。因此在练习时，应双侧同时进行。

① 压力　由手指或拇指指尖实施，如对颌下舌肌外部施行触压、对舌骨施行压力有助于吞咽。注意轻重，防止患者烦躁不安。

② 牵拉　在运动时，用手指对收缩的肌纤维施行反复的轻击，刺激更大的收缩。如沿收缩的“笑”肌轻轻拍打，可促进微笑动作。

③ 抵抗　对运动施加一个相反的力量，以加强这一运动。只有当患者能够做某种程度的肌肉收缩运动时，才能执行。抵抗力量施加于健侧，当患侧力量足够强时，才可施加于患侧。

2. 下颌的训练

(1) 利用下颌反射帮助下颌的上抬：把左手放在患者的颌下，右手持叩诊锤轻轻敲击下颌，左手随反射的出现用力协助下颌的上抬，逐步使双唇闭合。

(2) 尽可能大地张嘴，使下颌下降，然后再闭口。

3. 舌、唇的训练

通过构音器官检查发现，很多患者都存在舌唇运动异常而导致发音歪曲或置换成其他音。所以要训练患者唇的张开、闭合、前突、回缩以及舌的前伸、后缩、上举、向两侧运动等。训练时，患者要面对镜子，便于模仿和纠正动作，对于较重的患者可以用压舌板和手法协助完成。

(1) 双唇尽量前突（发 u 音的位置），然后尽量向后缩回（发 i 音的位置），重复 5 次休息一会，逐渐增加交替运动的速度，保持最大的运动范围。

(2) 一侧嘴角收拢，维持 3 s，然后休息；重复 5 次，休息。健、患侧交替运动。

(3) 双唇闭紧，夹住压舌板，治疗师可向外拉压舌板，患者闭唇时为防止压舌板被拉出会增加唇闭合力量。

(4) 患者将舌向外伸出，然后缩回，向上向后卷起，重复 5 次后休息，逐渐增加运动次数。治疗师可将压舌板置于患者唇前，由患者伸舌触压舌板或用压舌板抵抗舌的伸出，以加强舌的伸出力量。

(5) 舌尖伸出，由一侧口角向另一侧口角移动。

(6) 舌尖沿上下齿做环形“清扫”动作。

4. 软腭抬高训练

构音障碍患者出现鼻音过重，是由于软腭运动无力或软腭的运动不协调，以及运动速度减小和运动范围缩小所致。

(1) 用力叹气可促进软腭抬高。

(2) 重复发 a 音，每次发音之后休息 3～5 s。

(3) 可用细毛刷、冰块等快速刺激软腭，数秒后休息，可增加肌张力。

5. 交替运动

构音器官的运动速度对发音的准确性和言语的可理解度起重要作用。交替运动主要是舌唇的运动，是早期构音训练的主要部分。在进行交替运动的起初阶段不发音，只做发音运动，以后再练习发音。

(1) 下颌的交替运动：做张闭嘴运动。

(2) 唇的交替运动：唇的前突，然后缩回。

(3) 舌的交替运动：① 舌伸出缩回；②舌尖于口腔内抬高降低；③舌由一侧嘴角向另一侧移动。

(4) 尽快重复动作，随后发音。①u-i；②da，ta；③ga，ka；④ba，pa；⑤ka-la，la-ka；⑥te-ke，ke-te；⑦p-t-k，b-d-g。

（四）发音训练

1. 发音启动

(1) 呼气时嘴张圆，发 h 音的口形，然后有声发 a 音。重复练习后，逐渐减少发 h

音的时间，增加发 a 的时间，最后可练习发其他音。

(2) 做发摩擦音口形，然后做发韵母口形，如 s……a、s……u。

(3) 当喉紧张出现嘶哑时，可做局部按摩和放松动作，可在颏舌骨肌、下颌舌骨肌两处进行按摩；另一种方法是让患者在很轻松的打哈欠状态下发声，因为打哈欠时可以完全打开声门而停止声带的内收。

(4) 促进发音启动的方法：患者深吸一口气，在呼气时咳嗽，然后逐渐将咳嗽变为发元音。一旦发音建立，应鼓励患者大声叹气，促进发音。

(5) 迟缓性构音障碍患者由于喉内收肌瘫痪而出现气息音，可进行以下练习：让患者双手突然用力按压桌面或椅子的扶手，也可以让患者双臂举至肩水平，肘部屈曲，双手十指交叉，然后突然用力将手分开。进行上述练习时要求患者尽力用嘴呼气，然后继续练习发音。

2. 持续发音

(1) 当患者能够正确启动发音后可进行持续发音训练。一口气尽可能长时间地发韵母，用秒表记录持续发音时间，最好能够达到 15～20 s。

(2) 由一口气发单韵母逐步过渡到发两个或三个韵母。

3. 音量控制

(1) 训练患者持续发简单的音，如 m、p、b。

(2) 如果患者持续发双唇音 m 有困难，可发鼻音 n。

(3) 朗读患者较容易发的字、词、词组、语句。目的是改善呼气和音量，通过口唇的位置变化进行对比，促进音的连续性。

(4) 患者保持松弛体位，深吸气，背诵序数 1～20，可换气一次，音量尽量大。

(5) 为改善音量控制，进行音量变化训练时可数数，音量由小到大，然后由大到小，或音量一大一小交替。在复述练习中，鼓励患者用最大音量，鼓励患者让声音充满房间，提醒患者尽可能地放松，深呼吸。

4. 鼻音控制

鼻音过重是由于构音障碍患者的软腭、腭咽肌无力或不协调造成的。言语表现为发音时，鼻腔共鸣的量过多。

(1) 深吸气，鼓腮，维持数秒，然后呼出。

(2) 使用直径不同的吸管，放在口中吹气，有助于唇的闭合，增加唇的肌力。

(3) 练习发摩擦音，如 fa、sa。

(4) 练习发双唇音、舌后音等，如 ba、da、ga。多加强舌唇运动。

(5) 使用腭托：当软腭下垂所致的重度鼻音化构音时，经过训练无效时，可以采用腭托来改善鼻音化构音。

(五) 语音训练

只有当患者的舌、唇、颌以及软腭的运动范围、运动力量、运动速度、协调性和准确性的训练已顺利完成，才能进行语音训练。

(1) 患者在发音时照镜子,以便及时纠正自己的发音动作。

(2) 双唇紧闭,鼓腮,使口腔内气体压力上升,在发音的同时突然让气体从双唇间爆破而出。

(3) 练习发 b 音,鼓励患者观察治疗师的发音动作。

(4) 朗读由 b 音组成的绕口令。

(六) 语言的节奏训练

运动失调和运动过弱性构音障碍患者中均存在重音、语调和停顿不当与不协调,需要进行语言节奏训练。

1. 重音与节奏训练

重音和节奏是相互依存的,因此两者很难分开,在治疗时,两者的治疗使用共同的方法。

(1) 呼吸控制可使重音和轻音显示出差异,从而产生语言的节奏特征。所以,进行呼吸训练有助于发音的同时为节奏和重音控制奠定基础。

(2) 为了促进节奏的控制,可让患者朗读诗歌,治疗师可用手或笔敲打节奏,帮助患者控制节奏。

(3) 强调重音是为了突出语意重点或为了表白强烈情感而用强音量读出来的重音,应用对话练习强调重音。具体可用以下句子练习。

谁今天加班?

小张今天加班。

你什么时候可以出院?

我明天可以出院。

你今天去不去公园?

我今天去公园。

你明天到哪儿去?

我明天去苏州。

2. 语调的训练

语调不仅是声带振动的神经生理变化,而且也是说话者表达情绪和感情的方式。疑问句、短促的命令句,以及表示愤怒、紧张、警告、号召的语句使用升调;表示惊讶、厌恶、迟疑情绪的语句用曲折调;一般陈述句使用平稳、没有显著变化的平直调。语调练习如下。

(1) 练习升调和降调,如一到四声的练习。

ɑ……↗ ɑ……↘ ɑ……↗↘ ɑ……↘↗ ɑ

(2) 给患者做示范,患者模仿不同的语调,传递感情。如兴奋、厌烦、高兴、生气、疑惑、失望、悲哀、鼓励等。

下周就要放暑假了,我好兴奋! ↗

今天又要加班,真烦! ↘

我这次模拟考试又得了第一！↗
孩子们又吵架了，真让人生气。↘
我不清楚他说的是什么意思。↗
他这次又没有考好，有点失望。↘
他父亲去世了，他很伤心。↘
来！我们再来试一下！↗

(3) 练习简单陈述句、命令句的语调，这些语句要求在句尾用降调。如：
我们今天一起做作业。
把门关上！
我们来吃饭吧！

(4) 练习疑问句，这些语句要求在句尾用升调。如：
这是你的书吗？
我可以进来吗？
你是这个学校的学生吗？

(七) 替代言语交流方法的训练

部分重度构音障碍的患者，由于言语运动功能的严重损害，通过各种手段训练，言语交流也难以恢复正常。为使这些患者能进行社会交流，言语治疗师可根据每个患者的详细情况和未来交流的实际要求，选择设计一些替代言语交流的方法。目前国内常用且简便易行的是用图画、词以及句子构成的交流板，经过训练，患者可通过交流板上的内容表达各种意思。图画板是由多幅日常生活活动的图画组成，适用于文化水平较低的和失去阅读能力的患者。词板和句子板写有常用的词和句子，词板和句子板适用于有一定文化水准和运动能力的患者。在训练过程中，随着患者交流水平的提高，应及时调整和增加交流板上的内容。目前在许多发达国家已研制了一些体积小、便于携带和易于操作的交流仪器，这些装置有的可以合成声音，而在我国还有待开发。

任务四　腭裂的评估与治疗

事情一　认识腭裂

(一) 腭裂的定义

腭裂(cleft palate CP)是先天性腭部畸形，口鼻腔相通导致语言含混不清。国内外的调查资料显示，腭裂发生率在 1/600～1/1000。胚胎学指出，腭裂形成于妊娠期的前 3 个月。腭裂的发病原因尚不完全清楚，可能与妊娠早期的病毒性感染，放射线辐射、水、空气等社会公害污染，化学物质，某些药物，遗传等因素有关。腭裂患儿由于不能形

成腭咽闭合，因此会出现构音困难(发音模糊不清)、共鸣不良等言语障碍。

腭裂是最常见的出生缺陷之一。当检查出腭裂患者后，患者家庭对患者应给予必要的重视，及时与医疗机构联系，并早日为患者进行手术修复。同时，应及早进行言语康复治疗，尽可能地减轻患者的腭裂言语障碍。

（二）腭裂的分类

至今在国内外尚未有统一的腭裂分类方法，但根据硬腭和软腭部的骨质、黏膜、肌层的裂开程度和部位，多采用以下临床分类方法。

（1）软腭裂　仅软腭裂开，有时只限于腭垂。不分左右，一般不伴唇裂，临床上以女性比较多见。

（2）不完全性腭裂　亦称部分腭裂。软腭完全裂开伴有部分硬腭裂，有时伴发单侧不完全唇裂，但牙槽突常完整。本型也无左右之分。

（3）单侧完全性腭裂　裂隙自腭垂至切牙孔完全裂开，并斜向外侧直抵牙槽突，与牙槽裂相连；健侧裂隙缘与鼻中隔相连；牙槽突裂，有时裂隙消失仅存裂缝，有时裂隙很宽，常伴发同侧唇裂。

（4）双侧完全性腭裂　常与双侧唇裂同时发生，裂隙在前颌骨部分，各向两侧斜裂，直达牙槽突。鼻中隔、前颌突及前唇部分孤立于中央。

除此以外，国内还有一类分类方法是根据裂隙的畸形程度采用三度分类法：Ⅰ度，悬雍垂裂；Ⅱ度，部分腭裂，又分浅Ⅱ度(软腭裂)和深Ⅱ度(包括一部分硬腭裂)；Ⅲ度，全腭裂(至腭前孔)。

（三）腭裂的言语表现

1. 发声异常

腭裂患者由于其语言器官的异常导致发声方面产生代偿性变化或声带松弛状态发声，形成发声异常，表现为声音嘶哑、低沉或尖锐等。尖锐的声音主要是由于声带振动频率高而产生的；若声带振动频率偏低，声音听起来较低沉，使人感觉声音粗的像在喉咙里咕噜。喉塞发声常见于年少的患儿，因发声时声音突然爆发出来而形成。长期的声带用力发声，使患者声带过度疲劳而发生组织病理学改变，可逐渐形成以声音嘶哑为主的嗓音。

2. 共鸣异常

由于鼻腔分流气体，腭裂患者发非鼻音时，鼻腔参与共鸣，使音质携带了鼻音成分，出现了共鸣异常。同时较难形成足够的口腔内压，声音强度偏弱，气流支持时间也偏短，说话时需频繁换气，但有些患者说话时语流速度加快。

（1）鼻音过重(hypernasality)　这是腭裂患者术后最常见的错误语音形态，表现为发非鼻音性语音时鼻腔有明显的气流共鸣，听觉上音质含糊不清晰。如将 i 发成 eng 或 en。

（2）鼻音过少　也存在鼻音过少的现象，尤其是在行咽瓣术后。表现为鼻化元音和辅音的缺失，还伴有夜晚睡眠呼吸困难，张口呼吸，打鼾等。多见于发 m 或 n 音时。

(3) 鼻漏气　发音时鼻腔有多余的不恰当的气流溢出。表现为发音含糊不清、低沉和音量小。

3. 构音异常

构音异常表现为，在元音方面，由于共鸣的异常而导致元音鼻音化或歪曲等，在辅音方面出现腭化发音、喉塞发音、鼻塞发音、咽擦发音、边音化发音、齿间化发音等。

(1) 声门破裂音：声门强力封闭后，瞬间突然放开，气流迸出的发音方式。

(2) 咽摩擦发音：由于长期的代偿作用，患者咽部肌肉活动度较强，发声时，咽腔缩小形成带有"呲呲"声的发音。

(3) 腭化发音：发声时舌前中部向硬腭拱起的发音，是腭裂患者中发生率最高的发声方式。

(4) 鼻腔构音：气体从鼻腔中除阻的发音。发音时，鼻音会随发音而颤动。这些患者在临床上最容易明确诊断，其主要方法是在发音时堵住他的鼻孔，就难以发出声音。

(5) 齿间化发音：舌尖位于上下齿间发出语音的发音。患者表现出舌体伸出齿列的特点。

(6) 边音化发音：舌体抵住口腔顶部形成封闭腔体，气体从舌与两颊间的空隙一侧或两侧同时逸出。患者常用舌尖抵上齿或下齿缘，气体与声音发出过程中，可见其两颊轻度颤动。

事情二　腭裂的评估

(一) 一般情况及疾病史

言语治疗师需要了解患者的以下情况，并做好详细记录：

(1) 腭裂的发生类型；

(2) 是否进行腭裂修复手术及所采用的方式；

(3) 母亲妊娠期疾病史及用药情况；

(4) 患者出生后与腭裂相关疾病的治疗史；

(5) 患者家族中有无腭裂或其他先天畸形等情况。

(二) 器官检查

器官检查目的是排除构音相关器官的形态学异常，仔细观察构音器官的形态、大小、运动状况及功能是否正常。

1. 颜面、口腔检查

部分腭裂患者并发唇裂、面裂、面部发育畸形、鼻畸形、小耳畸形等颜面畸形以及颜面畸形修复术后出现的瘢痕、鼻孔变形、颜面两侧不对称等。

口腔内，观察腭裂的类型、瘢痕分布的起止情况、软腭及悬雍垂的形态、是否存在腭部瘘孔。

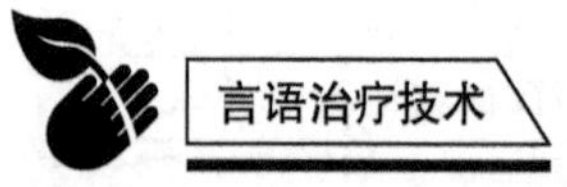

2. 鼻

患者有腭裂合并唇裂时，鼻翼基底部组织缺损，导致鼻形态异常。常表现为两侧鼻翼不对称、患侧鼻孔扁平、鼻尖塌陷、鼻腔狭小、鼻小柱短、鼻梁不正。鼻窥镜检查可见鼻中隔严重歪曲、下鼻甲肥大、鼻通气功能障碍等。

3. 唇

部分合并唇裂的患者，术后患侧上唇瘢痕增生或挛缩，表现为唇缘不齐、上唇组织缺损、上唇运动无力。因此，需要静态观察以及圆唇、展唇运动检查。

4. 舌

观察舌体是否对称，有无肥厚、中凹，舌体能否自如地外伸、上下舔唇、左右舔口角；有无舌系带短而导致舌尖的上抬及外伸的活动受限；是否进行舌系带延长术；是否进行舌瓣修复上腭部瘘孔等。

5. 齿

硬腭裂患者，应观察有无继发上齿弓形改变、牙齿缺失、扭转等现象，以及有无因上颌骨发育不良或下颌骨过度生长引发的咬合异常。

6. 下颌

腭裂患者常出现反颌畸形、开颌畸形及错颌畸形。检查时要注意患者是否出现过度下拉、前伸、上抬等异常动作，以及说话时下颌是否存在侧向摇摆。

7. 硬腭

观察硬腭的长度、腭穹窿拱度、上腭瘢痕以及瘘孔的有无及大小。

8. 软腭

观察软腭的长度、瘢痕、瘘孔及它们的分布。

9. 咽喉

观察患者是否采用了咽后壁肌瓣修复腭裂、咽瓣蒂部位置；是否采用了腭咽环扎术、咽后壁填充术。对于进行了上腭两侧松弛切口修复腭裂的患者，应观察砧骨黏膜瓣的蒂是否过于宽大，是否限制开口动作；做了颊肌黏膜瓣修复或延长软腭的手术的患者，是否出现了因宽厚的蒂而影响咬合的情况。

（三）语言学检查

语言学检查对患者的发声特点、声调是否全面、共鸣状况进行定性评价。

1. 发声检查

以高音、音强、音质及音长四要素为内容。

(1) 长期的腭裂条件形成音高异常，表现为音频过高，发生尖锐的高音，或声带松弛、肥厚、粗糙而振动频率过缓，形成沉闷的低音。

(2) 患者如果存在听力损失，由于自我听觉反馈的作用，患者常发生较响的声音，或者患者长期适应性情急躁的家长的吼叫，也形成了异常大声说话的习惯，表现为音强偏强的特点。

(3) 音长的异常表现为不能连贯地表达较长的一句话，中间出现突然停顿、换气，或表现声音越说越弱，发音速度突然加快等特点。

(4) 音质的异常主要表现为带呼吸音的气嗓音发音、完全以鼻腔控制发音的鼻音质、沙哑的发音。

2. 声调检查

腭裂患者很少发生声调异常。

3. 共鸣检查

异常共鸣常表现为过高鼻音、过低鼻音、发音时鼻腔内伴有嗞嗞的杂音。语言学检查还应注意患者出现的口吃或语流的改变。

(四) 腭咽闭合功能检查

1. 口腔视诊

观察静止状态下软腭的长度、腭咽间距；发 ɑ 音时，软腭、咽侧壁、咽后壁的动度及腭咽间距；咽后壁是否存在派氏嵴，其位置如何。

2. 鼻息镜检查

将鼻息镜或普通小镜子置于患者鼻孔下，鼻孔在开放状态下，让患者发 ɑ、i 音，或让患者吹泡泡，观察镜面是否因有鼻部漏气而出现的冷凝区。若有冷凝现象，应考虑腭咽闭合不全。

3. 发音检查

让患者在两种情况下分别发 ɑ、i 音，记录其发音的时长，并记录音质是否发生变化。两种情况是鼻孔开放及用手堵住鼻孔。若在两种情况下的音色、时长有明显变化，则应考虑存在腭咽闭合不全。

4. 仪器设备检查

(1) X 线放射检查　以静止位、ɑ 音位、i 音位综合测量硬腭、软腭长度，软腭与咽后壁形成的腭咽闭合是否完成。X 线动态摄像可弥补照片的不足，观察连续说话时的腭咽闭合功能多采用头颅腭咽侧位片照相或动态摄像。腭裂患者术后受相关肌肉发育影响、伤口疼痛以及瘢痕组织的影响，不能立即显示良好的闭合功能。需要等待瘢痕软化和肿胀消退。所以，应在术后 3～6 个月后才能对腭咽闭合功能进行准确评价。

(2) 鼻流计　腭咽闭合功能不全患者鼻腔气流的分流量明显增强，鼻流计是一种实时检查的客观定量设备，用于测量发音时，口鼻腔气流分布比率。百分比值越大，鼻音成分越多。它不仅用于检查腭咽闭合功能，还可运用于语言训练时向患者解释鼻音的目标值。

(3) 光导纤维鼻咽喉内窥镜检查　将内窥镜经过鼻腔到达软腭上方，直接观察软腭及咽侧壁活动。可以观察声带是否存在红肿、息肉、边缘不齐等病理现象。检查记录方式有拍片和录像两种方式。这是一种不受任何发音条件限制的客观定性方法。

(4) 计算机语言频谱分析　通过计算机测定患者语音中声音信号的频率、声学特征的物理参量，可精确测定、研究语音问题。

（五）构音障碍的语音检查

1. 会话检查

通过自由交谈，了解患者语言的可懂度、语言流畅状况、理解及表达水平。

2. 音素检查

用汉语拼音的全部声母、韵母排列表，详细检测和记录患者的构音特点。

3. 双声词检查

汉语多是二字词方式构成一个完整的意义表达单位。选词时采用普通话推广办公室推荐的正音词表。词组组成除了具有"双声"的特点外，韵母的选择要注意音位的显著对立。词表的音位对立，充分显示发音时口腔开合、舌位高低变化的特点。例如：

标兵　摆布　辨别　面貌　牧民　理论　丰富　主张
刻苦　亲切　流利　事实　祖宗　层次　猜测　色素

4. 短文检查

一般选择儿歌或绕口令。如：

小皮球，圆又圆，
阿姨带我上公园。
到了公园不乱跑，
阿姨说我好宝宝。

上述语音检查结果，均要在检查的同时进行记录。检查语音时，学龄前儿童采用带读方式，既检查构音，又了解患者对语言刺激的敏感性。

事情三　腭裂的语言训练

（一）语言训练的要求

腭裂语言训练应从手术后 2～3 个月开始，平均一周 1～2 次，每次需 45～60 min，要求家庭配合训练每天不少于 45～60 min，儿童采用游戏加训练方式以保持训练的兴趣。术后语言训练对于腭裂语音的改善与手术同等重要。

（二）语言训练的目标

训练目标分为三个层次。

(1) 训练开始 3～4 个月后，音素、音节、双声词在控制鼻部气流逸出的条件下，能够正确发音。

(2) 训练开始 4～6 个月后，开始向短文过渡，要求控制鼻腔气流，在速度慢于正常阅读的条件下，能够逐渐准确地发准每一个音，并逐步减轻外界条件对鼻气流的控制。

(3) 训练开始 6～10 个月后，语流速度逐渐接近正常阅读，口语要形成脱口而出的标准语音。

以上三个目标的实现，需要治疗师积极调动患者的训练信心，并督促患者家属完成治疗内容。

（三）腭裂语言训练的方法

1. 给予心理支持

腭裂对患者及家属的心理健康会产生很多不良的影响。在对腭裂患者进行语言训练时，要及时与患者及家属沟通语言训练的近况、讨论训练的方案，要使患者及家属树立治疗和训练的信心。

2. 发声障碍的训练

发声障碍最常见的问题是音高太高及音质嘶哑。发声障碍可以采用以下方法训练。

（1）软起音：患者首先在训练起始时，使其放松喉部压力，以无声的 au 音向低沉浑厚的 a 音过渡。患者可能自我感觉气流不足，大部分气流从鼻腔逸出，对此可采用堵住鼻孔的方法。

（2）音节训练时，采用“唱音”方式将患者的音高降下来，诱导患者模仿。选择难度较低、患者感兴趣的歌曲，伴患者同“唱”，使之习惯于正常的音高及起音方式。

3. 腭咽闭合不全的训练

（1）按摩软腭：采用中指指腹按摩硬腭及软腭，或者于手术后 2～3 个月开始用软毛刷轻刷腭部。以螺旋式按摩，动作要轻柔、均匀，时间不宜太长。

（2）吞咽运动：术后 1～2 周内，以全流质饮食吞咽为主；3～4 周至缝线脱落，以半流质饮食为主；缝线脱落后以普通饮食吞咽为主。避免食用含骨头的食物，以及体积过大的食物。在未进食时，可以进水帮助产生吞咽运动。

（3）发 a 音训练：要求声音越长、越响、越高越好，逐渐增加音高。

（4）呼气训练：患者可进行持续而有节制的呼气动作，如吹气球、吹口琴、吹蜡烛及管乐器等。此法可锻炼和增强腭部肌肉的力量，促进腭咽腔闭合。每天可做多次练习，一般可持续 3～4 个月。

4. 增加口腔气压训练

让患者双唇紧闭，鼓腮不要漏气，当口腔内的气压达到最大时，再用力将气呼出。患者腭咽功能不全时，可以用堵住患者鼻孔的方法进行练习。当用此法有所改善时，可逐渐放开手指进行练习。

5. 唇、舌运动训练

（1）唇的训练　训练患者张口、展唇、圆唇、咬唇、双唇互压、砸唇等运动，训练时要求患者端正坐姿，双目平视，躯体自然放松，调整呼吸。一般反复练习 4～8 次。

（2）舌的训练　训练患者舌的上下、伸缩、卷曲、颤动、圆周等运动。让患者将舌尖伸出口外，再缩回口内，练习发 d、t、n、l 等音；舌尖抵住下前牙，舌背做上下运动，练习发 g、k、h、j、q、x 等音；舌尖做圆周运动，先口唇再转至唇齿间，然后发 z、c、s、zh、ch、sh 等音。

6. 构音障碍的训练

（1）声门破裂音的训练：训练时放松喉部压力，先改变发声方法，然后从韵母或无

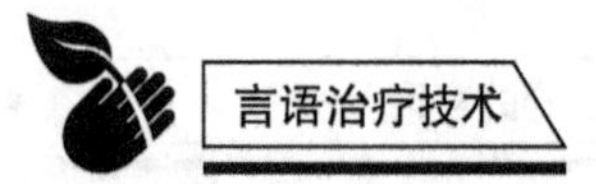

意义音过渡到双唇音。训练举例:o→p→po。

(2) 腭化发音的训练:训练首先让患者放平舌体,将舌体伸出齿列,上下齿轻轻咬住舌尖,可以多伸出。训练举例:训练舌尖音 d、t。

(3) 鼻塞发音的训练:训练时堵住患者的鼻孔,禁止气流通过鼻腔,面部放松,用正确的发音方法,发音部位训练。训练举例:i、x。

(4) 齿间化构音的训练:训练时首先上下齿咬合,并且放平舌体,将舌尖抵住上下齿缝,部分患者因牙齿缺失或咬合异常,可观察到舌尖位置,巩固舌尖于牙齿间的"搭齿"关系训练。或者进行舌尖及舌侧缘与整个齿列的接触训练,然后将气流从软塑管中挤出,顺序发出声母、音节。

(5) 边音化发音的训练:训练时改掉舌头"悬空"的状态,注意两侧舌缘与齿列要贴合,使气流从口腔、舌体中线部分流出。

要进行全部音节的训练。利用普通话 400 多个音节,结合四个声调进行训练,采用韵母、声母、音节、双声词同步进行的方式。

双声词可根据现代汉语词典选择更多的词汇训练。

短句、短文可以选用诗、词、绕口令、儿歌等内容,以选用汉语拼音注音的文章为佳。

值得注意时,不同的患者的发音水平、心理状态存在一定的差异。因此,在训练时,要结合患者自身及家庭具体情况制订训练计划,使患者的言语功能得到更好的改善。

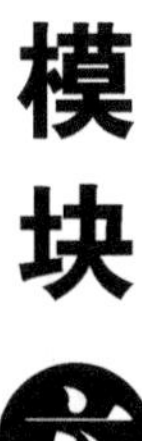
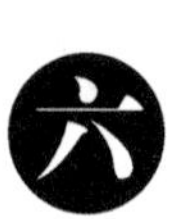

发声障碍的言语治疗技术

任务一 概 述

发声(phonation)是指在正常身体姿势基础上,使用正确的呼吸方法,使呼出气流冲击声带产生振动,振动经声道的其他部分加以调制而获得可听声的过程,是人说话和唱歌时的生理行为。

发声障碍又叫嗓音障碍(voice disorder),是指由于呼吸及喉存在器质性病变导致的失声、发声困难、声音嘶哑等。是日常生活中常见的发声异常,其病变原因多种多样。因此,关于发声障碍的分类非常困难,目前还没有统一的分类方法。但习惯上我们把它分为两大类:功能性异常和器质性异常。

事情一 话音异常

(一) 音调异常

(1) 高额异常　多见于男性,大部分患者由变音期障碍引起,具体表现为说话音调较高,高于习惯音调,即所谓的“男腔女调”,少部分患者可能是由于习惯或喉肌紧张失调所致。

(2) 低频异常　话音低于习惯音调,多见于女性,往往由于女性应用雄激素过多所造成,少数是由于习惯性所引起。

(3) 窄频异常　话音单调乏味,话音域范围很小,只在一个音调以内说话,所以听起来很单调。一股男女都有两个八度音。

(二) 音强异常

说话声音响度减弱或增强称为音强异常,临床上可遇到以下几种情况。

(1) 功能过强性嗓音异常　说话声过强或太用力而引起。声音的强弱依赖于声门下压,声门下压的高低取决于声门的阻力,即声门闭合的力量。声门下压、声门闭合的力量或紧张度在正常情况下是彼此协调的,一旦失控,声带过度紧张,闭合力量过大,常常会出现以下病状:由于声带收缩过紧而发不出声,或发声似挤出来似的;由中音转高音时经常中断,发音不亮似挤紧闷塞状;由于发音费力,颈部带状肌紧张隆起,颈静脉怒张,面部紧张而潮红。

(2) 功能减弱性发音异常　这是由于喉肌张力不足，松弛乏力，致声门闭合不良，声门可呈三角裂隙或梭形裂隙。此时声门下压力较低，说话可有气息音，音强较弱，响度不足。

(3) 功能性失音　常见于神经官能症，说话一点声也没有或完全成气息音。

(4) 其他原因引起的发音障碍　由于身体过度虚弱或患肺脏疾病时，肺功能不足，可出现发音过度虚弱，音强软弱，响度很低，或由于听力障碍，对强音音调失去控制。如神经性耳聋，往往是发音过强。传导性耳聋可因骨导增强而出现音量自发增强，从而迫使患者压低声音说话，故可出现发音过弱。

（三）音色异常

(1) 鼻音　开放性鼻音：有的发音经过鼻腔共鸣，有的发音不经过鼻腔，但软腭麻痹或腭裂时，凡发音皆通过鼻腔，故形成开放性鼻音。鼻塞性鼻音：鼻腔闭塞时，鼻腔共鸣消失，可出现闭塞性鼻音。

(2) 嘶哑　嘶哑是指喉发音失去了圆滑清亮的音质，喉病最常见的症状就是轻重不同的嘶哑。

(3) 字音不清　字音不清是指发音的清晰度差，字音含糊不清，常缺乏辅音，听起来很不悦耳，缺少抑扬顿挫的韵律。

事情二　歌声异常

歌唱发音异常变化，临床病状可分为以下几种。

（一）轻声与渐强又渐弱的发音障碍

发这两种声音时，需要喉肌在呼吸之间细致调控。这种发音障碍常发生在疾病的初期，表现在唱轻音或渐强又渐弱时发音困难或根本不能。

（二）高音困难

高音困难多为声带前 1/3 处有小结，妨碍声带闭合，轻时高音困难，重时高音不能。

（三）破音

破音即唱到一定音高时声音发生断裂，常是声带小结的早期病状或在声带有黏液性分泌物时出现。

（四）音强不正

音强不正即所谓的跑调或走调。唱歌时音调不准，忽高忽低，常常是由于听力不好或喉肌闭合能力较差导致控制失调而引起。

（五）音质分离

唱时音区高低不衔接，明显分为两截。一般多在换音点处分开，多由于发音方法不良、喉部疾病或喉内肌功能失调而引起。

事情三 咽感觉异常

咽部感觉异常可以单独出现，也可以同嗓音症状同时出现。症状不一，轻重不同，可有异物感、烧灼感、干燥感和疼痛感等，疼痛感往往在发声时或发声之后出现。

事情四 发声障碍影响因素

（一）发音滥用

发音滥用是引发嗓音疾病最常见的原因之一，如患者经常在嘈杂的环境中说话，喜欢尖叫或者长时间无休息地用声，发音的频率不合适等。不良的生活习惯包含抽烟、酗酒、熬夜等。

（二）感染与炎症

上呼吸感染、扁桃体炎、喉炎、鼻窦炎、支气管炎等均可因下行感染声带影响发声，同时出现疾病本身的相应症状。临床上喉科医生还应警惕一些特殊感染，如喉结核。病毒感染中最常见的是人乳头状瘤病毒引起的喉乳头状瘤，可见于成人及婴幼儿。各种真菌感染如组织胞浆菌病、球孢子菌病、念珠菌病等引起的真菌性喉炎亦可影响发声。

（三）全身因素

很多全身疾病也能导致嗓音问题，常见有以下情况。

1. 反流性喉炎

据统计，反流性喉炎在嗓音疾病的患者中发病率高达50%。此病主要是各种原因导致的胃食管括约肌一过性或者持续松弛，导致胃内容物反流，到达喉部引起炎症。可以是一种静态的反流，即患者本身并没有感觉。

2. 内分泌功能异常

嗓音被认为是人的第二性征。嗓音对机体内分泌水平的变化异常敏感。性激素的变化引起嗓音改变在临床上很常见，如性激素水平对于男性变声期及女性月经期声音变化影响都很大。甲状腺功能减退或亢进能影响声带固有层液体成分的变化，引起声带体积及形状的变化，导致嗓音变化。此外，甲状旁腺、肾上腺及垂体等其他激素水平的异常也可以导致发声障碍。65岁以上的老年人还可以因为激素水平的改变导致嗓音萎缩而出现嗓音改变。

3. 神经源性疾病

神经源性疾病包括帕金森氏病、各种震颤性疾病、重症肌无力等均可影响发声功能。另外，各种其他疾病导致的支配声带的神经麻痹也可导致声带运动功能受损害。精神性发声障碍最常见于年轻女性患者，于情绪激动或精神创伤之后突然失音，声带外形正常。表现为言语性发声时，声带不内收，处于外展位或声带飘动不定，声门裂忽大忽小，非言语性发音正常，如咳嗽、笑和打哈欠等动作时，发音是正常的。

（四）结构异常

1. 声带小结

声带小结又称歌唱家小结，多与职业用声有关，如歌唱演员和教师等，在歌唱演员中，常在高音歌手多见。临床表现为一定时期（一到两个月）存在的声音嘶哑，常在大声说话或唱高音时明显，间断性的发音疲劳，有时伴有咽喉痛。喉镜检查可见双侧声带游离缘前中 1/3 交界处黏膜增厚，颜色发白或呈淡红色的小结节状突起，常为双侧性，也可单侧发声，小结和声带表面常附有黏液丝或小片状的分泌物，当声带闭合时会影响声门的关闭。

2. 声带息肉

声带息肉是一种良性增生性疾病，好发于一侧声带的前中 1/3 交界的边缘，多为单侧，也可双侧发病。声带息肉多因慢性喉炎用声不当、过度发声以及强烈发声使声带表面受损造成。临床表现为持续存在的长时间声音嘶哑，说话低沉、费力、粗糙，喉部疲劳感，随时间增长症状缓慢加重，严重者可以失声。喉镜下观察可见声带一侧边缘的白色半透明或粉红色新生物，带蒂或基底部很广，表面光滑，发声时带蒂的息肉可随呼吸上下活动，息肉侧声带呈慢性炎症样变。

3. 声带任克水肿

声带任克水肿是指发声的声带固有层浅层 Reinke 间隙水肿，可能是由于长期吸烟或在异常粉尘环境下工作，声带黏膜受到损害造成。临床表现为早期出现说话疲劳、声质粗糙、音调降低、难以发高音，随病情发展逐渐出现声音嘶哑、低沉。喉镜下观察可见明显的声带水肿，累及单侧或双侧，声带变得高低不平坦，边缘饱满，肿胀的范围可以累及声带的全长。频闪喉镜下可以观察到双侧声带表现为大幅度、不对称的黏膜振动波，就像水肿组织的运动一样。

4. 声带沟

声带沟多数为先天性、双侧对称。

5. 声带瘢痕

创伤可使声带纤维化，从而使声带所具有的特殊层次结构消失，进而阻碍声带振动而引发发音障碍。

6. 声带出血

多数声带出血可自行缓解，但血肿机化或纤维化可导致瘢痕形成，从而会引起持久性声音嘶哑。

7. 喉乳头状瘤

喉乳头状瘤是由人乳头状瘤病毒引起的上皮性病变。

8. 声带癌

无论手术或放疗，早期声带癌预后好，但是心理上造成的影响往往更为严重。

任务二　发声障碍的检查与评价

人类嗓音发声的形成过程十分复杂，往往需要呼吸系统、发声系统、共鸣构音系统及神经系统等协同完成。人体任何系统的功能障碍都可以影响发声，因此通过对发声的检查就可对相关疾病进行早期诊断。

事情一　喉常规检查

（一）病史

详细的病史可帮助诊断，其内容与其他各科基本相同，包括主诉、现病史、既往史、月经史、生育史和家族史等。但对职业性用声者应询问与职业有关的问题。

（二）喉的外部检查

观察喉的外部有无畸形、大小是否正常，位置是否在颈前正中部，两侧是否对称。甲状软骨和环状软骨的前部，可用手指触诊，注意喉部有无肿胀、触痛、畸形以及颈部有无肿大的淋巴结或皮下气肿等。还可用拇指、食指按住喉体，向两侧推移，扪及正常喉关节的摩擦和移动感觉。如喉癌发展到喉内关节，这种感觉往往消失。在进行气管切开术时，喉的触诊尤其重要，可以以环状软骨弓为标志找到与其下缘连接的气管。

（三）喉镜检查

发声体声带位于喉部声门区，位置深藏，无法用常规方法直接检查，因此临床上需借助喉镜进行。

1. 间接喉镜检查

(1) 概述　间接喉镜检查方法是著名声乐教授Garcia于1851年发明的，因为这种方法具有简便易行、便于掌握及患者痛苦少等优点，故沿用至今。通过间接喉镜检查，可了解声带的色泽、形态、运动和声门闭合状况，并注意有无充血、水肿、肥厚、小结、息肉等病变。检查时应包括呼吸和发声两种状态下的声带情况。

(2) 方法　检查时让患者正坐，上身稍前倾(图 6-2-1)，头稍后仰，张口，将舌伸出。检查者先调整额镜对光，使焦点光线能照射到悬雍垂，然后用纱布包裹舌前部 1/3，避免下切牙损伤舌系带，以左手拇指(在上方)和中指(在下方)捏住舌前部，把舌拉向前下方，食指推开上唇抵住上列牙齿，以求固定。再用右手按执笔姿势持间接喉镜，稍稍加热镜面，不使起雾，但切勿过烫，检查前应先在手背上试温后，再放入咽部，以免烫伤黏膜。将喉镜伸入咽内，镜面朝向前下方，镜背紧贴悬雍垂前面，将软腭推向上方，避免接触咽后壁，以免引起恶心(图 6-2-2)。检查者可根据需要，略微转动和调整镜面的角度和位置，以求对喉及喉咽部作完整的检查。首先检查舌根、舌扁桃体、会厌谷、喉咽后壁、喉咽侧壁、会厌舌面及游离缘、杓状软骨及两侧梨状窝等处。然后嘱受检者发“衣”音，此时可看到会厌喉面、杓状会厌襞、杓间区（位于两侧杓状软骨之间）、室带与声带及其闭合情况（图 6-2-3）。在正常情况下，喉及喉咽左右两侧对称，梨状窝无积液，黏膜呈淡红色，声带呈白色条状。发“衣”音时，声带内收，向中线靠拢；深吸气时，声带分别向两侧外展，此时可通过声门窥见声门下区或部分气管的软骨环（图 6-2-4）。另外检查时应注意喉的黏膜色泽和有无充血、水肿、增厚、溃疡、瘢痕、新生物或异物存留等，同时观察声带及杓状软骨活动情况。

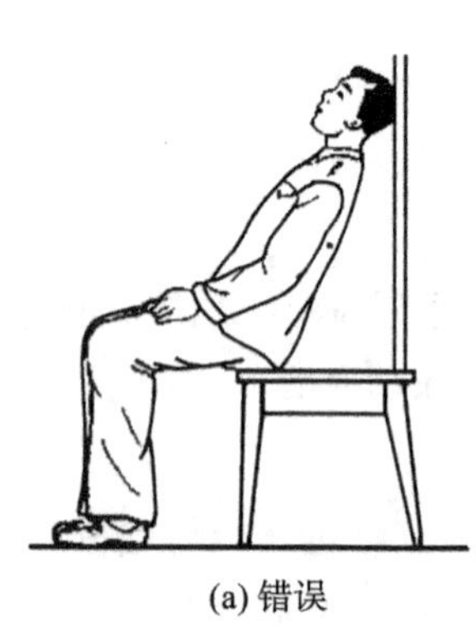

(a) 错误

30 cm

(b) 正确

图 6-2-1　间接喉镜检查受检者姿势

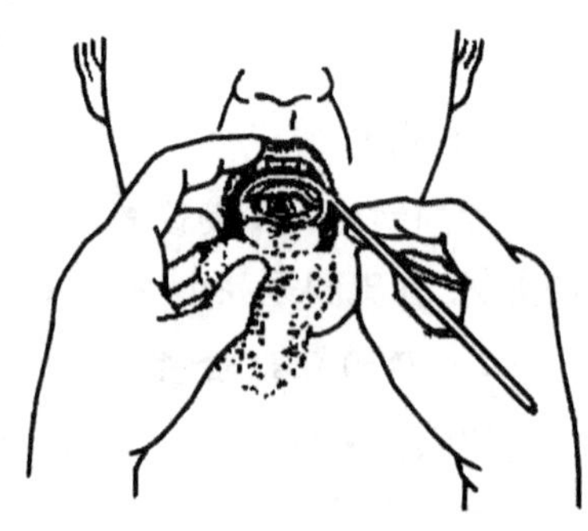

图 6-2-2　间接喉镜检查

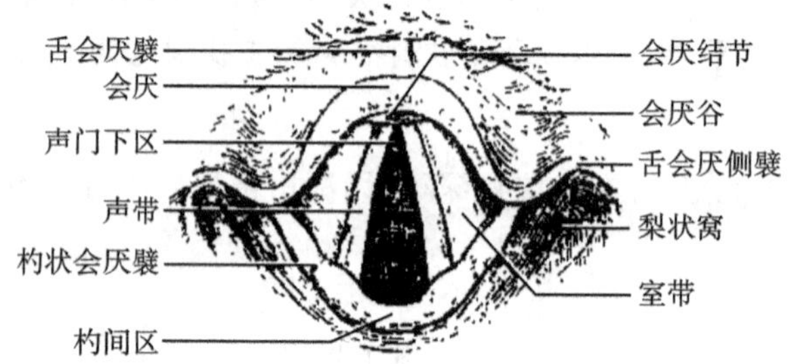

图 6-2-3　间接喉镜检查正常喉像

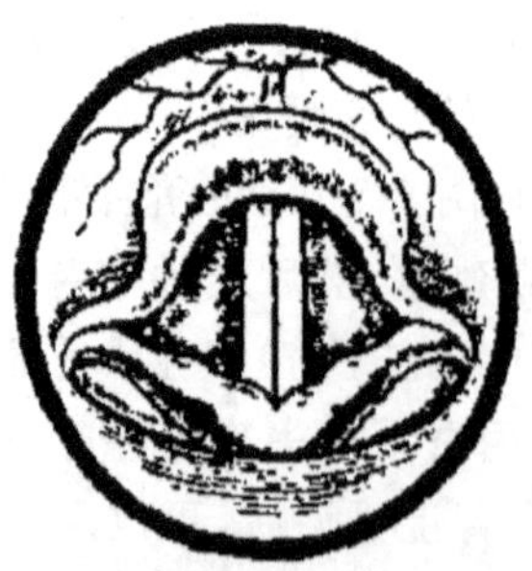

(a) 发声时声带内收运动

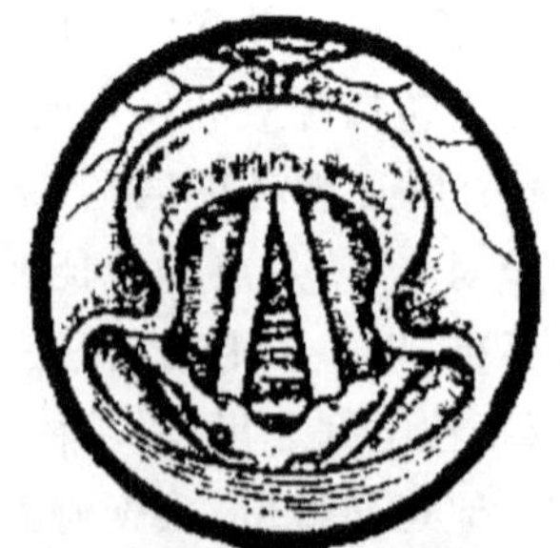

(b) 呼吸时声带外展运动

图 6-2-4　发声和呼吸时声带的运动

2. 纤维喉镜

(1) 概述　纤维喉镜是利用透光玻璃纤维的可曲性、纤维光束亮度强和可向任何方向导光的特点，制成的镜体细而软的喉镜，可用于间接喉镜检查不满意的患者。通过纤维喉镜不仅能够观察咽喉部病变，而且可以在更接近自然状态下观察声带、声道的变化，以及与发音、吞咽、呼吸的关系，从而有助于更为复杂的动态嗓音评估。纤维喉镜还可与喉动态镜、摄像系统及计算机系统连接。镜管可同时配以负压吸引及活检钳插入通道，必要时还可同时进行吸引及局部活检。同其他喉内镜一样，纤维喉镜观察到的是喉像为间接喉镜像的倒像。

(2) 方法　患者取坐位或卧位，检查前可在鼻、咽喉处施以表面麻醉，在镜远端的2～3 cm处涂以润滑油。检查者左手握镜柄的操纵体，右手持镜干远端，轻轻送入鼻腔，沿鼻底经鼻咽部，进入口咽，再调整远端，伸至喉部时，可观察舌根、会厌谷、会厌、杓状会厌襞、梨状窝、室带、喉室、声带、前联合、后联合和声门下区。

3. 电子喉镜

电子喉镜是利用电子内镜影像系统及数字影像处理系统处理观察后的病变，其形体轻巧、纤细、灵便，检查的范围包括鼻腔、鼻咽部、口咽部、下咽部、喉部，甚至可以深入到气管，了解气管的情况，为喉肿物病变范围的内界、下界提供较明确依据。如可对早期的喉部肿物、炎症、异物、声带麻痹以及喉部发声功能障碍的患者做出明确诊断。对咽喉部症状，如声音嘶哑、咽部异物感、吞咽困难等患者做出声带小结、声带息肉、声带白斑、囊肿及喉部的恶性肿物的早期诊断，也可对喉部发声功能障碍的患者做出明确诊断。

事情二　嗓音功能评估

(一) 嗓音质量评价

1. 嗓音质量主观评价

(1) 专业人员主观感知评价　专业人员的主观评价主要根据音调、响度、音质、持续时间进行判断。主观感知评价目前还没有标准化和定量化，当前普遍应用的是日本言语矫正与语音学会提出的嘶哑GRBAS评估标准。G(grade)：对异常嗓音的整体主观感知分级。R(roughness)：粗糙声，发音不规则程度。B(breathiness)：气息声程度。A(athenian)：发音弱或无力程度。S(stain)：发音过度紧张或亢进程度。五个标准中的每一个参数又分四级：0表示正常；1表示轻度异常；2表示中度异常；3表示严重异常。

(2) 患者自我评价　通过直接询问或特殊设计的问卷进行分级，最常应用的为嗓音障碍指数(VHI)。

2. 嗓音质量客观物理分析与测量

(1) 概述　嗓音客观声学分析包含嗓音障碍指数、音域图、语谱图、嗓音疲劳测试、频率微扰和振幅微扰、噪声测试等指标，可客观地评价嗓音质量。通过声学分析可以初步分析发音有无病理改变，是否使用自己合适的发音特性发音，声音中是否含有较多的噪音成分。

(2) 方法　嗓音质量客观分析包括持续元音分析和连贯言语分析两种，在临床实践中主要使用前者。即测量时，以舒适的音调和响度发持续元音 i、ɑ、u 音(通常发 i 和 ɑ 音)，选择其稳定部分(一般取 1000 ms 的中间段)进行分析。

(二) 声带振动评价

1. 频闪喉镜检查

(1) 概述　频闪喉镜是通过频闪光源代替平光使高速振动的声带变为肉眼可见的慢速运动，从而使检查者能观察到声带黏膜上的微细病变。它是一种无创伤、无损伤、痛苦小的检查手段。频闪喉镜采用差频原理，将声带振动减慢，被广泛应用于喉部病变的诊断、术中监控和疗效观察。由频闪光源、硬质窥镜(70°或 90°)或纤维喉镜、麦克风、脚踏开关、摄像系统及显示系统组成。

(2) 方法　环境安静、光线较暗，患者坐位，放松。麦克风固定于甲状软骨处或直接连接在喉窥镜上，将喉窥镜深入患者口咽部，患者平静呼吸，旋转使镜头对准喉。使用 70°镜时，镜头接近咽后壁，使用 90°镜则镜头位于硬腭、软腭交界处、平行于声带。嘱患者发"衣"音，检查者可通过脚踏开关启动并控制声脉冲与闪光光源间的相位角，从0°～360°连续可调，从而观察声带振动过程中任何瞬间的动相(缓慢振动)及静止相。

2. 声门图

(1) 概述　声门特征包括电声门图、光声门图和超声声门图。作为唯一评估声门关闭相的方法，电声门图的应用范围最广，它与频闪喉镜系统结合可较准确地研究病变对声带振动体模式的影响规律，从而可为喉部疾病的诊断提供客观的量化指标。

(2) 方法　①电声门图：通过电声门图仪测量组织中的电阻抗变化，描出声门开放与闭合曲线。检查时，将两个表面电极分别放置在颈部皮肤两侧甲状软骨表面，记录声带振动时电极间阻抗改变，从而可反映出声带接触面积与分离程度的变化。

② 光声门图：检查时将光声门图仪光源放在适当位置，通过声门下的光敏元件检测发音时通过声门的光强度。

③ 超声声门图：检查时将发射和接受声波的探头放在颈部两侧甲状软骨板水平的皮肤上，探头通过电流激发发射出一个超高频率声波，声波穿过软组织，人体各种软组织间因密度与声阻抗的不同而形成界面，声波遇到界面被反射，压电晶体探头收到回波，并将超声的机械振动转换回电流脉冲。

(三) 喉肌电图检查

(1) 概述　喉肌电图(electromyography，EMG)是通过检测喉部在发音(不同音调)、呼吸、吞咽等不同生理活动时喉肌生物电活动的状况，以判断喉神经、肌肉功能状态，对神经性喉疾病、吞咽障碍、痉挛性发音困难、插管后喉关节损伤以及其他喉神经肌肉病变的诊断及治疗提供科学依据。喉肌电图的目的是区分正常及异常的动作电位，发现及评估肌肉及局部神经病变的严重性。喉肌电图能够确定喉神经肌肉病变的部位，评估自发恢复的预后，指导临床是否进行手术。

（2）方法　环甲肌：检测环甲肌时，在颈部中线上外侧 3 mm、环状软骨下缘处进针后，向后上刺入 0.5～1 cm。甲杓肌：检测甲杓肌，从环甲间隙中线外侧 0.2～0.3 cm，穿过环甲韧带后，向外上后呈 45 °进针，进针深度男性 2～2.5 cm、女性 1.5～2.0 cm。

（四）气流动力学测量

（1）概述　人们可以通过改变口唇的形态、改变喉的位置等方法改变人的发音特性，但输入喉的气流值却是无法改变的，故评估嗓音功能时，测量喉下的气流特性就显得非常重要。气流动力学评估是对声道气流及气体容量进行测量，确定发音的有效性，以了解生理及病理状态下发音的生物动力学改变。测量的参数包括声门气流量、声门下压力、发声压力阈值、发声气流阈值、声门气流量等。应用空气动力学分析和声学检查能较为客观全面地评价喉功能。空气动力学喉功能检查在国外已广泛应用于嗓音的临床和基础研究。

（2）方法　声门下压最古老的测量方法是经气管壁穿刺放置导管导出压力计或压力传感器而进行的直接测量方法（Van den Berg，1956；Netsell，1969；Hixon，1972）。该方法直接、准确，但因该方法有创伤，故临床实际使用不多。1968 年，Lieberman 采用体积测量法测量发音时气流的波动，是将气密性好的气囊包裹检查者的下颈部，通过提起的变化反映发音气流。这种方法仪器庞大、复杂，难以进行校正。另一种测量方法是通过在声门内放置微型压力传感器直接测量压力。测量时麻醉患者声带，将探测器和两个传感器从鼻腔中放入，其中一个放在声门上，另一个放在声门下，通过测量跨声门的压力差，得到声门下压值。1972 年 Rothenberg 使用的反滤波法，是通过测量声门的气流波形和体速度，结合口腔内压力数值推断声门下压。

（五）喉的影像学检查

1. 概述

喉部 X 线检查常用于喉部肿瘤、异物等诊断，检查方法有透视、平片、体层片、喉造影和 CT、MRI 扫描等。如侧位片在诊断会厌、杓状会厌襞和声门下区的恶性肿瘤的范围和大小、喉狭窄的程度，可有一定的帮助。体层 X 线拍片是在平静呼吸或发音时进行喉部逐层显像，清楚显出病变的范围和性质。喉腔内造影术能将整个咽喉部的轮廓显示。喉部 CT 及 MRI 扫描，对了解喉部肿瘤的位置、大小、范围有一定的价值，同时可以了解喉周围间隙、会厌前间隙及喉软骨的受累情况，对于颈部淋巴结有无转移及淋巴结被膜外受侵的状况有所了解，对于喉癌的分期及预后的评估更有价值。同时 CT 对于喉部外伤的程度、软骨骨折移位的程度、呼吸道梗阻的状态也有一定的诊断价值。

2. 方法

(1) X线检查：

① X线平片：平片摄影包括正、侧位平片，正位平片因有颈椎重叠，喉的成像不清楚，故临床上很少使用，侧位平片诊断价值较大，大致可以显示甲状软骨、舌骨、会厌、喉室和气管等结构。

② 体层摄影：多采用正位，取喉前缘后5 mm的间距，在平静呼吸、深吸气、发音及改良的valsalva状态下进行摄片；在距离皮肤表面2～3 cm处的体层摄影片上，可显示喉腔、声带及室带；同时在平静呼吸、深吸气和发声不同状态下可以观察喉部结构的活动状态，目前临床较常用；对喉部占位性病变的诊断十分有用，可判断肿物的大小及位置，对声带麻痹的诊断也比较有用，但对较小的肿物则不显示，对炎症性肿胀或肿瘤尚难以严格区分。

③ 造影检查：造影前必须禁食，通常采用滴入法对下咽部、舌根、喉部及气管上端表面进行麻醉，在患者平静呼吸时将碘酊沿舌根滴入，在X线透视下即可见到造影剂缓缓进入声门上区、声门区及声门下区，按需要进行摄片；或者经口放入导管至声门下5 cm，然后在头低体时注入药剂5 mL，插入导管至舌根部后再注入药剂5 mL，在透视下，当药物流入声门上区、声门区及声门下区时进行摄片。

(2) CT检查　喉部CT扫描，采用仰卧位颈伸展，在平静呼吸时从环状软骨下1 cm至甲状软骨上1 cm进行扫描；也可以有选择地应用增强扫描方法，提高病变与正常组织之间的差别。

(3) MRI检查　喉部MRI扫描，体位要求与CT大致相同。MRI检查显示喉内软组织结构较好，但由于扫描时间较长，吞咽及运动产生的伪影可影响图像质量，从而导致声带的信号与肌肉信号相似或略高于肌肉信号。该技术在显示喉部淋巴结有较大的优势。

任务三　发声障碍的训练与指导

事情一　训练原则

发声障碍的治疗是指通过功能康复训练的方法系统地纠正错误的发音模式、异常的音质、音调和音量的过程。治疗目的是学会正确的用嗓方式，恢复正常的嗓音或改善有缺陷的嗓音，使患者在言语交流时有轻松、愉快的感觉，并能根据背景及要求采用相应的嗓音。对发声障碍的矫治而言，治疗前的检查(包括询问病史、主观评估和客观测量)是很重要的。它不仅可以让治疗师了解患者的用嗓情况，还可以为分析患者嗓音障碍提供依据。

对发声障碍进行功能康复训练要遵循以下原则。

1. 选择合适的训练时机

对于发声障碍的训练要选择合适的介入时机。急性炎症、声带小结及器质性病变引起的发声障碍应先进行临床治疗，使发声器官在形态上基本恢复正常后再进行功能康复锻炼。在早期病变时，不能急于进行系统训练，而应进行正确用嗓指导，使声带得到休息，待病因得到纠正后再进行系统训练。

2. 进行有针对性的训练

发声训练要针对发声障碍的主要问题进行。在训练前，首先要对患者的发音障碍进行正确的评价和分型，了解发声障碍的各个侧面和程度。在此基础上制订能使发声功能得到改善的治疗方案，并根据方案实施治疗。在治疗过程中，再根据出现的具体问题对方案进行调整，从而使治疗围绕着患者的具体问题进行。

3. 强化与反馈

训练时，如果患者反应正确应及时给予反馈并鼓励，反之要让他知道发声错误并及时给予指导。向患者传递反应正误的过程称为反馈。正确使用反馈在训练过程中非常重要，特别是刚刚开始训练时及时给予反馈，往往会使患者积极配合训练，取得更好的训练效果。

4. 重新建立正常的运动模式

发音障碍常常是由于用嗓不当或嗓音滥用造成的。患者形成了错误的呼吸以及发声动作，与正常发声的生理运动及动作相违背，因此训练的主要原则是使患者重新获得正确呼吸和发声的动作(运动模式)，并在此目的下进行一系列的功能训练，使正确的运动模式固定下来。

5. 确定合适的训练量

要让患者重新获得正常或接近正常的稳定的发音模式，就需要一定量的重复训练。只有足够的重复训练才能重新确立正确发音模式并在生活中得以应用，但运动量必须是适合的，过大的运动量会带来喉肌及声带的疲劳和劳损，反而会加重发声障碍。因此，要确定适量的功能训练，让患者能够承受并且不至于产生运动疲劳反应。

6. 补偿和接受

对于部分器质性病变(如喉麻痹、慢性水肿的发声障碍)，功能训练并不能完全恢复至病前的状态。因此要立足于现有发声器官的潜能，确立正确的期望值，使患者接受能达到的发声状态。

7. 指导和训练相结合

功能训练要和指导发声相结合，患者在经过康复锻炼获得正常发声功能后，在日常生活中仍会遇到导致发声不正确的易发因素，因此指导患者进行嗓音疾病的自我预防保健是非常重要的。要使患者在日常会话中有意识地保护用嗓，用声疲劳后懂得适当休声，预防嗓音疾病的发生。

事情二 训练方法

发声障碍的矫治一般由基础性治疗、针对性治疗和综合性治疗三部分组成。基础性治疗主要是发声器官及相应组织的放松训练。针对性训练是指发声异常的矫治。前者是后者的基础,被称为“热身运动”;后者只有在前者的基础上才可以获得较好的矫治效果。发声器官及相应组织的放松训练由颈部放松、声带放松、哈欠-叹息法和咀嚼法等方法组成,其主要目的是通过让喉部肌群进行紧张与松弛的交替运动,使呼吸肌群、发声肌群以及构音肌群之间达到协调与平衡。发声异常的矫治包括响度异常的矫治、音调异常的矫治、粗糙声和气息声的矫治,其主要目的是对症治疗,分别针对具体的异常情况采用相应的治疗方法和手段进行治疗。综合性治疗主要是在基础性治疗和针对性治疗的基础上进行综合提高训练,尽可能使患者能发出更完美的嗓音音质。

(一) 基础性训练

1. 颈部放松训练

准备动作:直立位,双脚左右分开,两脚间距约 30 cm,双手自然下垂。具体步骤如下。

(1) 向前运动 头部直立,颈部放松,头部随重力作用迅速向前低下,下颌触及胸部,感觉颈后部肌肉被拉直,然后将头部缓慢上抬,恢复直立位。重复此运动 10 次。

(2) 向后运动 头部直立,颈部放松,头部随重力作用迅速向后倾,下颌上抬,感觉颈前部肌肉被拉直,然后将头部缓慢抬起,恢复直立位。重复此运动 10 次。

(3) 向左运动 头部直立,颈部放松,头部随重力作用迅速倒向左侧,感觉颈右侧肌肉被拉直,然后头部缓慢抬起,恢复直立位。重复此运动 10 次。

(4) 向右运动 头部直立,颈部放松,头部随重力作用迅速倒向右侧,感觉颈左侧肌肉被拉直,然后头部缓慢抬起,恢复直立位。重复此运动 10 次。

2. 声带放松训练

准备动作:取坐位或直立位,保持身体放松,口面部放松。

(1) 平调向前打嘟训练 深吸气,紧闭双唇,保持上身稳定,腹部隆起;呼气时,声带振动并带动双唇振动向正前方发“嘟——”的音,重复 5 次。

(2) 平调旋转打嘟训练 深吸气,紧闭双唇,保持上身稳定,腹部隆起;呼气时,声带振动并带动双唇振动,头部向左前、正前、右前旋转,同时发“嘟——”的音,重复 5 次。

(3) 升调打嘟训练 ①深吸气,紧闭双唇,保持上身稳定,腹部隆起;呼气时,声带振动并带动双唇振动,头部向左上方运动,同时音调向上变化发“嘟——”的音,重复 5 次。②深吸气,紧闭双唇,保持上身稳定,腹部隆起;呼气时,声带振动并带动双唇振动,头部向右上方运动,同时音调向上变化发“嘟——”的音,重复 5 次。

(4) 降调打嘟训练 ①深吸气,紧闭双唇,保持上身稳定,腹部隆起;呼气时,声带振动并带动双唇振动,头部向左下方运动,同时音调向下变化发“嘟——”的音,重复 5

次。②深吸气,紧闭双唇,保持上身稳定,腹部隆起;呼气时,声带振动并带动双唇振动,头部向右下方运动,同时音调向下变化发"嘟——"的音,重复5次。

(5) 升调旋转打嘟训练　①深吸气,紧闭双唇,保持上身稳定,腹部隆起;呼气时,声带振动并带动双唇振动,头部向左上方运动,同时音调向上旋转发"嘟——"的音,重复5次。②深吸气,紧闭双唇,保持上身稳定,腹部隆起;呼气时,声带振动并带动双唇振动,头部向右上方运动,同时音调向上旋转发"嘟——"的音,重复5次。

(6) 降调旋转打嘟训练　①深吸气,紧闭双唇,保持上身稳定,腹部隆起;呼气时,声带振动并带动双唇振动,头部向左下方运动,同时音调向下旋转发"嘟——"的音,重复5次。②深吸气,紧闭双唇,保持上身稳定,腹部隆起;呼气时,声带振动并带动双唇振动,头部向右下方运动,同时音调向下旋转发"嘟——"的音,重复5次。

3. 哈欠-叹息训练

打哈欠时呼吸器官、发声器官和共鸣器官都处于放松状态,在哈欠后发叹息声是自然的、放松的嗓音。

① 让患者模仿很困时打哈欠的动作,接着在叹气时发叹息声 hai,重复练习数次。

② 叹息时发一些简单的音,如单音节的"哈,哈,哈"、双音节的"蛤蟆"等。

4. 咀嚼训练

咀嚼法可以帮助患者张大嘴巴,起到使嘴和喉部放松的作用。在咀嚼的同时训练说话,就能形成与自己的自然音调非常接近的音调。这种训练简单且易操作,趣味性强,而且效果明显。

① 咀嚼运动:想象着在咀嚼一块很大的口香糖或橡皮糖,需要很大幅度地运动下颌和舌头进行咀嚼,连续咀嚼,重复数次。

② 咀嚼拟声训练:模拟咀嚼的同时,发一些简单的音,如"yam、yam、yam""ye、ye、ye"或"yao、yao、yao"等,这样的声音听起来比较放松、柔和。

③ 咀嚼发声训练:逐渐减小咀嚼运动的幅度,发"娃娃"或"呱呱"以及与之相关的词组,如"娃娃的手机"等。

(二) 针对性治疗

1. 音调过高的治疗策略

尽管同为音调过高的发声障碍,但是病因可能极为不同。需要具体分析各种可能的病因,再开展针对的治疗。如果是有听力障碍的患者,则应尽可能地确认其听力补偿或重建达到最适范围,以提高音调的听觉识别能力;如果是青春期变声引起的发声障碍,则可以考虑进行心理咨询、吸气发声训练治疗或气泡发声训练等;如果是因为在发声时喉位过高,喉肌紧张而导致的发声障碍,则应通过喉部按摩训练、手指按压训练等方法适当降低喉位,减缓喉肌紧张性。如果解决了以上导致发声障碍的病因后,还存在音调过高的症状,则应采取降低音调的针对性训练。

1) 明确目标音调

(1) 与同一年龄、性别的正常参考值(目标音调)进行比较,明确患者需要矫正治疗的音调范围。

(2) 把降调目标分为几个小的阶段来实施。

(3) 对于具有音乐知识的治疗师，可以把患者的目标音调或阶段性目标音调转化为音阶进行音调认识和训练。

2) 降调训练

(1) 目标音调匹配训练，明确每一阶段的目标音调，言语治疗师录下患者本人或他人的具有目标音调的声音，然后反复播放此录音并要求患者模仿匹配训练。

(2) 以新建立起来的音调(较低音调)发一些单元音或零声母的音，然后发词语音，再过渡到句子，并进行录音。与训练前的录音进行比较，体会音调的变化，巩固练习数次。

(3) 进行下一阶段的音调匹配训练，即重复以上的训练步骤，逐步降到目标音调，并把这个目标音调(准自然音调)变成新的习惯音调，因为用这种音调发声，声带处于最为放松、自然的状态。

(4) 如果患者对乐器很感兴趣，或者对音乐知识比较熟悉，治疗师可以采用乐器降调训练。

① 音调分辨：用乐器(钢琴或电子琴)弹奏患者习惯音调的调子(较高的音调)，然后弹奏降低一个度的调子，让患者重复认识这两个调子的不同。

② 模仿目标音调：治疗师弹奏一下较低的调子，让患者用单元音 ɑ 或 i 进行匹配模仿，如患者的调子是 c^4，治疗师弹奏的调子是 b^3。同时让患者模仿发音。

③ 分阶段进行降调：待患者可以模仿降低一度的调子后，用不同的元音巩固这个示范音的训练。然后在这个基础上再降低一度的调子，重复以上步骤。

④ 过渡到词语或句子：降调训练需要一段较长时间的巩固练习，然后逐渐过渡到零声母的词，最后过渡到词组或句子。

2. 音调过低的治疗策略

出现音调过低的发声障碍时，同样需要先分析出现此障碍的病因。如果是因滥用或误用嗓音而导致的，需要通过耐心解释和指导减少不良的发声习惯，养成正确用嗓和合理用嗓的习惯，或用喉部按摩手法使喉部紧张的肌肉得到放松，重新调节声带振动的方式和规律性；如果是存在患者模仿低音调的心理因素或生活环境，则应减少环境因素或心理因素的影响，向患者解释这种不恰当的音调的危害，进行适当的心理辅导；如果在解决了以上病因后，还存在音调过低的嗓音问题，则应采用升高音调的针对性训练。

1) 音调的感知

通过弹奏钢琴或电子琴的琴键，让患者从听觉上感知低音、中音、高音以及其他的音调。如果是儿童患者，还可以在多媒体课件上播放动画：音调高时，小袋鼠爬得高；音调低时，小袋鼠爬得低。视觉效果明显，并增添了训练趣味性。

2) 建立目标音调的训练

(1) 使用“嗯哼”音作为训练的目标音调。①若患者的习惯音调比发“嗯哼”音时所使用的音调更低，那么，用习惯音调（就是被认为太低的那种音调）大声朗读一两个句子，接着突然停下来说"嗯哼"，并进行录音。仔细聆听录音，判断"嗯哼"音的音调是否为录音中较高的音调。尝试着使用"嗯哼"音的音调再朗读一遍上述材料。如果做到了这一点，就可以尝试使用更高的音调进行朗读。反复练习数次。②回到患者的习惯音调（那个较低的音调），以此水平的音调开始，逐步提高音调说

1　1　1　1

并判断患者的音调是否能逐步提高，例如：

1

1＊＊＊

1

1

仔细听第二个音（标注了"＊＊＊"的）。这可能就是所要的那个音调。判断患者在念其他词语时音调是否也能达到这个较高的音调水平。③以标注了"＊＊＊"的较高音调（平调方式）来训练说一些词语。同样进行一些阅读训练。在找到这个比较高的接近自然音调的音调后，在此音调水平上继续进行训练。

（2）通过语音测量明确目标音调。①通过语音测量仪器测出患者的平均言语基频，与同年龄、同性别正常组进行对比，就可知道患者音调的自然音调值（即目标音调）。②如果患者的音调很低，与本人的自然音调相差很远，则可以根据情况制订阶段性的目标音调，逐步进行升高音调的训练。

（3）升高音调训练。①通过以上方法找到患者的自然音调后，如果患者习惯音调比自然音调要低很多，言语治疗师可以根据实际情况分阶段地进行升高音调的训练，称为阶段性目标音调。②音调匹配训练：言语治疗师录下患者本人或他人的具有阶段性目标音调的声音，然后反复播放此录音并要求患者模仿和匹配训练。如果是儿童患者，治疗师可以根据患者的阶段性目标音调，设立一个只有下限的升高音调训练的多媒体游戏，让患者进行尝试。如"小茶壶"游戏，设置好小茶壶的运动轨迹（只有下限，没有上限），只要患者的音调升高，不撞到茶杯，游戏就成功。把目标音调分成几个阶段逐步实现升高音调的训练。待患者领会了游戏规则，并对游戏很感兴趣时，适当地增加升高音调的难度，即设置音调上升的轨迹（既有上限值，又有下限值），让患者升高音调的训练可以受到主观的控制。③单元音过渡到词语匹配：在单元音稳定在新建立起来的音调（较高音调）之后，再逐步过渡到用新的音调发一些词语的音，并进行录音。与训练前的录音进行比较，体会音调的变化，巩固练习数次。④重复以上训练步骤，直到习惯音调达到准自然音调的水平。

3）使用乐器进行升高音调训练

如果患者对乐器很感兴趣，或者对音乐知识比较熟悉，治疗师可以采用乐器进行降调训练。

（1）弹奏患者的习惯音调（那个较低的音调）的琴键，以这个音调发"ɑ——"音，

患者很容易做到，然后将音调提高一个音阶，让患者再试着发 ɑ 音匹配这个音调。巩固数次。

(2) 待音调提高一个音阶后，必须通过上到下和下到上的转化训练来巩固新建立起来的音调。如从习惯音调 c^1 上升到 d^1 后，必须进行这两个音阶之间的上升和下降的音调训练，使阶段性目标音调完全巩固。

(3) 待患者成功地将习惯音调提高一个音阶后，再以相同的方法模仿更高一个音阶的音调，以到达患者的目标音调。

(4) 用目标音调发单韵母的音，如 ɑ——、i——、u——等。

(5) 用目标音调发复韵母的音或词语的音，如 ɑi、ie、u 或“阿姨”、“叶子”、“雨衣”等。

(6) 用目标音调发词组或句子的音：升高音调的训练同样需要一个较长的时间进行巩固练习，所以患者或治疗师不要急于求成。应该多进行单元音或单音节的目标音调训练。最后，再尝试词组和句子的训练。如：

好吃？

你今天感觉如何？

这个故事有多长？

你现在到哪里去？

4) 手指按压训练——升高音调

准备动作：声带放松，用拇指和食指的指腹放在你的甲状软骨的两侧，然后准备发声。

(1) 用习惯音调(较低的音调)发 ɑ——的音，感觉你的甲状软骨的位置。

(2) 再让患者试着发一个较高音调 ɑ——的音，同时治疗师用拇指和食指把患者的甲状软骨往上推，同时体会嗓音的变化，并记住甲状软骨的位置。

(3) 在手指按压训练的辅助下，发单韵母 ɑ、i、u 的音，注意保持较高的音调(即目标音调)，重复数次。可以让患者自己用手指辅助发音。

(4) 再逐步过渡到手指辅助下发词语或句子的音，以巩固目标音调的发声方式，直至除去辅助方法，也能保持目标音调的发音。

3. 音调单一的治疗策略

出现音调单一的发声障碍，需要先分析出现此障碍的病因。如果是因为喉肌肌群紧张而致，则应采用喉部按摩或哈欠-叹息训练的方法来放松喉部肌群；如果是有嗓音的滥用或误用习惯，则应减少嗓音的滥用或误用，建立好的用嗓习惯；如果在解决了以上病因后，还存在音调单一的症状，则应通过针对训练来建立轻松、自然、富有音调变化的嗓音。

1) 感知音调变化的训练

在实时言语测量仪器的音调界面上，发啭音 i 或 ɑ，可以看到曲线随音调的高低上下波动。或者用多媒体动画来实时反馈音调的高低，如小蜜蜂飞行游戏中，小蜜蜂飞行的高度和音调的高低相对应。

2）增加语调变化的训练

① 让患者认识到语调单一的嗓音问题。在实时言语治疗仪的音调界面，对患者语调单一的嗓音进行录音，并与正常的语调作比较，使患者体会到自己语调缺少变化，音调单一，听起来很机械。

② 升高语调的训练：通过实时言语治疗仪进行视听反馈和匹配练习，用疑问句式进行练习。例如：

好吗？
是吗？
不行？

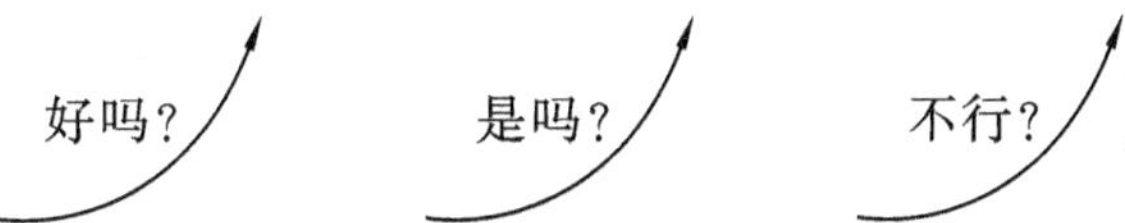

③ 降低语调的训练：通过实时言语治疗仪的匹配练习，用陈述句进行练习。例如：

去吧！
行了！
不行！

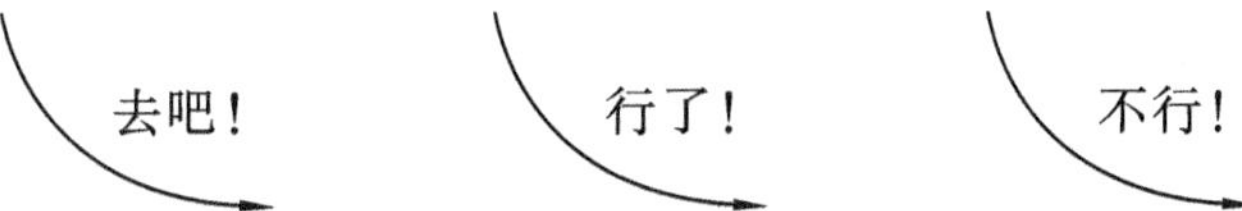

④ 语调转换的训练：通过实时言语测量仪的匹配练习，使语调进行连续变化（先上升再下降）。例如：

不是？
什么时候？
是的？

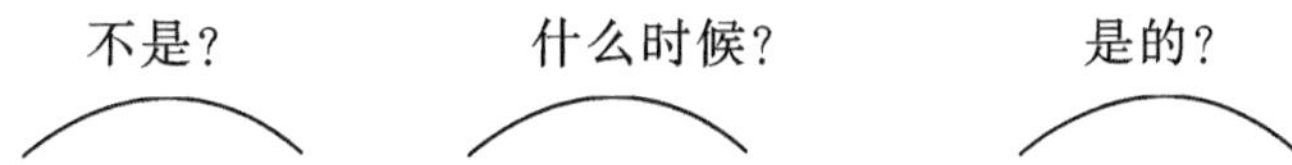

⑤ 分别用疑问句、反问句和肯定句进行转调训练。例如：

语调上升（疑问）	语调下降（肯定）	语调上升和下降（反问）
生气吗？	生气	生气？
伤心吗？	伤心	伤心？
有希望吗？	有希望	有希望？
害怕吗？	害怕	害怕？
高兴吗？	高兴	高兴？

4. 响度过小的治疗策略

出现响度过小的发声障碍，需要先分析出现此障碍的病因。如果是因言语呼吸不足而致响度过小，应该通过最长发声时间、最大发声个数训练，肺活量训练等方法增加肺活量，改善言语呼吸支持；如果是因有长期的发声亢进的病史，继而引起声带肌劳损、响度降低，则应该采用声带放松、喉部按摩、减少嗓音的滥用和误用等方法。在解决了以上病因后，若还存在响度过小的嗓音问题，则应采用增强响度的针对性训练。

(1) 认识响度　向患者详细解释言语声有五个不同的响度等级，分别是，耳语声、轻声、交谈声、大声和叫喊声，以及不同响度的适用场合。我们平时面对面的交谈，最常用的是交谈声。治疗师用“你好”对不同响度言语声示范一遍，然后让患者模仿一遍。

(2) 明确患者的言语响度等级　让患者以习惯的言语响度再发一遍“你好吗”，言语治疗师指出患者的言语响度太小，属于“耳语声或轻声”，要进行增加响度的训练。

(3) 改变响度的训练　①模仿大海退潮涨潮时的海浪声，发 sh 音。涨潮时，响度增加；退潮时，响度减弱。②模仿汽车或飞机接近、经过以及远去时的声音，发 f、m 或 n 的音。③模仿蚊虫接近、经过、远去以及又返回来时的声音，发 z 的音。

(4) 增加响度的训练　在实时言语测量仪的音调响度界面，通过治疗师示范，患者尝试把响度增加一个等级，并可以看到言语响度的变化，再播放训练前后的录音，比较增加响度后声音的变化，并记住和使用这个目标响度发声。或者采用多媒体动画，使患儿在游戏中练习增加响度的训练。使训练更加直观并富有趣味性。待患者在训练中的言语响度达到目标响度(一般为交谈声响度为 65 dB)后，再让患者用同样的响度说一些句子，朗读短文，再到讲述一个故事。

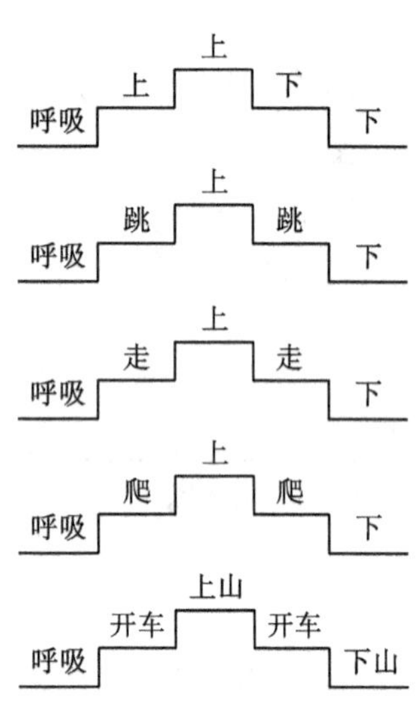

图 6-3-1　采用梯度训练法增加响度变化

(5) 增加响度变化的训练　①梯度训练法：依次发以下音，伴随“开心地大笑”，并逐行增加或减弱发音的强度，使呼吸动力稳固持久；同时有效地利用呼出的气流，使发音轻松自然，如图 6-3-1 所示。②动作辅助法：将双手置于身体正前方，当音量增加时，双手向两外侧运动展开。音量降低时，双手则回收至身体前方正中央。③距离训练法：和同伴背对背站立，采用 A 问 B 答的方式，完成一次问答。两个人分开一步距离，整个过程复述相同的句子，反复进行，直到 A、B 之间的距离非常之远，然后逐步拉近 A、B 之间的距离。距离增加，响度也增加。

5. 响度过大的治疗策略

分析响度过大发声障碍的病因，如果不是听力障碍、噪音滥用或误用所致，则应该采用降低响度的针对性训练。

(1) 认识响度训练。

(2) 改变响度的训练：具体操作见“响度过小的治疗策略”。

(3) 降低响度训练：在实时言语治疗仪的响度界面，通过治疗师示范，患者尝试把响度降低一个等级，并可以看到言语响度的变化，再播放训练前后的录音，比较降低响度后声音的改变，并记住和使用这个目标响度发声。或采用多媒体动画，使患儿在游戏中练习降低响度的训练。使训练更加直观并富有趣味性。在患者言语响度达到目标响度后，再让患者用同样的响度说一些句子，朗读短文，讲述一个故事。

(4) 在言语响度水平降到目标水平后，采用增加言语响度变化的训练：具体操作见“响度过小的治疗策略”。

6. 粗糙声的治疗策略

分析粗糙声发声障碍的病因，如果不存在嗓音的滥用或误用及喉部肌群紧张等病因，那么就可能是其他因素导致的声带振动扰动值增大，需要采用针对训练来提高声带振动的规律性，减少声带振动扰动情况。

(1) 气泡发声训练　气泡音是由一系列缓慢的噼啪声组成的声音，这种声音是低沉的、共鸣的。动态喉镜能清晰地看到，发气泡音时，声带将闭合得更紧密。

① 呼气时发气泡音：呼气时，张开嘴(中等程度)，发一系列气泡音，重复数次。

② 以气泡音的形式发单元音：在呼气时，发气泡声，慢慢过渡到发单元音，如 a、i、u 的音，并尽可能延长单元音的发音。然后，在呼气时，发气泡声，再过渡到发其他单元音，如 o、e 等，尽可能延长单元音的发音。重复数次。

③ 以气泡音的形式发复元音：在呼气时，以气泡发声的方式发复韵母，如 ao、ua、iao、uai 等。

④ 以气泡音的形式发单音节的词或词组的音：在呼气时，以气泡发声的方式发单音节词的音，如“猫”“包”“要”“雨衣”“衣服”等。

⑤ 以气泡音的形式发句子：以气泡发声的方式发句子的音，如“妈妈爱我”“我爱妈妈”等。

⑥ 恢复正常的低音调的发声方式：以新建立起的音调朗读句子或短文，可以和以前的高音调相对比。

(2) 吟唱式发声训练　吟唱式发声就是类似佛教读经的声音，词语或句子被平铺直叙地读出，要求音调响度变化不大，发声时没有重音之分，此时声带处于完全放松的状态。

① 耐心解释并进行示范：吟唱法只是一种改善嗓音音质的训练方法，只在训练时使用，不同于平时的发声方式。言语治疗师可以用吟唱的发声方式朗读一段文字，示范给患者看。

② 如果患者未能掌握这种发声方式，可以先从吟唱词语或词组开始，然后再到吟唱句子。

③ 待患者领会了吟唱式发声后，用吟唱法进行大声地朗读(每种发声方式朗读 20 s 左右)，并进行录音。

④ 播放训练前习惯的嗓音和用吟唱法朗读的声音，比较这两种发声方式，它们之间的响度和音调的差别，由此可以证明吟唱音对建立正常的软起音发声有很好的作用。

⑤ 掌握吟唱式的发声方式后，然后逐渐向正常的自然音调的发声方式过渡，并保持吟唱法所建立的新的发声方式：软起音的声时更长。

7. 气息声的治疗策略

分析出现气息声发声障碍的病因，如果不存在嗓音滥用或误用、喉部肌群紧张、声带运动无力等因素，那么则会存在声带肌闭合不全的因素，需要进行针对性训练。

(1) 气泡发声训练　气泡发声训练对于声带小结或变声期的嗓音障碍有很好治疗作用，但必须要求患者在声带放松的基础上进行气泡发声的训练，这样做效果最佳，且有助于改善声带闭合的程度及音质。

(2) 半吞咽发声训练　①首先向患者解释“吞咽动作”，包括喉抬起和放下两个过程，然后让患者用手指指腹触及喉部，并做缓慢的吞咽动作，体会吞咽时喉的上下运动。②在吞咽进行到一半即喉的位置最高时，要求患者用较低的音调响亮发 bo——m。特别注意：这种发声方法并不是先吞咽后发声，而是在吞咽进行到一半时发 bo——m。③通常只需练习几次，患者就能响亮地发出 bo——m，而且这种嗓音音质接近正常，气息声减少。将这种嗓音录下来，再与治疗前的嗓音进行比较，并要求患者体会两者之间的不同。④接着要求患者在“喉部抬得最高”时分别发下面的音：

bo——m

bo——m ＋ i

bo——m ＋ i ＋ bo——m

bo——m ＋ 短语的音

bo——m ＋ 短语的音＋ bo——m

⑤逐渐增加短语的长度，将 bo——m 淘汰。⑥再逐渐地将吞咽动作省略，使发声恢复正常。

(3) 甩臂后推发声训练　①指导患者紧握双拳，提至胸前，然后将手臂突然地向下向后甩至臀部以下时，手掌完全张开。然后在甩臂后推的同时发声，两者同步进行，此时的声音往往比较响亮，并能形成良好的嗓音共鸣。②甩臂后推法也可以要求患者紧紧抓住一张椅子的两侧，在迅速往下压的同时发声，练习发这种短而连续的爆破音。③还有一种方法是让患者坐在椅子上，双手紧抓椅子下部，试着将自己和椅子一并抬起，与此同时进行发声练习。“抬起”当然是不可能的，但这种动作却增加了上身肌群的收缩力量，从而也增加了喉部肌群的收缩力量，改善了嗓音的音质和响度。④将有所好转的嗓音录下来播放给患者听，并要求患者不借助辅助动作模仿录制的嗓音，仔细体会这两种嗓音的区别，争取达到相同的音质和响度。⑤一般而言，只要患者能够用较好的嗓音朗读一组短语，或者不用辅助动作也能达到同样的音质和响度，则甩臂后推法就达到了训练效果。

（三）综合性治疗

综合性治疗主要是指嗓音重读治疗。嗓音重读治疗主要由慢板节奏训练、行板节奏训练和快板节奏训练三部分组成。重读治疗有助于促进呼吸肌群和发声功能之间的协调。原则一：开始阶段以低音调、气息声的高元音 i 为主，然后过渡到核心韵母 a 和 u，再过渡到零声母的词，最后过渡到词语、词组或句子。原则二：遵从慢板—行板—快板的顺序，循序渐进地进行，增加呼吸控制能力，使呼吸和发声能协调地进行。其中：慢板训练中以慢板Ⅱ最为常用；行板训练中以行板Ⅰ最为常用。

1. 以 h 开头的重读训练

如果患者存在硬起音，可以从 hi 开始进行重读训练。以低沉的、带有气息声的噪音进行，保持基频、响度均匀。

(1) 慢板Ⅰ的重读：让患者深吸一口气，腹部隆起(必须是腹式呼吸)；呼气时发重读的音。如：HI-hi-hi；HA-ha-ha。保持气息、响度均匀变化，重复数次。

(2) 慢板Ⅱ的重读：以同样的方式，发：hi-HI-hi；hu-HU-hu；ha-HA-ha。保持气息、响度均匀变化，重复数次。

(3) 慢板Ⅲ的重读：以同样的方式，发：hi-HI-HI；hu-HU-HU；ha-HA-HA。保持气息、响度均匀变化，重复数次。

(4) 行板Ⅰ的重读：以同样的方式，深吸一口气，呼气时发：hi-HI-HI-HI；hu-HU-HU-HU；ha-HA-HA-HA。保持气息、响度均匀变化，重复数次。

(5) 快板Ⅰ的重读：以同样的方式，发：hi-HIHI-HIHI-HI；hu-HUHU-HUHU-HU；ha-HAHA-HAHA-HA。保持气息、响度均匀变化，重复数次。

2. 核心韵母的重读训练

(1) 慢板Ⅰ的重读：让患者深吸一口气，腹部隆起(必须是腹式呼吸)；呼气时发重读的音。如：I-i-i；A-a-a。保持气息、响度均匀变化，重复数次。

(2) 慢板Ⅱ的重读：以同样的方式发音。如发：i-I-i；u-U-u；a-A-a。保持气息、响度均匀变化，重复数次。

(3) 慢板Ⅲ的重读：以同样的方式发音。如发：i-I-I；u-U-U；a-A-A。保持气息、响度均匀变化，重复数次。

(4) 行板Ⅰ的重读：以同样的方式发音。深吸一口气，呼气时发：i-I-I-I；u-U-U-U；a-A-A-A。保持气息、响度均匀变化，重复数次。

(5) 快板Ⅰ的重读：以同样的方式发音。如发：i-II-II-I；u-UU-UU-U；a-AA-AA-A。保持气息、响度均匀变化，重复数次。

3. 复韵母的重读训练

根据以上原则，从核心韵母过渡到复韵母的重读训练。发声要求同上。

4. 词、词组或句子的重读训练

(1) 慢板Ⅱ的重读：以同样的方式发音。如发：i-U-i(衣服)；u-A-u(乌鸦)；ba-BI-ba(芭比)；pi-PA-pi(枇杷)。保持气息、响度均匀变化，重复数次。

(2) 行板Ⅰ的重读：以同样的方式发音。深吸一口气，呼气时发：bi-BI-BI-BI(笔)；bu-PI-BU-PI(布匹)；ou-I-U-OU(狗吃骨头)。保持气息、响度均匀变化，重复数次。

5. 使用辅助设备的重读训练

(1) 实时反馈训练：在"实时言语测量仪"的声波界面，按照以上重读训练原则，实时监控呼吸和发声协调的情况。

(2) 使用课程训练：在"言语重读治疗仪"的课程选择窗口，可以根据需要选择相关课程的重读训练，同时可以设置模板，进行匹配练习。

事情三　发声指导与预防

（1）避免长时间、高强度地用嗓，尤其是对于用嗓职业如教师、戏剧演员、营业员、讲解员和单位的领导等人群，避免因为嗓音的滥用而导致发声障碍。

（2）使用适当的音量、音调说话，避免使用过大的音量如叫喊、吼叫，也要避免使用较小的音量来交谈如耳语声，另外长时间使用不正常的音调如假声来说话对发声也是有害的。

（3）注意适当休声，减少声带发声时的运动，有利于避免声带小结和息肉的产生。

（4）刺激性的食物、吸烟、过热、过冷、辛辣的食物等都可以导致声带组织学上的变化，诱导声带疾病的产生，要注意避免。

（5）保持心理、情绪的稳定，避免用声音来发泄心中郁闷，在这样的情况下，声带被不适当的硬性振动发声，更容易造成损伤，此外也增加了心因性发声障碍的可能。

（6）适当饮水，保持声带表面湿润，避免采用硬起音（如咳嗽、清嗓等）方式，这些都是对声带的有效保护。

模块七 口吃的治疗技术

1. 掌握口吃的定义和治疗方法。
2. 熟悉口吃的病因、症状以及评定方法。
3. 了解口吃的发展阶段。

任务一 认识口吃

事情一 口吃的定义

口吃(stutter)俗称“结巴”,是一种言语流畅性的障碍,是由于不同原因引起字音重复、言语不流畅、中断为主要症状的语音节律障碍,当言语表达不流畅时,常伴有躯体抽搐样动作和面部异常的表情。正常人偶尔也会出现上述情况,如因想不起恰当的词汇而说话中断,重说一遍,或自我修正等,这种情况所致的非流畅性言语不属于口吃。世界卫生组织对口吃的定义为,口吃是一种言语节奏的紊乱,即口吃者因为不自主的声音重复、延长或中断而无法清楚表达自己所想表达的内容。

统计表明,任何种族、文化、语言都有口吃发生。全世界约1%的人患有口吃,在中国大约1千万人患有口吃,一般认为男性的口吃发生率高于女性。口吃开始的年龄大部分在2~5岁,也正是儿童语言发育的重要时期,到5岁时达到最高峰,随着年龄的增长而逐渐改善或消失,少数可持续至成年。口吃会严重影响患者的生活、工作和学习,它会给患者带来巨大的心理压力和精神负担。

事情二 口吃的病因

对于口吃的研究已有很长的历史,但关于口吃的原因至今尚无公认的结论,可能是生理与心理多种因素综合作用的结果,主要有以下几种。

1. 模仿和暗示

大部分口吃患者是在儿童时期模仿而成的，即口吃的习得理论。在语言学习阶段的儿童，对外界的所有事物都有强烈的好奇心，经常模仿大人的行为，在语言方面也是这样。在亲友、同学和邻居中，如果有口吃的人，就会成为模仿的对象，久而久之就养成了口吃的习惯。

2. 社会心理因素

一些研究表明，口吃的发生与人的心理因素有很大的关系，相关的心理因素如儿童受到强烈惊吓、被严厉斥责、惩罚、嘲笑、重大生活事件打击、过度紧张、环境突然改变等引起的恐惧、焦虑情绪等。另外，成人对儿童说话重复或停顿表示不耐烦、随意打断、过多矫正甚至训斥，使儿童对自己的说话能力过多的关注或反应强烈，造成儿童一说话就紧张也是重要的因素。

3. 遗传因素

口吃与遗传有关。统计资料表明：口吃患者家族中口吃的发生率可达36%～55%；同卵双生子口吃发生率高于异卵双生子。

4. 疾病因素

口吃的疾病因素如小儿癫痫、麻疹、热病、脑病、百日咳、麻疹、猩红热、鼻炎、扁桃体发炎或肥大等。耳鼻喉科的疾病使呼吸和发声受到影响，也是引起口吃的因素。

5. 其他

大脑皮质优势学说认为，一侧大脑半球在言语和运动活动方面比另一侧占优势，人们常常将控制说话能力的大脑半球称为优势半球，习惯使用右手的人优势半球在左半球，习惯使用左手的人优势半球在右半球。如果让人从惯用的一只手改到另一只手，使发送到言语肌肉的神经冲动的传递受到干扰而出现功能混乱，就会导致口吃的发生。

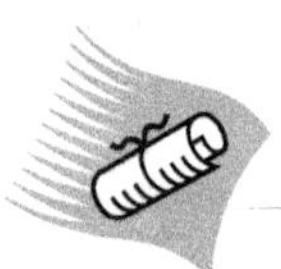

知识链接

容易出现口吃的情况

成人：必须给对方一个好的印象；听者的反应（事先预感）；表达内容的重要程度；发觉自己口吃；全身性紧张。

儿童：非常激动；急于表达和与他人抢话；在严厉的束缚下说话；与不喜欢自己的人说话；使用较难的词汇或使用尚不习惯的词句；在吃惊、害怕、恐惧、窘迫、失望等情绪下谈话。

事情三　口吃的症状分类

进行口吃症状的分类，首先必须分析从开始口吃到当前状态的全部经过。要注意环境因素对口吃的影响。必须详细了解患者的居住环境、语言环境、家庭环境、家族史及其变迁等，以及这些情况对患者的影响。随着口吃的延续，还会出现心理方面的问题，所以也要了解患者本人觉察到口吃时，对本人口吃情况是如何考虑的，患者的自我评价如何等。

从发展的角度考虑，可将口吃的瞬间状态称为口吃症状。图 7-1-1 中的一贯性、适应性是指在朗读或谈话时的表现。另外，口吃与非口吃有时会交替出现，这称为波动。

口吃症状是指说话困难，或预感到说话困难时所引起的一系列反应。从言语方面、运动方面、情绪方面考虑，又分别以言语症状、伴随症状、情绪性反应、努力性等亚项来进行具体分析。这些症状根据具体病例的不同，有的是同时出现，有的是先后出现，根据症状的不同性质也会不同，因此必须在检查和评定时进行全面分析。

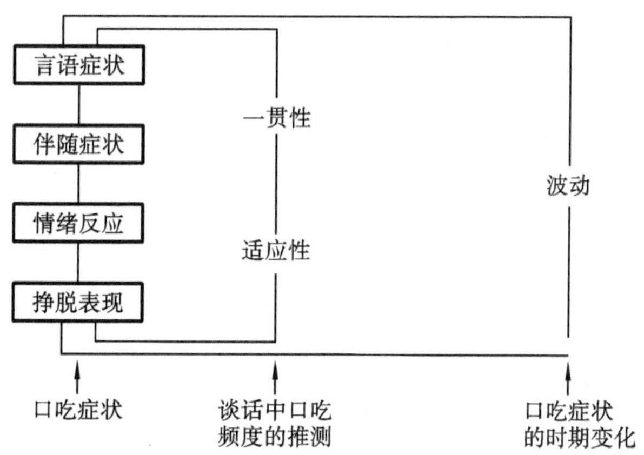

图 7-1-1　口吃症状及其发展过程的分析

（一）言语症状

口吃主要为言语方面的异常。表 7-1-1 所示为根据口吃症状及口吃在以下几个方面的临床表现而分的亚群。

(1) 口吃症状的特点。

(2) 在说话前的准备状态。

(3) 正常者也可以出现的非流畅性。

(4) 韵律，音质方面的变化。

(5) 其他。

表 7-1-1　口吃的言语症状(口吃症状的分类)

群	略　　语	症状表现
A 群	SR	音、音节的重复 Sound and syllable repetition
	PR	词的部分重复 Part-word repetition
	CPr	辅音部延长 Consonant prolongation
	VPr	元音部延长 Vowel prolongation
	St	重音或爆发式发音(在不自然的位置中出现) Stress,burst
	Ds	歪曲或紧张(努力发声结果出现歪曲音,或由于器官的过度紧张而出现的紧张性发音) Distortion,tense
	Br	间断(在词中或句中出现) Break
	Bl	中断(构音运动停止) Block
B 群	Prep	准备(在说话前构音器官的准备性运动) Preparation
	AR	异常呼吸(在说话前的急促呼吸) Abnormal respiration
C 群	WR	词句的重复(词句以上连贯的重复,并非是强调及感情的表现) Word and phrase repetition
	Er	说错话(言语上的失误,也包括朗读错误) Err
	Rv	自我修正(包括语法、句子成分等的修正、反复) Revision
	Ij	插入(在整个句子中插入意义上不需要的语音、词、短句等) Interjection

续表

群	略　语	症状表现
C群	Ic	中止(在词、词组或句子未完时停止) incomplete
	Pa	间隔(词句中不自然的间隔) pause
D群	Rt	速度变化(说话速度突然变化) Chang of rate
	Voi	声音大小、高低、音质的变化(由于紧张在说话途中突然变化) Chang of loudness,pitch And quality
	RA	用残留的呼气说话(用残留的呼气继续发音) Speaking on residual air
E群	Oth	其他(A-D均不属于的) other

(二) 伴随症状

口吃患者为了克服口吃而产生的身体某一部位或者全身的紧张及附加运动,常常伴随着种种引人注意的奇怪动作,具体见表7-1-2。

表7-1-2　口吃患者的身体伴随症状

身体部位	伴随症状
构音器官、呼吸系统	喘气、伸舌、弹舌、歪嘴、张嘴、下颌开合
颜面部位	鼓腮、张大眼睛、眨眼、闭眼、抽噎、张着鼻孔
头颈	颈部向前、后、侧面等乱动
四肢	四肢僵硬、手舞足蹈、用手拍打脸或身体、用脚踢地、握拳
躯干	前屈、后仰、坐不稳

(三) 挣脱表现

挣脱表现是指口吃患者为了努力避免口吃或极力想从口吃状态中解脱出来所表现出来的解除反应、"助跑"现象、延长和回避等。

(1) 解除反应(RM)　当出现口吃时努力从口吃中解脱出来,全身用力、加进拍子、说话暂停、再试试等。

(2) 助跑现象(Sta)　当再插入、速度、韵律等方面出现问题时有目的地使用"助跑"。为了避免口吃,重复开始的语句。

(3) 延长(Pp)　将难以发出的音特意延长,发音前有婉转表现或貌似思考样。

(4) 回避(Av)　尽量避开目的音,放弃说话或用别的词语代替,或使用非语言形式，如手势语表达等。

（四）情绪性反应

口吃患者的情绪性反应，不但表现在口吃时，也表现在要说话时、预感口吃时或者口吃之后。

(1) 表情　表现为脸红、紧张、为难等。

(2) 视线　表现为将视线移开、视线不定、偷看对方、睁大眼睛、死死地盯着对方等。

(3) 行为　表现为羞涩的笑、焦躁、手脚乱动、屏息不出声、假咳嗽、从某个地方逃走(有此意图)、癫痫样发作、事先避开某种场面或某人等。

(4) 态度　表现为故作镇静、虚张声势、采取攻击态度、做怪相、害羞状、心神不定等。

(5) 说话方式　表现为开始说话很急，说话量急速变化、声音变小、语音单调、欲言又止等。

（五）一贯性、适应性

一贯性是指反复朗读同一篇文章时，在同一位置、同一音节处出现口吃的表现，这种表现在谈话时也常可见到。一般重度口吃患者一贯性都很高。适应性是指对同一篇文章反复朗读时，每重复一次，口吃频率就降低一次，口吃越严重，适应性就越低。

（六）波动

许多原因都可能引起口吃的波动(即流畅期与非流畅期交替出现)，尤其是在儿童生活明显无规律时，生病、假期、明显的环境改变等都会造成口吃的波动。

事情四　口吃的症状表现

（一）言语症状

(1) 连发性　口吃患者讲话时，在某一个字上要重复 3 次以上才能继续说下来，患者越严重，连发的音就越多。在儿童患者中较多见。

(2) 中阻性　正在流利地说话时，途中遇到平时最难发音、最惧怕的字词，心中紧张、呼吸急促，就会使说话突然受阻无法顺利进行。

(3) 难发性　患者说话时，第一个字就说不出来，越说不出来就越着急，越着急就越说不出来，有时需经过一番努力才能说出来。说话时常会伴有摇头跺脚、手足乱动等动作。这样的患者自感说话困难，又怕别人笑话，平时就不愿意多说话，直到非讲不可时才讲。

(4) 无义重音　在说话时掺入一个与语句无关的音，很容易造成理解上的困难，以儿童多见。

（二）伴随动作

伴随动作不是患者本身的意思，而是借此摆脱言语困难表现出来的动作。最常见的伴随动作有摇头、跺脚、用手拍击、挤眼、瞪眼、歪嘴、张嘴吐舌、身体摆动等，如患者在发音时遇到困难，无意摇头或跺脚等，想把发不出来的音激发出来，认为摇头或跺脚可以帮助顺利说话。以后遇到发不出音时，就会有意识地使用摇头跺脚等动作来帮助自己说话。当伴随动作变成习惯后，以后每次遇到口吃就要做此动作，刚开始时可能有一定的帮助，以后的作用就不明显了，从而就成了习惯。例如在说话前先咳嗽几声或伸舌头、拍腿等。

（三）呼吸

口吃患者最显著的症状是，呼吸异常，在口吃的同时，患者的呼吸会变得急促而断断续续：在说话前，呼吸开始紊乱；说话完成后，还要继续紊乱一会儿，表现为胸闷、气短、呼吸急促等。

（四）痉挛

发生口吃时，发音器官出现抽搐性运动以及肌肉的痉挛，致使呼吸及发音器官的正常运动受到破坏，出现言语障碍。患者出现口吃时，面部出现痉挛、咽喉部好像突然被堵塞，舌、唇僵硬，不能自由活动，手脚或全身颤抖等。

（五）心理障碍

口吃患者在言语流畅性发生障碍时，通常还同时出现某种心理障碍，如恐惧感、挫折感、内疚感等。口吃者由于在早期言语表达时受到严重挫折，如别人的嘲笑、讽刺等。这些嘲笑、讽刺常使患者深感羞愧和苦闷，终日焦虑，同时患者还会加强心理防卫机制，采取消极逃避的态度，日久逐渐产生退缩、羞怯、自卑、胆怯等性格特征。久而久之，患者每次说话前就会产生顾虑，越是顾虑就越口吃，越口吃也就越加重说话时的害怕心理。这种恶性循环导致口吃症状越来越严重。

事情五　口吃的发展

Bloodstain 认为口吃的发展可分为四期，各期之间可有重叠，个体之间也会出现差异。

(1) 第 1 期　口吃是偶尔发生的，常发生于儿童紧张、要说很多话的时候，或者发生于感到有压力的时候，此时的口吃主要表现为句子开始时某些单词或音节的重复。在这一时期，儿童并不逃避说话，很少表现出言语不流利的焦虑或其他消极的情绪反应。

(2) 第 2 期　口吃变成较慢性的，儿童也认为自己口吃，口吃在言语的大部分时间内发生，在兴奋或快速说话的情况下加重。儿童很少对说话困难表现出焦虑等情绪反应，这一时期的口吃者常常是小学生。

(3) 第 3 期　口吃随着具体情况而发生变化。口吃者有一些特别的句子和单词的发音比其他句子和单词的发音更为困难，故会避免说这些句子和单词或选择其他单词替代，开始逃避一些说话场合，儿童开始担心口吃的产生，并用愤怒的反应来表示他的言语困难。

(4) 第 4 期　口吃者对口吃有恐惧心理。害怕说某些语音、单词和处在某种说话情境下，经常有单词替代的现象，避开说话的场合，对口吃感到害怕、难堪、无助。这一时期通常发生于青年后期或成年期。

任务二　口吃的评定

口吃患者的症状表现多种多样。要保证口吃治疗效果，必须针对每个口吃患者的具体情况。因此，对每个口吃者的口吃作出准确的检测和评价是非常重要的。对口吃患者进行评定时，口吃的实际表现具有较大的偶然性，每个口吃患者的口吃表现都是随时变化的，有时较轻，有时较重，有时还可能完全不发生，看上去与一般人完全相同。所以，要对口吃者的口吃作出准确的评定，必须经过较长时间的临床观察。但通常采用的方式只能是在较短的时间内完成评定检查。

事情一　初发性口吃的检查与评定

口吃评定常用的检查方法是根据森山晴之等的检查方法改编的，该检查方法主要从以下几个方面考虑制订：①口吃时语言环境不同的反差情况；②口吃时对语言不同的反差情况；③口吃时语言学的组合要素等。另外，在制订检查项目时要将影响口吃的诸因素及口吃在临床上的各种表现予以全面考虑，检查结果和对结果的分析根据表 7-1-1、表 7-1-2、表 7-2-1、表 7-2-2 及图 7-1-1 的总结情况而填写。

1. 学龄前儿童口吃检查

儿童的口吃检查，根据检查目的设定如下几项。①自由会话：以了解在日常生活中的说话状态。②图片单词命名(选 30 单词)：在命名当中了解出现口吃的情况以及根据语音的种类来推测口吃的特点。③句子描述(选 8 张情景图片)：以了解在不同句子长度及不同句型当中口吃的情况。④复句描述(选 2 张情景图片)：以了解描述时口吃情况。⑤复述或相伴复述(与治疗师一起复述)：以了解口吃是否有被刺激性及口吃在相伴复述的情况下改善的情况。⑥回答问题：了解口吃患者是否有回避现象及说话困难程度。⑦母子间谈话：以了解母子间的交流状态。进行此项检查，需要设定母子游戏场合，让患者越放松越好。

2. 学龄期与成人口吃检查

学龄期与成人期的口吃检查略有不同，检查项目相同但检查内容的难易度不同：

①单词命名(30 个词汇);②句子描述;③复句描述(上述①～③的检查目的与儿童口吃检查相同);④单词朗读(用单词词卡);⑤朗读句子;⑥朗读短文;⑦回答问题;⑧自由会话;⑨复述及相伴复述(相伴复述指与他人(治疗师)一起复述);⑩对口吃的预感性(表 7-2-1)。

表 7-2-1　口吃检查、评价与结果记录表

检查日期：　　年　月　日

检查时间：

检查者姓名：

1. 基本情况：

姓名：　　　　　　　　　　性别：

出生年月日：　　　　　　　年龄：

职业或学校：

幼儿园或托儿所：

住址：

家庭成员：

近亲中是否有类似疾病：

2. 主诉：

3. 口吃以外的障碍：

(1)　　　　　　　　　　　发病年龄：

(2)　　　　　　　　　　　发病年龄：

(3)　　　　　　　　　　　发病年龄：

(4)　　　　　　　　　　　发病年龄：

4. 生长史、口吃史、现病史：

(1) 生长史(包括发育方面、环境方面、既往史)：

(2) 口吃史的总结；

(3) 现在口吃状态以及对口吃的态度；

(4) 其他专科检查结果；

(5) 检查及观察小结；

① 交流态度。②语言行为。③非语言行为(游戏、非语言行为中智力发育情况，日常生活行为等)。④运动发育(身体发育、粗大运动、精细运动发育等)。⑤发音说话器官的形态及功能(发声、持续呼气、舌运动等)。⑥口吃症状的评价及小结。⑦口吃特征：a. 言语症状；b. 伴随症状；c. 努力性；d. 情绪性反应。⑧引起口吃的场面。⑨是否有可变性：a. 一贯性；b. 适应性。⑩预感口吃发生的自我判断。⑪促进口吃的原因：a. 本人方面的条件；b. 环境方面的条件。

事情二　顽固性口吃的检查与评定

顽固性口吃与刚刚开始发生的口吃具有不同的特点，检查方法也不完全相同。

对顽固性口吃进行检查时，检查师要注意三个方面：①要描述言语流畅性方面的问题；②要评价消极情绪的状况和程度；③检查口吃者的态度和心理调整。具体检查方法如下。

1. 检查内容

顽固性口吃的检查内容如下(填在表 7-2-2 中)。

a. 按要求说一段简单的话：从 1 数到 20；从星期一数到星期日；背一首短诗或说一首歌谣等。

b. 复述：跟着测验人员说字、词、词组或句子。例如：

鱼虫　沙发　电脑　电视机　手提袋　天涯海角　画蛇添足　我们的家乡

美丽的鲜花　他在河里游泳　小孩在做游戏　妈妈细心照顾他

c. 朗读：根据不同人的文化层次选择约需一两分钟的文章片段。

d. 看图说话：选用 10 张看图识字的卡片，每次说一两个字。

e. 自言自语(测验人员及其他人员要离开现场)：自行选择话题。

f. 讲一段故事情节：可讲述最近看过的某一电视节目、电影或自己的亲身经历。

g. 问答：例如"你叫什么名字？你是哪里人？你从事什么职业？你有什么爱好？"等。

h. 交谈：测验人员与口吃者交谈，话题自选，时间约 2 min。

i. 打电话(儿童可不做此项)：假装给朋友或亲戚打电话，谈一件事情。

[注]以上项目检查在治疗室进行。

j. 观察口吃者在其他场合的言语情况，包括问路、交谈等。此项目不在治疗室内进行。

口吃的评价总结：每分钟口吃次数＝总口吃次数 / 总时间。

表 7-2-2　口吃程度诊断表

	讲话时间/s	口吃次数	口吃形式
a			
b			
c			
d			
e			
f			
g			
h			
i			
j			
合计			

2. 注意事项

(1) 诊断时要录音(j 项除外)。计时只计口吃者的谈话和朗读的部分。

(2) 儿童感到有困难的项目可以略去不做。

(3) 口吃次数:计算重复拖长、阻塞等障碍的出现次数。

(4) 可选择朗读和对话两部分作为筛查。

(5) 测验时的口吃印象程度指的是口吃者本人或家长对测验时的口吃情况与近几个月口吃情况的比较。如果近几个月内最轻的程度计为 1,最重的程度计为 7,请口吃者本人或家长指出测验时的口吃程度大致相当于哪一级。由此可推测口吃者平时的口吃程度。

3. 小结

治疗结束时,对口吃患者用此表再作测验,与治疗初期时的检查结果做比较,以判断治疗最终的效果。

评定完成之后,需要完成患者的口吃评定报告,在报告中要详细描述患者的口吃行为,判断口吃问题的严重程度,并对口吃的可能病因及家庭环境的情况进行判断,为制订详细而周密的治疗计划提供有力的依据。

任务三　口吃的治疗

口吃的治疗已经有悠久的历史,早在古希腊时期就有关于口吃治疗的文献记载,目前,世界上有很多国家都有职业口吃治疗与研究人员,包括口吃在内的言语病理学已经成为一门新兴的学科。在我国,口吃治疗也有多年的历史,从事口吃治疗与研究的人员也越来越多,并积累了较为丰富的治疗经验。

口吃是一种非常复杂的言语障碍,口吃的治疗方法有很多种,有的方法对一些口吃患者有效,但对另外一些口吃患者则效果不明显。口吃治疗必须兼顾言语流畅性与心理等其他方面的障碍:由于每个口吃患者的口吃言语症状以及年龄、文化、性格等方面存在差异,所以进行口吃治疗时必须充分考虑每个口吃患者的具体表现,有针对性地进行治疗。

事情一　口吃治愈的标准

根据 Silverman 标准,口吃治愈需要符合以下条件:

(1) 患者言语不流利的数量在正常范围内;

(2) 患者流利的程度在正常范围内至少持续 5 年;

(3) 患者不再认为他(她)有流利性障碍或再次发生此类问题。

事情二　初发性口吃的治疗

初发性口吃患者是指那些还未形成恐惧和其他消极心理情绪的人，基本上都是儿童。这些儿童大多数能流畅地说话，只是重复某些音节或延长某些音，而且很少注意自己的口吃症状。他们中间大多数可以在别人的帮助或无需别人帮助的情况下就能克服自己的口吃。一般认为，约80%的儿童的口吃随着年龄增长而自愈，但是有些儿童如果不进行有针对性的及时的治疗，就会发展成为顽固性口吃。对初发性口吃的治疗有以下一些方法。

（一）改善语言环境

口吃的形成与儿童周围的环境因素有一定的关系，只有消除导致口吃的环境因素才可能减少口吃。首先要向患儿以及周围人介绍口吃的性质与病因，要求父母、老师、同学以及周围人不要过分注意患儿的言语障碍，不要模仿、讥笑、指责患儿的说话；其次，用平静、柔和的语气与患儿讲话，使患儿模仿从容的语气，减少口吃；第三，要耐心听患儿讲话，不要轻易打断其讲话，也不要当面议论其口吃。因此，要创造平静和谐的家庭气氛和轻松愉快的语言环境，使儿童免受不良心理刺激而引起精神紧张，以促进口吃的改善。

（二）心理支持疗法

鼓励患儿树立战胜口吃的信心，培养开朗冷静的性格，鼓励患儿积极参加各种人际交往和社会活动，消除或减轻挫折感、焦虑感、内疚感等消极情绪以及改善不融洽的人际关系，从而减轻口吃的心理障碍。

（三）言语行为疗法

1. 系统脱敏训练疗法

先让患儿在安静无人的环境里，从容地练习发音，先练习单词，依次练习短句、长句。可以配合音乐舞蹈、节拍器等有节奏地练习讲话，也可以朗读诗歌或童话故事，逐渐克服口吃，达到流畅说话。然后建议患儿接触各种不同的环境及不同的人群，比如公园、商场、火车站等人多的地方，进行言语练习，逐步培养口吃者平稳、镇定自若的心态。

2. 阳性强化法

言语训练时，治疗师或家长可使用阳性强化法。患儿出现口吃时不予理睬，而说话无口吃时，给予适当的表扬或鼓励，逐渐对患儿提出增快讲话速度和提高流利程度的要求，每当患儿有进步时，要及时给予口头或物质奖励，以提高其训练的积极主动性。

3. 减慢语速

减慢语速可以减少单词重复的次数，易化起始音的发出，所以需要设计一种缓慢说话的游戏。因为患儿不可能察觉治疗师说话很缓慢，因此治疗师示范如何缓慢说话，并让患儿模仿，杜绝儿童那种时快时慢式的语言。

（四）呼吸和呼吸气流的控制

患儿常见的症状有：深呼吸，喉头与口腔气流中止、喘气、说话气流不足、长句“拖延”。呼吸气流的控制可能对儿童来说较难，因此需要设计一种让患儿可以放松呼吸，回到正常呼吸模式的游戏。具体训练可参照首都医科大学附属中国康复研究中心李胜利的训练方法：

(1) 首先，让治疗师、患儿以及其家属共同做不需要说话的活动，如治疗师、患儿及其家属背靠背坐着，极轻松地吸气、呼气放松（不是“睡眠休息”）。放松后，治疗师示范极小量、轻柔地呼出气体，然后是父母模仿，再后是患儿模仿。

(2) 接着以“吹微风”方式发 o、u 音，如患儿配合的话，治疗师可以用同样的方式说一些数字、词，然后让患儿模仿。开始时，每次呼气发一个单词，然后每次呼气发短语和短句，保持气流和发音的连续性。

(3) 同样有效的技巧是儿童和父母做一种慢慢移动海龟等玩具的游戏。在纸上画一条路，一座小山，将海龟或其他小玩具徐徐地移动，慢慢地爬上山、滑下来。与此同时，让一个音或一个字随着手的移动轻柔缓慢地说出来，仅拉长起始音或元音是不正确的。

（五）建立健康的生活方式

有规律的生活、充足的睡眠，可以消除紧张、焦虑、抑郁等不良的情绪，使儿童的口吃症状得以减轻。

（六）游戏疗法

游戏疗法可以缓解口吃儿童的紧张、焦虑等情绪，使儿童能轻松流利地说话。治疗师或家长可以指导儿童进行各种适合他们年龄的游戏，让儿童在游戏中扮演各种角色，使他们在游戏中充分释放自己的压力与焦虑，同时也让儿童自由地表演与说话，达到训练的目的。

在治疗实施过程中，治疗师要获得患儿家长的充分理解和支持，与家长共同努力实施治疗方案。在治疗开始时，要向他们介绍治疗方案、具体方法、配合方法等，还要他们积极参与到改善语言环境、做好家庭训练以及巩固“疗效”等工作中去。

事情三　顽固性口吃的治疗

顽固性口吃患者一般是成年人，口吃发展到此阶段就成了一种自我强化的障碍。顽固性口吃的治疗是个复杂的过程，因为患者无论是口吃的言语症状，还是心理特点都是非常复杂的，所以选择行之有效的方法进行训练，并且一定要有持之以恒的信心，才能获得较好的治疗效果。具体方法有以下几个方面。

（一）心理治疗

一些对顽固性口吃患者的研究显示，口吃患者不仅有口吃的言语症状，还表现出焦虑、抑郁、强迫、敏感等负面情绪，影响其社会活动和人际交往，给患者带来严重心理压力和精神负担，从而使口吃症状加重，形成口吃的恶性循环。

1. 心理疏导与心理支持治疗

通过心理治疗帮助患者抒发负面情绪，让患者逐渐说出心中的各种焦虑、挫折等情绪，逐步让患者认识到自己错误、偏执的认知观念，让患者明白即使有口吃也不能自暴自弃，从而能自觉地用正确的思维观念取代它。同时治疗师应耐心地倾听口吃者的倾诉，对他们表示充分的理解。

2. 放松训练

在语言训练时配合松弛训练可以提高言语的流畅性，具体方法是指导患者体验肌肉收缩与松弛的对比效果，通过自我反复训练，达到全身肌肉松弛即身心松弛的作用，消除患者焦虑、紧张情绪，逐步恢复和保持良好的平稳心态，从而减少口吃。

3. 系统脱敏疗法

在治疗前，划出引起不同程度口吃的环境等级，让患者逐步接触各种不同的环境及与不同的人进行交谈，逐级消除其紧张、恐惧、焦虑、抑郁等负面情绪，使患者养成平静、镇定的心态。另外，还可以鼓励他们参加演讲、朗诵等各种竞赛，让他们在各种场合中锻炼自己，建立战胜口吃的信心。

（二）言语流畅性训练

言语流畅性训练是指调整患者的说话方式，以避免发生口吃，或发生口吃时可以控制口吃使得言语交流能够继续下去。言语流畅性训练是治疗口吃的重要方法，主要有以下几种。

1. 发音训练

要求场所安静，患者保持平静、松弛状态，首先进行单词发音训练，逐步进行句子以及朗读训练。经过上述训练，当患者说话开始变得流利时，就可以尝试在各种场合下进行交谈，起初选择患者较熟悉的场合，逐步过渡到与生人谈话，最后再在众人面前讲话。

2. 减慢语速

言语的流畅性与语速有很大的关系，话说得快就易导致口吃，因此，防止口吃发生的有效手段是减慢语速。使口吃患者能放慢语速要经过一定的训练，具体方法是让患者做到每个字、每个词、每个词组直至每一句话都要放慢语速，还要学会以不同的语速说话，要有意识地不断改变语速，做到想快就快、想慢就慢，在训练时，也可以用节拍器或手指敲打桌面来控制语速。在以后的学习生活中养成慢说话的习惯。

3. 长句子分段

口吃通常发生于说较长的句子时，并且是句子越长越易口吃，越短越不易口吃。所以，将一个长句子分成几个短语，各短语之间有一定的停顿，这样就能防止口吃。但在分断句子时不仅要考虑语法结构，还要考虑语言的节奏规律，使语句听起来很自然。在言语流畅性训练中，减慢语速和长句子分断可以同时进行。

4. 韵律训练

选用一些单词让患者将字与字之间用韵律连接起来,使之接近正常的速率、节律和抑扬顿挫。熟练以后可以用同样的方法训练句子,重塑言语的正常韵律。

治疗口吃的形式既可以采用集体治疗,也可以采用一对一的个别治疗,每次训练时间为 30～60 min,具体视患者情况进行调整。大多数口吃患者期望经过短时间的治疗就根除口吃,但这是不可能的,在治疗过程中要尽量发挥患者的主动作用,帮助患者掌握对口吃言语症状的控制,减少口吃的发生,达到改善口吃的目的。

总之,在治疗口吃时,要针对患者的具体情况进行针对性的训练,并能及时调整训练方案。

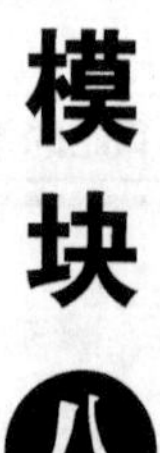

吞咽障碍的治疗技术

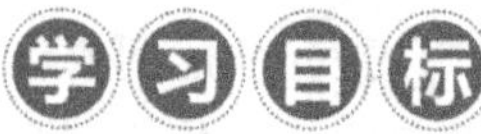

掌握：吞咽障碍的临床表现；常用治疗方法；吞咽障碍的评估。

熟悉：吞咽功能的解剖；误吸及误吸性肺炎的处理。

了解：吞咽障碍的仪器检查；吞咽障碍的手术治疗。

任务一　吞　　咽

某患者，男，78岁，三个月前患脑梗死，之前因反复肺部感染住院治疗，今又因高烧、营养不良、脱水，再次入院。吞咽评估为口腔期和咽喉期。口腔期：流口水，双唇无力，口腔有残留物。咽喉期：吞咽反射启动缓慢，喝水时和喝完后均有咳嗽，咳嗽力弱。问题：

(1) 该患者肺部感染和吞咽障碍有无相关性？

(2) 该吞咽障碍的治疗方案和目标？

(3) 肺部感染的处理措施？

日常生活中，进食和吞咽是人类生存的基础。吞咽障碍可能导致严重的营养不良、误吸性肺炎、意识障碍，诱发心脏病甚至死亡等后果。有研究表明，美国60岁以上一般状况正常的老年人中，约50%有不同程度的吞咽障碍。我国资料显示，中国吞咽障碍的发病率和并发症等情况与国外资料相近似。由于人类寿命的延长和疾病的增加，吞咽障碍的发生率日益增高，对吞咽障碍的干预已成为医疗和社会的一项重大责任和医学中的新热点。

事情一　概　　念

吞咽(swallowing)是人类赖以生存的基本行为，其整个过程复杂，许多疾病均可以影响到正常的吞咽功能。吞咽障碍(dysphagia，deglutition，disorders，swallowing disorders)的患者其生活质量均受到不同程度的影响，甚至危及生命。

事情二　生理过程及解剖

吞咽是指食物经咀嚼而形成的食团或食物不经咀嚼通过口腔经咽和食管入胃的整个过程。其整个过程是由随意活动的成分和食物刺激下的复杂反射活动相互配合完成的活动组合。一般认为，吞咽中枢位于延髓的网状结构中，在吞咽活动中，共有三叉神经、面神经、舌咽神经、迷走神经、副神经、舌下神经六对脑神经参与吞咽反射活动。参与吞咽的器官包括颊、唇、齿、舌、软腭、咽部、喉、食管等。喉部结构内还包括会厌、杓状软骨、声带、甲状软骨、环状软骨及其参与吞咽的相关肌群。

唇是由口轮匝肌以及覆盖其上的黏膜皮肤构成的。唇的作用是在咀嚼和吞咽时，封闭口腔前部，使口腔内的食物不会漏出。并可紧贴牙弓将食物从口腔前庭挤入真口腔内。在摄入液体时，还可缩拢进行啜食。

颊构成口腔的两个侧壁，由黏膜、颊肌和皮肤构成。颊肌是口腔周围肌中最重要的辐射状肌，收缩时牵拉口角向外，并使颊与牙弓紧贴以助咀嚼和吸吮。咀嚼时，配合舌的活动将食物放于上下磨牙之间，利于咀嚼。主要的机制是，颊将食物推向真口腔内，舌将食物推向真口腔外，颊和舌相互配合和作用，将食物基本固定在上下磨牙之间。

舌的肌群包括舌内垂直肌等。舌内肌收缩时，分别可使舌缩短、变窄或变薄，并改变舌的形态。舌外肌起自舌周围骨骼，止于舌内。舌在咀嚼时能够搅拌食物，使之与唾液充分混合，并将食物送至磨牙之间，利于牙齿对食物的切割和碾磨，当食物形成糊状的食团时，舌前部和硬腭紧贴，然后力量沿着舌部的前面向根部移动并加力将食团送至咽部。

软腭为腭部六对肌肉表面覆以黏膜形成的，其后部斜向后下方也称腭帆。其后缘的咽腭弓和舌腭弓以及腭垂(悬雍垂)构成腭帆的游离缘，与双侧的腭舌弓和舌根共同构成咽峡。在咀嚼时，软腭可随时与舌根之间紧密接触，形成舌腭连接，防止食物提前漏入咽部。当准备吞咽时，软腭上抬，并增厚隆起，与咽后壁接触，封闭鼻咽与口咽之间的通道，防止食物从鼻腔里反流出来。如果软腭无力，则可能出现舌腭连接功能减弱，食物提前漏入咽部，尤其是液体食物，造成提前误吸。软腭不能封闭鼻咽时，表现为鼻反流。

咽位于第 1～6 颈椎前方，为上宽下窄，前后略扁的漏斗型肌性管道，长约 12 cm，其内腔称为咽腔。咽上方固定于颅底，向下于第 6 颈椎椎体下缘平面与食管相连。咽有前、后及侧壁，后壁借疏松结缔组织连于椎前筋膜，两侧壁由茎突及连于茎突的诸肌构成，前壁不完整，自上向下分别通入鼻腔、口腔和喉腔。咽的顶壁和后壁相互移行，呈倾斜的圆拱形。以腭帆游离缘和会厌上缘平面为界，咽腔可分为鼻咽、口咽和喉咽三个部分。鼻咽与鼻腔相通；口腔是食物和呼吸的通道；喉咽与食道相接。

喉是由一组软骨及肌群组成的器官。软骨主要包括甲状软骨、环状软骨、会厌软骨、杓状软骨、小角软骨和楔状软骨。吞咽时喉受肌肉收缩而上抬，会厌受舌根部挤压而往下盖，于是会厌遮住通往喉的开口，这样可以防止食物和液体进入气道。

与吞咽功能相关的还有食管上括约肌即环咽肌。食管上括约肌位于食管开口处，为环形的骨骼肌，使食管局部形成第一个狭窄。该骨骼肌在静息状态下处于强直收缩状态，防止空气和胃内容物自由出入。吞咽时，由于食管开口前壁附着在喉的后壁上，当喉结构向前上方运动时，牵拉其前壁也向前上方运动，同时食管上括约肌放松，从而食管入口打开，食团进入食管。

事情三　吞咽的分期

吞咽的全部过程是紧密有序的活动组合，分为如下五期。

（一）认知期

认识摄取食物的硬度、一口量、温度、味道，进而决定进食速度和食量，同时预测口腔处理方法，并编制摄食程序。

（二）准备期

食物在口腔内被咀嚼、搅拌并形成食团，为食物吞咽做好准备。

（三）口腔期

食团从口腔被传送至咽。

（四）咽期

完成喉咽部向前、向上移动，会厌闭合喉前庭，环咽肌顺利打开，食团从咽进入食管入口。

（五）食管期

食团通过食管下行进入胃。

任务二　认识吞咽障碍

事情一　概　　念

吞咽障碍是指由多种原因引起的、可发生于不同部位的吞咽困难。吞咽障碍可能导致严重的内科并发症，包括脱水、营养不良、压疮、误吸性肺炎、诱发性心脏病、意识障碍甚至死亡等。

通常将吞咽障碍的临床表现归纳为三个方面：食物或饮料从口腔输送至胃部过程中出现的问题；口腔及咽喉肌肉控制或协调不灵而未能正常吞咽导致的营养供给困难；食物误入气管引起反复肺部感染及各种严重的内科并发症。吞咽障碍分为功能性和器质性两大类。功能性吞咽障碍是解剖结构没有异常，属于口咽、食管运动异常引起的障碍；器质性吞咽障碍是口、咽、喉、食管等解剖结构异常引起的吞咽障碍。

事情二　吞咽障碍的病因

各种影响正常吞咽生理的因素均可导致吞咽功能障碍，如：口咽炎症、疼痛；食管内梗阻及食管腔外压迫；咽与软腭感觉障碍；肌病性或心因性疾病吞咽功能障碍。按病灶位置的不同，吞咽障碍的病因一般分为以下几种。

（一）神经性疾病

引起吞咽障碍的神经系统疾病包括：脑卒中、帕金森病；重症肌无力、肌营养不良、脑外伤、渐进性核上性麻痹、阿尔茨海默病和其他类型的痴呆、运动神经元疾病、吉兰-巴雷综合征、多发性神经病；原发性脑肿瘤、脑干内或脑干外肿瘤、颅底肿瘤、延髓空洞症、多发性硬化；慢性感染性脑膜炎等。神经性吞咽功能障碍分为上运动神经元性和下运动神经元性两大类，其区别见表 8-1-1。

表 8-1-1　上运动神经元性和下运动神经元性吞咽功能障碍的区别

类　　型	上运动神经元性	下运动神经元性
病灶部位	中枢	外周
吞咽反射	慢或不协调	弱或无
智力	可有损害	完整
口力量	可正常或不协调	差

（二）头颈部癌症

许多头颈部癌症患者如口腔癌、口咽癌、下咽癌、喉癌等，都会出现不同程度的吞咽困难。

（三）食管疾病

食管疾病也是引起吞咽障碍最常见的因素，包括胃食管反流病、食管肿瘤和食管受压等。

事情三　吞咽障碍的临床表现

（一）口腔期吞咽障碍

口腔期吞咽障碍包括：流涎；唇闭合无力；口腔紧闭开启困难；食物一旦进入口中即出现下颌紧闭或反复磨牙；鼓腮不能；舌无力影响咀嚼；吞咽后口内有食物残留；分次吞咽，即本来可以一次安全咽下的食物量，患者的一次吞咽动作不能将口腔内的食物完全咽下，需要多次吞咽才能完全或部分将食物送入咽部；仰头吞咽，即在吞咽动作开始前或吞咽过程中，出现仰头的动作；口腔吞咽延迟，即给予吞咽指令到吞咽开始启动之间的时间超过 2 s；吞咽启动不能，即患者将食物放入口中后始终不能启动并完成一个完整的吞咽动作；软腭麻痹；低头吞咽，即在吞咽时的低头动作；咽反射异常，即刺激咽后壁缺乏单侧或双侧软腭或咽壁收缩或减弱。

（二）咽期吞咽障碍

咽期吞咽障碍包括：唾液在口咽部聚集，即唾液等口咽分泌物存留于口腔或咽部，不能咽下，必须定期吐出；声音嘶哑；自主咳嗽异常，即患者主动进行咳嗽动作，所完成的咳嗽反应减弱，咳嗽声音减弱或不能自主咳嗽；发声困难，即声音质量、音调或强度等参数出现异常；一口量减少；吞咽延迟；喉结构上抬幅度降低；无效吞咽，即在真正的吞咽动作前，有数次试图吞咽的动作或吞咽犹豫动作，表现为喉结构的上提，但均未达到足够的幅度而完成真正的吞咽；重复吞咽，即本来可以一次安全咽下的食物量，患者一次吞咽不能将进入咽部的食物完全咽入食管，需要多次吞咽动作才能完全或者部分咽入胃内；用力吞咽；咽下困难；喉部食物梗阻感；吞咽后声音改变；鼻反流。

（三）口腔期与咽期障碍的共有表现

口腔期与咽期障碍的共有表现：误吸；饮水相关的呛咳，即饮一定量水后立刻或一分钟之内出现咳嗽；进食相关的呛咳，即吞咽一定量固定食物后立刻或一分钟之内出现咳嗽；进餐时间延长，即进食相同的量与质的食物所需的时间延长；吞咽后出现清嗓动作；吞咽后出现喘息或憋喘症状；卒中后出现咳嗽、咳痰，或咳嗽、咳痰较前增多的情况；进餐后痰增多；肺炎反复发生；出现不明原因的体重减轻；心脏病发作；精神意识下降。

任务三　吞咽障碍的康复评估

评定的意义在于：筛查吞咽功能障碍是否存在；提供吞咽功能障碍病因和解剖生理变化的依据；确定患者有无误咽的危险因素；确定是否需要改变提供营养的手段；为吞咽功能障碍的诊断和治疗推荐辅助测试及必要程序。

（一）吞咽障碍筛查

1. 反复唾液吞咽试验

本评估法是由日本学者才藤荣一在 1996 年提出的，是一种评定吞咽反射诱发功能的方法。方法：患者取坐位或半坐卧位，检查者将手指放在患者的喉结及舌骨处，让患者尽量快速地反复吞咽，喉结和舌骨随着吞咽动作越过手指向前上方移动，然后再复位，通过手指确认这种上下运动，下降时即为吞咽的完成。结果：观察在 30 s 内患者吞咽的次数和喉上抬的幅度，高龄患者 30 s 内完成 3 次即可，口干患者可在舌面沾少量水后让其吞咽，如果喉上下移动小于 2 cm，则可视为异常。对于因意识障碍或认知障碍不能听从指令，反复唾液吞咽试验执行起来有一定困难的患者，这时可用沾有冰水的棉签在口腔和咽做冷按摩，观察吞咽情况和吞咽启动所需要的时间。

2. 饮水试验

本评估方法由日本人洼田俊夫在1982年设计后提出，主要通过饮水来筛查患者有无吞咽障碍及其程度。方法：先让患者单次喝下2～3茶匙水，如无问题，再让患者像平常一样喝下30 mL水，然后观察和记录饮水时间，有无呛咳状况等。饮水状况的观察包括啜饮、含饮、水从嘴唇流出、边饮边呛、小心翼翼地喝等表现，饮水声音变化、患者反应、听诊情况等。分级：按五级分级进行评价记录。Ⅰ级：一次喝完无呛咳。Ⅱ级：分两次以上喝完，无呛咳。Ⅲ级：能一次喝完，但有呛咳。Ⅳ级：分两次以上喝完，且有呛咳。Ⅴ级：常常呛住，难以全部喝完。诊断标准：正常，即在5 s内喝完，分级在Ⅰ级；可疑，即喝完时间超过5 s以上，分级在Ⅰ～Ⅱ级；异常，即用茶匙饮用，每次喝一茶匙，连续两次均呛住，分级在Ⅲ、Ⅳ、Ⅴ级。饮水试验不但可以观察到患者饮水的情况，而且可以作为能否进行吞咽造影检查的筛选标准。

3. 染料测试

对于气管切开患者，可以利用蓝色无毒的食物染料测试，这是筛检有无误吸的一种方法。方法：给患者进食一定量的蓝色染料混合食物，吞咽后，观察或用吸痰器在气管套中抽吸，确认是否为蓝色染料食物。结果：若咳出蓝色染料食物或从气管套中吸出蓝色染料食物，应安排做进一步检查。

（二）综合评估

1. 基础疾病

把握不同基础疾病如脑损伤、肿瘤、重症肌无力等疾病的发生发展，以利于采取不同的治疗措施。

2. 全身状态

注意有无发热、脱水、低营养、呼吸状态、体力、疾病稳定性等方面的问题，以确定合适的提供营养的手段，明确患者是否属于适合摄食的状态。

3. 意识水平

用Glasgow昏迷指数等评价患者的意识状态，确认患者是否可进行清醒进食。

4. 高级脑功能

了解言语功能、认知、行为、注意力、记忆力、情感或智力水平。

（三）吞咽功能评估

1. 口颜面功能评估

与吞咽相关的口颜面肌肉运动功能的检查。唇、颊部的运动：观察静止状态唇的位置及有无流涎；做唇角外展动作，观察抬高和收缩的运动；做闭唇鼓腮动作、交替重复发音以观察发音时唇的动作。颌的运动：观察静止状态下颌的位置、言语和咀嚼时颌的位置，是否能抗阻力运动。舌的运动：观察静止状态下舌的位置，以及伸舌运动、舌抬高运动、舌向双侧的运动、舌的交替运动、言语时舌的运动。以上各种运动是否能对抗阻力。软腭运动：发 a 音观察软腭的抬升情况、言语时鼻腔是否有漏气情况。

2. 基本反射检查

（1）咽反射　用棉签触碰硬腭与软腭的交界处或软腭和腭垂的下缘，这样的触碰会引起软腭的向上、向后动作，但咽壁不会有反应，也不会造成呕吐的全咽反应。

（2）呕吐反射　正常呕吐反射是由有害物质刺激所启动，如呕吐或食物逆流，引发的动作反应是把食物从咽向上及向外推挤出来，其目的是清除咽的有害物质，这正好和吞咽的动作相反。呕吐反射检查时由表面的触觉感受器所启动。常用方法是用棉签触碰舌面，或用喉镜触碰舌根或咽喉壁，在触碰后，观察此触碰是否能引起整个咽喉壁和软腭强劲而对称的收缩。若咽喉壁收缩不对称，可怀疑有单侧咽无力现象。

（3）咳嗽反射　这是机体自我保护的反射功能，当异物进入声门时，正常人会马上以强而有力的咳嗽将异物咳出声门之外。测试方式要求患者用力咳嗽，听患者咳嗽声的强弱与声音的清晰度，若患者咳嗽无力或声音嘶哑，提示患者肺活量不足，或声门闭合的能力不足。

（4）紧咬反射　此种反射动作自婴儿出生时就有，特征为触碰婴幼儿牙龈时，会引起咀嚼肌闭合现象，紧咬反射持续到出生后 9～12 个月消失。在中枢损伤后部分成人会出现此反射，患者会出现磨牙动作，当食物一放入口中时，患者就会持续地咬紧食物不松口。

3. 喉功能评估

音质、音量的变化：患者发 a 音，听其发音的变化，如声音嘶哑且音量低，声带闭合差，表示在吞咽时呼吸道保护欠佳，容易误吸。发音控制：与患者谈话，观察其音调、节奏等的变化，如声音震颤，节奏失控，为喉部肌群协调欠佳，吞咽的协调性会受到影响。刻意的咳嗽：嘱患者作咳嗽，观察其咳嗽力量变化，如咳嗽力量减弱，将影响喉部清除分泌物、残留食物的能力。吞唾液：观察患者有无流涎，询问家属，患者是否经常“被口水呛到”，如果有，估计处理唾液能力下降，容易产生误吸或隐形误吸。喉上抬：检查喉上抬的幅度，患者进行空吞咽时放置于患者甲状软骨上缘的手指感受喉部上抬的幅度，正常吞咽时，甲状软骨上下移动约 2 cm。

（四）摄食评估

1. 口腔控制食物情况

观察进食时患者自主性张口及其幅度，张口是否困难；唇是否能有力地闭合，能否含住吸管、汤匙，咀嚼时唇能否控制食物不流出来，吞咽时是否保持闭合状态。食物在口腔内，口腔对感知觉的辨别；牙齿对食物的咀嚼能力；咀嚼时舌对食物的左右、上下的搅拌情况；吞咽食团时舌前后运送及协调运动情况；咀嚼、吞咽食团时软腭的活动，食物是否有反流等。

2. 吞咽动作协调性

吞咽时，检查吞咽动作幅度大小，是否流畅，了解舌骨和喉上抬幅度是否足够，用听诊器听颈段吞咽前后声音的变化，可以了解食物是否残留在咽部。进食前后声音的变化：不能引发有效吞咽时，食物在咽喉部哽噎、黏附、残留，以致患者有异物感，有声音"湿润"感，听诊时残留部位有水泡音。

3. 咳嗽情况

吞咽前咳嗽提示吞咽前有误吸，是由于口腔内食物控制不良，食物在喉部开始上抬之前流入咽，进入呼吸道；吞咽后咳嗽提示吞咽后发生误吸，吞咽后误吸是由于咽腔的残留物溢流并滑落到呼吸道所致，溢流的残留物主要来自于会厌谷、梨状窦。隐性误吸是由于呼吸道的反射性咳嗽差，对误入物未及时做出咳嗽反应、未能咳出吸入物所致。

4. 进食的姿势选择

通过调整进食姿势获得在哪种姿势下容易引发误吸或消除误吸的信息。

5. 食物的形态及质地的选择

确定食物的形态，选择在口腔内容易运送或吞咽的食物以减少哽噎、呛咳。

6. 分泌物情况

观察进食后痰液是否增多，咳出的痰液是否含有食物。

（五）仪器检查

越来越多的功能性检查被应用于吞咽障碍的评价中，目前仪器检查有影像学检查与非影像学检查，两种方法都可以用于正常和异常的吞咽研究。影像学检查包括吞咽造影检查、吞咽电视内镜检查、超声检查、放射性核素扫描检查；非影像学检查包括测压检查、表面肌电图检查、脉冲血氧定量法等。其中吞咽造影检查被认为是诊断吞咽障碍首选的和理想的方法。吞咽造影检查有多种方法，如改良的钡剂吞咽检查、电视荧光钡剂检查、电视荧光吞咽检查、动态吞咽检查等，但都是在X线透视下，患者吞食特殊造影剂过程中将口、咽、喉、食管的吞咽运动的全过程进行点片或录像记录并加以分析的检查方法。自口、咽至食管上段的吞咽过程十分迅速，食团通过咽的时间仅约0.75 s，普通照片无法记录整个吞咽过程，只有X线动态造影录像或快速摄像才能记录其活动，并且可以逐帧慢速回放以分析其中的异常活动。在检查过程中，治疗师可以指导患者在不同姿势下进食，以观察何种姿势更适合患者。这种检查不仅可以显示吞咽快速活动的动态细节，还可以研究吞咽障碍的机制和原因。

检查设备：带有录像功能，具备800 mA以上功率的X线机，如无录像功能也可以用数码摄像机在X线机显示屏上摄录。

准备不同性状的造影剂：一般的胃肠造影剂由硫酸钡粉调制而成，但通常使用可被人体吸收的水溶性硫酸钡混悬液，浓度为20%～60%。

检查体位：让患者在直立位或坐位下进行，根据患者的病情和造影时所能显示的最大信息体位，通常取侧位。

造影进食：根据临床评价结果决定使用含造影剂食物的先后顺序，原则上先糊状，后液体和固体，量由少到多。

吞咽造影资料分析：口腔期重点观察口唇的闭合及随意运动、舌的搅拌运动、舌的运送功能、软腭的活动及有无鼻腔内反流、口腔内异常滞留及残留等；咽期重点观察吞咽反射启动的触发时间、咽缩肌舒缩活动、咽喉上抬程度、会厌及声门关闭、会厌谷及梨状窦异常滞留及残留，有无误吸入呼吸道、误吸入食物的浓度和误吸量；食管期重点观察食管上括约肌能否开放、开放的程度、食管的蠕动、食管下括约肌的开放等。

任务四　吞咽障碍的治疗

（一）一般治疗

1. 口腔器官运动训练

口腔器官运动训练是指通过训练提高唇、舌、声带的意识控制能力，从而有利于吞咽。通过训练增加对食团的控制和感觉，增加将食物送入口咽部的力量。

（1）唇：抿起嘴唇，说“嗯”声，维持 5 s，重复做 5 次；拢起嘴唇，说“乌”声，维持 5 s，重复做 5 次；说“衣”声，随即说“乌”，然后放松，重复 5～10 次；闭紧双唇，维持 5 s，放松，重复做 5～10 s；双唇含着压舌板，用力闭紧及拉出压舌板，与嘴唇对抗力，做抗阻力训练，维持 5 s 放松，重复做 5～10 次；压舌板放嘴唇左边，用力夹紧，拉出与嘴唇对抗，然后放右边再做，重复做 5～6 次；将压舌板横放于两唇之间，紧夹住压舌板（避免用牙齿咬），在压舌板的两侧系硬币，维持 25 s，根据唇力量系不同重量的硬币做渐进性抗阻力训练；闭紧嘴唇，通过发辅音快速进行唇的开启和闭合；吹哨子训练；吹肥皂泡训练。

（2）下颌、面部及颊部运动训练：把口张开至最大，维持 5 s，然后放松；将下颌向左右两边移动，维持 5 s，然后放松，重复做 10 次；把下颌移至左/右边，维持 5 s，然后放松，或夸张地做咀嚼动作，重复做 10 次；张开口说“呀”，动作要夸张，然后迅速合上，重复做 10 次；紧闭嘴唇，鼓腮，维持 5 s，放松，再将空气快捷地在左右面颊内转移，犹如漱口动作，重复做 5～10 次。

（3）舌、软腭的力量及运动训练：舌尽量伸出口外，维持 5 s，然后缩回，放松，重复做 5～10 次；舌尽量贴近硬腭向后回缩口腔内，维持 5 s，然后放松，重复做 5～10 次；快速地伸缩舌运动，重复做 5～10 次；张开口，舌尖抬起到门牙背面，维持 5 s，然后放松，重复做 5～10 次；张开口，舌尖抬起到门牙背面，贴硬腭向后卷，即做卷舌运动，连续做 5～10 次；舌尖伸向左唇角，再转向右唇角，各维持 5 s，然后放松，连续做 5～10 次；用舌尖舔唇一圈，重复 5～10 次；将舌伸出，快速地舔左右唇角，重复 5～10 次；伸出舌，用压舌板压向舌尖，让舌尖抗阻力，维持 5 s，重复 5～10 次；舌伸出，舌尖向上，用压舌板压着舌尖，对抗力，维持 5 s，重复 5～10 次。

（4）声带闭合、喉上抬练习：练习腹式呼吸，做咳嗽训练；持续发音，努力延长发音的时间，同时保持发出的音质连贯一致；运用各种音调进行持续性发声，训练声带的向前关闭以及喉上抬运动;进行持续的元音发音,逐渐拉长,增强声带的闭合能力;患者坐在椅子上,双手支撑椅面做推压运动和屏气,此时胸廓固定,声门紧闭,然后突然松手,声门大开,呼气发声。

2. Masake 训练法

吞咽时,将舌尖稍后的小部分舌体固定于牙齿之间或治疗师用手拉出一小部分舌体,然后让患者做吞咽动作,使患者咽壁向前收缩。增加咽的压力,使食团推进加快。

3. Shaker 训练法

患者仰卧于床上,尽量抬高头,但肩不能离开床面,眼睛看自己的足趾,重复数次。看自己的脚趾抬头 30 次以上,肩部离开床面累计不应超过 3 次。此法可以增强上食管括约肌开放的肌肉力量,通过强化口舌及舌根的运动范围,增加环咽肌的开放,减少下咽腔食团内的压力,使食团通过环咽肌时阻力减小,改善吞咽后食物的残留和误吸。

4. 口腔器官感觉刺激训练

用冰棉棒刺激双边软腭滑动、三边软腭刺激、舌后根刺激、舌旁刺激、舌中央刺激、咽喉紧缩反射刺激、舌后根收缩刺激、小舌头刺激、鼻翼处等刺激,用于增加对口水的控制,增加咽喉肌肉力量。

(二)代偿性方法

代偿性方法是使患者采取一定的体位或者头的姿势,来改变咽喉部的形态,通过改变食物经过的途径或方向来减轻吞咽困难的症状,减少吞咽过程中的误吸,并提高吞咽的效率。这种代偿方法也称为吞咽姿势的改变。吞咽姿势的改变只是暂时使用,待患者吞咽的生理功能恢复后就要慢慢停用。

患者存在口内清除不彻底、舌向后推进食物的力量减弱时可采用仰头姿势,利用重力帮助口内清除食物;吞咽启动延迟、食团经过下颌支但吞咽尚未启动时可采用下颌回缩,增宽会厌谷,使气道狭窄,防止食团进入气道;舌根运动减弱、会厌谷中滞留有食物时采用下颌回缩,将舌根向后咽壁推;单侧喉功能障碍、吞咽中误吸的患者可采用头转向损伤侧,外力施加于甲状软骨,促进声门内收;喉关闭不全、吞咽过程中误吸时可采用下颌回缩,使会厌处于更有保护作用的位置;喉入口狭窄患者可采用头转向损伤侧,通过外在压力增加声带闭合;咽肌收缩力弱、喉部有大量食物滞留时可采用侧卧位,减少重力对咽部滞留的影响;单侧咽肌麻痹的患者可采取头转向损伤侧,减少食团从损伤侧经过;单侧口腔或者咽部力弱、口内滞留或者咽部滞留食物时可采用头歪向健侧,使食团从健侧通过;环咽肌功能障碍、梨状窝有食物滞留时可采用左右转头,将环状软骨从后咽壁上拉开,减少对环咽肌静息状态下的压力。

(三)电刺激治疗

1. 低频电刺激

Vitalstim 低频电刺激治疗仪由美国语言病理学治疗专家 Freed 经过多年临床实践,与物理治疗师合作开发的一种专门针对吞咽障碍治疗的低频电刺激器,于 2001 年开始批准使用。

(1) 治疗作用：主要用于辅助强化肌力，帮助喉提升，增加咽肌收缩力量与速度，增加感觉反馈和时序性。

(2) 适应证：各种原因所致神经性吞咽障碍是该项治疗的首选适应证。

(3) 电极放置：①沿正中线垂直排列所有电极，将第一电极刚好放置于舌骨上方，第二电极紧挨第一电极下放置，置于甲状软骨上切迹上方，第三和第四电极放前两个电极之间等距离放置，最下面的电极不应放置于环状软骨之下，通道1主要作用于舌骨上及舌骨下肌肉系统，通道2则作用于舌骨下肌肉系统，此放置适用于大多数患者，是最常用的放置方法。②通道1电极紧贴在舌骨上方，水平排列；通道2电极沿正中线排列，最上面的电极放置于甲状上切迹上方，最下方的电极放置于甲状软骨上切迹下方，对伴有原发性会厌谷滞留和喉部移动功能障碍的患者考虑此放置法。③在中线两侧的通道垂直排列，最下方电极恰好位于或放置于甲状软骨上切迹上方，此法适用于大多数咽及喉部运动缺陷者。④将通道1电极置于颏下方，通道2电极放置于面神经颊支位置上。此法适合口腔期吞咽障碍的治疗。

2. 中频电刺激

中频电刺激治疗主要针对口腔期吞咽障碍的患者。放置两组电极：一组放在舌骨上，刺激舌骨上肌群，收缩时，可上提舌骨，促进喉部上抬；另一组放在面颊部，引发面部肌肉收缩，促进咀嚼肌和口轮匝肌的运动。咀嚼肌和口轮匝肌是口腔期吞咽障碍治疗的靶肌。

3. 气脉冲刺激

使用具有一定压力的气泵发生器，对口腔舌咽神经支配的扁桃体周围区域给予气脉冲刺激，与电刺激相比，气脉冲刺激简单、安全，被认为是吞咽障碍创新治疗方法之一。具体方法是将前端有海绵和塑料泡沫包裹的导气管经口插入口腔中，在舌根、咽喉壁、软腭及软腭弓周围释放气脉冲，对于不能配合或开口困难者，可使用齿托撑开口腔。每次治疗10～20 min。

（四）手术治疗

吞咽障碍患者主要表现为咽期启动延缓和咽期通过时间延长，当吞咽障碍伴有梗阻、严重吸入、声带不能闭合或闭合不全时应考虑手术治疗。常用方法有环咽肌切开术、球囊扩张术、气管食管分离术、咽帆入口封闭术、声门恢复术等。

（五）吞咽障碍的心理治疗

吞咽障碍患者日常生活能力减退，参与社会能力差，常出现不同程度的心理障碍，如悲观、抑郁、畏惧、情绪不稳、焦虑、烦躁，甚至自杀，因此，应帮助患者克服心理障碍，树立乐观和积极向上的心态，使其积极配合医生治疗，战胜疾病。

（六）其他治疗

1. 针灸治疗

有关文献报道示，针灸治疗对吞咽障碍有一定的疗效，方法如下。①头针：按大脑皮质功能分区刺激大脑皮质，改善血液循环。②项针：取风池、翳风、翳明等颈部腧穴以改善椎-基动脉供血，从而改善脑干的血液供应。③局部取穴：廉泉、舌中、海泉、金津、玉液等穴刺激舌咽神经、迷走神经，使兴奋上传至上运动神经元，恢复大脑皮质对皮质脑干束的调节作用。

2. 星状神经节阻滞治疗

曾西等采用星状神经节阻滞治疗对咽期及食管期吞咽障碍的患者进行临床研究，取得了一定的效果。

（七）饮食改进

1. 液体食物的改进

对液体的黏度进行改进，有利于对食团的控制。一般使用增稠剂加入液体中，加热或不加热，混合均匀后，增加液体的黏度。

2. 固体食物的改进

对固体食物的改进，往往是将吞咽难度较大的固体食物，经过机械处理使其柔软，质地便趋于一致且不容易松散，从而可降低吞咽难度。

3. 避免的食物

避免食用纤维多的食物，如芹菜、莴笋等，富含水分的水果，如菠萝、葡萄、西瓜等，这些食物或水果对于口腔控制能力较差的患者容易造成误吸；避免食用容易散落、掉渣、酥脆的食物，如饼干、薯片、面包皮等。

任务五　吞咽障碍的胃肠营养

胃肠营养是指通过消化道将营养物质给予患者的方法。肠内营养可能是维持机体代谢，避免脱水、营养不良的最好的选择。吞咽障碍的胃肠营养方法主要有以下几种。

（一）经鼻消化道法（鼻饲）

（1）适应证　胃肠道完整，病程较短在2周可恢复进食功能者，通常为喉、咽手术后暂时性吞咽障碍时选择；上消化道腐蚀性液体损伤后防止后期食管狭窄或完全闭锁时可在治疗的同时插入尽可能大号的鼻饲管。

（2）长期经鼻消化道置管的并发症　患者不能耐受；胃食管反流；导致胃食管压迫鼻、咽黏膜，有鼻腔损伤、鼻窦炎的风险；误吸导致反复肺部感染；消化道出血；顽固性呃逆；不明原因的心脏病发作等。鼻饲仅仅是一个暂时的临床策略，对于吞咽障碍来说，它不是一种治疗。

（二）空肠造瘘术（于十二指肠和回肠之间进入小肠）

（1）适应证　尤其适用于胃食管反流症状较重或须长期管饲的患者，胃轻瘫或胃排空能力受损者。

（2）特点　侵入性小，容易放置；降低肺误吸的风险；需要在放射影像下定位；影响美观；管移位后可能不在十二指肠或空肠；一般较鼻饲管细，容易堵塞；造成肠道穿孔、倾倒综合征、吸收不良等症。

（三）胃造瘘术

(1) 适应证　病程长，不能长期鼻饲或静脉营养者；经口进食恢复无望，如鼻咽癌放疗后张口受限而无法进食；严重咽喉功能和吞咽功能障碍，鼻腔、鼻咽感染伴发不治性吞咽障碍等情况。

(2) 特点　与鼻饲管相比，具有更好的营养效果，适用于长期应用，患者更易耐受，反流和误吸的发生率显著降低；管移位和误吸的危险最低；适合于居家使用；需要做插入部位的护理；由于胃分泌物的渗漏，当胃造瘘管拔掉时该处可能形成窦道。

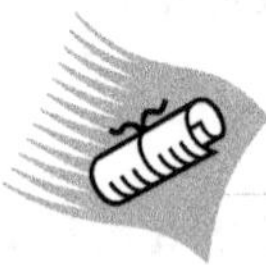

知识链接

曾氏营养管

郑州大学第四附属医院曾西长期以来对吞咽障碍的胃肠营养进行临床研究，他利用发明专利“曾氏营养管”率先革除临床中留置鼻饲，采用间歇经口消化道法为患者提高营养支持，避免了患者行胃造瘘术，同时消除了留置鼻饲的各种并发症，该法在脑卒中患者中的肺炎发病率比直接经口进食法及留置鼻饲法显著降低。

任务六　误吸及误吸性肺炎

事情一　概　　述

由于液体、外源性颗粒或内源性分泌物误入下呼吸道而导致的呼吸道感染，称为误吸性肺炎。临床上，误吸常伴有咳嗽，若会厌保护性关闭而使反射减弱或喉抬升不足，常导致没有咳嗽的误吸，称为隐形误吸。误吸性肺炎与吞咽障碍有密切的关系。调查发现，急性脑卒中患者中约52%有吞咽障碍症状，约有50%脑卒中患者的误吸是无明显症状的隐性误吸。另一前瞻性研究显示，因中枢神经系统疾病导致的吞咽功能障碍者，误吸发生率高达60%以上。

事情二　临床评估

1. 症状

大约60%的患者常以发热、咳嗽、咳痰为最主要症状，大多较轻微，仅表现为咳嗽无力、排痰困难，高热者较少。还有些患者仅描述为病情恶化如食欲缺乏、厌食、倦怠不适、活动能力下降、急性意识障碍、恶心、呕吐、体重减轻、尿便失禁甚至精神错乱等。或仅表现为呼吸加快、心动过速、呼吸困难，常比其他临床表现早出现。还有一些表现为胃肠道症状，如呕吐、腹泻、腹胀等。

2. 既往病史

发病前多有引起误吸的病史及相关的危险因素，如中枢神经系统病史、食管病史、医源性治疗导致误吸的口腔疾病史。

3. 体格检查

与一般肺炎相似，其特殊性在于典型的肺实变体征少见，病变部可出现语颤增强，叩诊实音。听诊时，部分患者可听到肺部湿啰音或干鸣音。

4. 实验室检查

① 血常规：白细胞增多，但有一半的患者白细胞增高不明显；90%的患者有核左移，有时中性粒细胞可见中毒颗粒；50%的患者有贫血，血沉多增快。②电解质紊乱：以低钠、低钾多见。③病原学检查：诊断细菌性误吸性肺炎的重要依据。

5. 影像学检查

① X线：两肺广泛分布小片状阴影，密度不均匀，边界不清晰，以肺门及两下肺显著，病灶也可融合成大片状。误吸后1～2 h胸部X线可见两肺散在有不规则的片状边缘模糊阴影。②CT：胸部CT可见右肺大片斑片状阴影，甚至出现了一些纤维化的表现，这是误吸性肺炎反复发生的影像学表现。

事情三　临床处理

1. 护理

强调安全进食，调整进食的姿势和进食的食物性状，学会喂食的技巧；进食后保持半卧位一定时间；加强口腔护理，减少误吸性肺炎发生的概率；在采用代偿法之后仍然存在误吸，则应禁止一切经口进食，采用其他途径给予营养支持，否则肺炎无法得到根本控制。

2. 误吸时的处理

一旦发现患者误吸，应尽快调整体位，头部偏向一侧，吸尽残留在口腔和咽喉部有可能导致气管阻塞的液体和食物。必要时，做气管插管和支气管镜灌洗，严密观察肺部情况，如发生了吸入性肺炎，则按其治疗原则给予相应处理。

3. 抗生素应用

根据病原学及药敏试验检查结果针对性地应用抗生素。

4. 物理治疗

短波及超短波疗法、超声雾化疗法等。

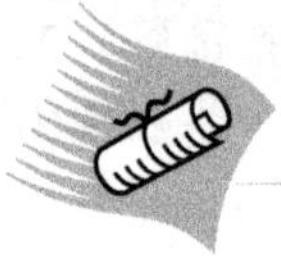

知识链接

误吸性肺炎临床处理策略

误吸性肺炎临床处理策略：①对患者及家属进行健康教育，嘱立即暂停经口进食食物及水；②对患者行间歇经口消化道法灌食以维持生理需要；③根据痰培养和药敏试验结果，进行抗感染治疗；④进行对症支持治疗，如化痰、纠正水和电解质等；⑤每日给予胸部无热量超短波一次以协同抗感染治疗。

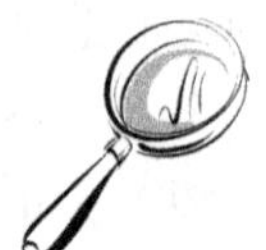

能力检测

一、选择题

1. 下列不属于吞咽生理分期的是（　　）。

A. 咽期　　B. 准备期　　C. 食管期　　D. 环咽肌开放期

2. 下列不参与吞咽的器官是（　　）。

A. 唇　　B. 舌　　C. 喉　　D. 鼻

3. 进食后约 1 min 出现呛咳，不考虑（　　）。

A. 有误吸发生　　B. 咽期功能障碍所致

C. 食物残留存在　　D. 口唇无力所致

二、名词解释

1. 吞咽障碍

2. Masake 训练法

三、简答题

1. 吞咽障碍的临床表现。

2. 吞咽障碍的常用治疗方法。

3. 误吸及误吸性肺炎的处理。

模块

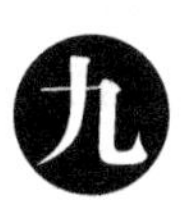

其他原因引起的言语障碍

任务一　精神心理障碍

事情一　焦　　虑

焦虑作为一种心理反应和活动,又称心理异常。一般认为,焦虑是个人由于不能达到预期目标或者不能克服障碍的现实,使得自尊心与自信心受挫,使失败感和内疚感增强而形成的紧张不安、带有恐惧感的情绪状态(王银泉 2001)。语言焦虑指与语境(包括听、说和学习)有着特殊关系的紧张和畏惧感(Mcintyre & Gardner,1994: 284),是语言学习中所特有的一种复杂心理现象。Watson & Friend(1986)曾把语言习得者产生语言焦虑的起因解释为,对他人的评价具有畏惧感,对负面评价产生沮丧以及担心他人会对自己作出负评价的心理(王银泉,2001)。

(一) 焦虑引起的言语障碍

众多研究表明,语言焦虑的独特外在反应如下。

① 患者在进行新词学习时,如果治疗师纠正多遍后仍无法准确发音,患者可能会出现焦虑情绪,具体表现为声音变小甚至拒绝发音。

② 患者出现焦虑情绪后,与他人交流时目光不敢与对方接触、说话时口语语音不准确,总是"吞吞吐吐",仅能说出个别单音节的词,语言模糊不清,甚至变调。说话节奏错乱,不能正常地发出"语音节奏",并且不断地更正,重复自己的语句,频繁出现犹豫、停顿等现象。甚至有时根本说不出话,而是沉默不语。

③ 当所学的语言与已学内容发生严重冲突时,由于不理解两者之间的差异从而产生了焦虑情绪。

④ 当治疗师多次纠正患者发音,或者患者被过多地斥责时,患者的焦虑情绪会很明显:出现情绪低落甚至哭泣。

除上述语言焦虑所引发的言语障碍外,焦虑还会引发更深层次的言语障碍。

1. 焦虑感影响患者的"可理解输入"及短时组织语言的能力

"可理解输入"是关系到语言习得成败的重要条件(Krashen,1985)。有效的语言输入是进行口语表达的前提。语言焦虑感强的患者很难放下心理包袱,很难以一种轻

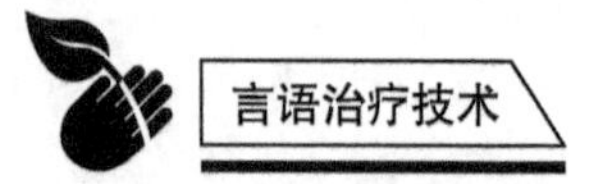

松自如的心态接受训练中所接触的语言现象。没有高质量的“可理解输入”,就不可能作出理想的“语言输出”。临床实践中,笔者发现当某个患者站起来用目的语发言时,他们对听觉所提供的信息反应比平常较迟钝,对语言的理解速度也相对较缓慢,往往听不明白对方的提问。恐惧心理在他们大脑中占据极大的比例,并直接削弱了他们对其他认知因素的接受能力,因而在语言表达时出现“张口结舌”或者“无话可说”的难堪局面。

另一方面,焦虑感过大还直接影响患者短时语言处理的能力及记忆输出。根据Levelt(1989)的单语产出模式,在语言输出过程中,“概念形成机制”是不可或缺的一个环节。它能帮助会话者根据所选择的信息,“修正想表达的意念”,并使之最终转换成语言输出。但是,由于焦虑感使患者的大脑记忆大面积紊乱,出现了语义“断层”。因此,焦虑者对于将概念性意义转化为言语输出的能力是处于“半瘫痪”状态的,即在有限的时间内,紧张情绪会干扰他们做有效的“信息再现”,他们无法充分调动认知结构中的有价值因素为语言输出服务。

2. 焦虑感影响患者的“语言自我”,从而对语言训练产生抑制情绪

20世纪70年代初,A. Guiora提出了“语言自我”(language ego)理论(王初明,1988)。他指出,在语言学习过程中,语言能力的变化将使学习者对自身的评价和态度发生变化,从而产生某种心理抑制阻碍学习者学习的积极性。语言焦虑感对学生最消极的影响就是它直接引发了患者抑制情绪的产生,弱化患者参与语言学习的主观能动性,导致最终的逃避行为。口语表达是他们获取新的语言自我的一种重要方式。由于对用口语表达信心不足,他们的语言“自我形象”实际上是很脆弱的。因此,当患者因紧张不安而在口语操练过程中频繁犯错误时,面对他人的异样表情,他们难免要以防范心理对待有可能威胁到其“自我形象”的外界反应。为了避免重复失败的经验及再次“出丑”的尴尬,他们宁愿放弃用口语做冒险的尝试,从而产生某种程度的压抑感。

3. 焦虑感会致使患者的语言学习能力下降

言语障碍患者害怕自己不流利、不准确的口语表达会招致旁人的嘲笑。这一害怕的心理导致焦虑和紧张,而焦虑紧张会浪费精力和注意力,这样他们用于思考的能量就相对减少,语言储存和输出的效果就会降低,学习效果必然受到影响。学习效果差将会导致焦虑的进一步产生,这样就造成了语言焦虑的恶性循环。

(二) 减少焦虑对言语障碍影响的对策

要减少焦虑对言语障碍的负面影响,应注意以下几个方面。

1. 采取有效、适时、合理的纠错策略

针对患者担心口语表达时犯错招致嘲笑的心理,治疗师应采取科学的纠错策略。言语障碍患者口语表达中犯错误在所难免。治疗师在处理患者的语言表达错误时应充分顾及患者的自尊心,不宜过于苛求学生的语音、语法错误。要提倡“重在参与”的精神,让他们知道口语首先是流畅性,其次才是准确性。对他们所犯的表达错误,进行有针对性的分析和讲解。或者运用间接纠错方式。这样不仅顾及了患者自尊心强、怕出丑的心理,又可以帮助他们培养自我发现语言错误的能力,同时也降低了他们的语言焦虑感。用眼神、面部表情、身体姿势语言等肢体语言交际形式作为言语治疗的辅助手段，也可以帮助学习者很好地缓解焦虑情绪，从而达到舒缓学习压力、激发学习动机、完成学习内容和提高学习效率的目的。

2. 鼓励患者使用“过渡语”及其他语言技巧完善语言表达

言语障碍患者的口语表达能力处于发展阶段，为了培养他们言语表达习惯，减轻紧张情绪，教师可以多鼓励学生使用“过渡语”。“过渡语”(Interlanguage)又称“族际语”，是学习者在新语言习得过程中自己构建起来的一种介于母语和目的语之间的非规范语言模式。心理语言学家指出，包含“过渡语”的不完善交际是可行的，具有不可忽视的现实价值。因此，当患者根据个人语言习得习惯说出一些不规范的过渡语法句式时，治疗师不应把它视为严重的语用错误加以否定，而应鼓励他们多做这样的“过渡语”表达。随着他们语言习得的积累和语言水平的提高，他们的语言表达自然会从不完善的“过渡语”向完善的“目的语”发展。可以说，“过渡语”的使用有助于增强患者口语表达的自信心，以轻松的心态进行口语交际。此外，还可教会患者使用一些语气词来填补因紧张而导致的“词语空缺”。对于患者来说，这些特殊的语言技巧不仅可以缓解因一时语塞而造成的紧张情绪，而且为他们提供了重新组织语言的时间，最终达到有效调节学生心态，自然进行口语交流的目的。

3. 注重情感教学，创造轻松、有利的语言环境

实践证明，情感教学对于克服口语表达时的焦虑心理障碍具有积极作用。口语表达是一个双向信息交流的过程。因此，患者的口语表达焦虑感很大程度上是受旁人的“言语”和“态度”所影响的。适时给予积极的情感反馈是保持交往中患者与他人情感互动的关键。这种反馈可以是一个中肯的评价或肯定的“点头微笑”或赞赏的语言。再者，组织趣味性小组交流，促进患者参与语言活动，也是消除焦虑情绪、创造宽松课堂气氛的有效途径。

综上所述，焦虑会对患者的语言表达产生消极的影响，会制约患者的口语表达。只有在轻松、有利的情境下，患者才有可能以一种积极的态度对待语言训练。因此，进行言语治疗时应考虑到患者的情感变化，充分了解患者的焦虑情绪，引导他们摆脱不安心理、发挥最大的语言运用潜力，取得言语治疗的最佳效果。

事情二　抑　　郁

抑郁障碍是人群中最常见的精神障碍之一，是以各种原因引起的显著而持久的以心境低落为主要临床特征的一类心境及情感障碍。抑郁障碍具有以下症状：①压抑的心境；②睡眠障碍，失眠或早醒；③食欲下降或体重减轻；④兴趣索然；⑤悲观失望；⑥自罪自重，严重时有自杀想法或行为；⑦动力不足，缺乏活动、唉声叹气；⑧性欲减低。抑郁症的发病率逐年增加、复发率高。据世界卫生组织估计，抑郁症目前已成为全球疾病中给人类造成严重负担的第二大疾病。几乎每 7 个成年人中就有 1 个抑郁症患者，因此它被称为精神病学中的感冒。

（一）抑郁对语言沟通的影响

抑郁症与一般的“不高兴”有着本质区别，根本不能混为一谈，它有明显的症状特征。有研究发现，当抑郁症出现时，自主神经功能就会紊乱，进而降低人体免疫系统的功能，从而出现各种顽固性疾病。抑郁症也可以延缓慢性疾病的康复。抑郁症严重影响患者的工作和家庭：抑郁心境可使社会交往减少，工作和生活能力下降，还会使患者由于心境不好而经常在家里发脾气，造成家庭关系不融洽。

由于抑郁障碍患者主要表现为精神运动迟缓，在进行语言交流时，常使医生感到语言交流进行困难，常常出现医生问数句患者答一句的现象，但语言交流的内容基本上是合乎语境的，患者语速减慢，常常表示诸如自己脑子不好使之类的意思。

（二）抑郁症的治疗对策

抗抑郁药物、物理治疗、心理治疗都可以治疗抑郁症。目前治疗抑郁症的药物主要有三环类（阿米替林）、四环类（马普替林）、单胺氧化酶抑制剂（苯乙肼）、选择性 5-羟再摄取抑制剂（帕罗西汀）、去甲肾上腺素及 5-羟再摄取抑制剂（万拉法新）、去甲肾上腺素及 5-羟再摄取抑制剂（米他扎平）。治疗抑郁症的心理疗法主要有宣泄法、支持疗法和理性情绪疗法等。物理疗法是应用自然界或人工的物理因子以及传统医学中的物理方法作用于抑郁症患者，引起体内一系列生物学效应，恢复受破坏的生理平衡，增强机体防御技能和代偿机能，消除或减轻抑郁症状。对有些患者来说，抗抑郁药物更有效；而对另外一些患者来说，物理治疗或者心理治疗更为有效；而对大多数患者来说，药物治疗和物理治疗一起使用可能最有效。特别是对严重抑郁症患者，物理疗法可以用来相对迅速地减轻抑郁症状，而药物则可以通过物理治疗的嵌入，慢慢使药量减少从而降低药物副作用带来的危害。

事情三　精神分裂症

精神分裂症是一种精神科疾病，是一种持续的通常为慢性的重大精神疾病，是精神病里最严重的一种，是以基本个性、思维、情感、行为的分裂，精神活动与环境的不协调为主要特征的一类最常见的精神病，青壮年发病多。该病一般病程迁延呈反复加重或恶化趋势，部分患者可最终出现精神衰退和精神残疾，部分患者经治疗可保持痊愈或基本痊愈的状态。

（一）精神分裂症与语言沟通的影响

大部分精神分裂症患者是在无明显诱因下缓慢起病的。早期精神分裂症对于语言表达的影响表现在：与其谈话话题不多、语句简单、内容单调，谈话的内容缺乏中心或在谈话中说一些与谈话无关的内容，使人无法理解，感觉交谈费力或莫名其妙，或自言自语，反复重复同一内容等。平日脱离现实，沉湎于幻想之中，做“白日梦”。精神分裂症急性期主要表现为正常心理功能的偏移，涉及感知、思维、情感和行为等多个方面。

精神分裂症还容易和脑后部失语症混淆误诊，主要是症状相似，即语言含糊、联想散漫和“混乱”。虽然此类患者的语言特点已由许多学者作了说明，但为了鉴别其特征而进行比较的研究却很少。

（二）精神分裂症的治疗对策

精神病的治疗主要采取药物治疗、心理治疗及精神康复等，以消除或减轻患者的种种障碍。传统抗精神病药物有吩噻嗪类、丁酰苯类、苯甲酰胺类、硫杂蒽类，在临床上常用的药物有氯丙嗪、奋乃静、三氟拉嗪、氟哌啶醇、舒必利、氯普噻吨等，非典型抗精神病药物主要包括培酮、奥氮萍、喹硫平、氯氮平等。精神分裂的心理治疗主要针对具体情况而进行，如果通过支持性犀利治疗解决社会心理因素给患者带来的打击，通过家庭治疗解决患者家庭成员对患者的情感表达问题，通过认知疗法促进和恢复患者的自知力等。大多数患者接受药物治疗后，还存在认知、行为以及个性等方面的问题，甚至还存在一些残留的症状表现，所以需要继续接受精神康复等多方面的疏导和训练。精神康复的疏导和训练可以简要地理解为采用各种条件和措施使患者的精神活动，特别是行为得到最大限度的调整和恢复。精神康复因人而异，因患者的具体问题而定，途径有多种。

任务二　口颜面失用和言语失用

案例引导

患者，男，38 岁，高中文化。因在工地干活时不慎被砖块击中头部而入院治疗。当日行开颅术，术后两天意识转清，但右侧肢体活动不灵，言语表达有明显的障碍。经言语检查：听说理解与文字理解均正常，无自主语言，自发语含糊不清，元音顺序朗读障碍。CT 检查示左大脑半球顶叶挫裂伤。问题：①该患者可能出现了哪种类型的言语障碍？诊断依据是什么？②为该患者制订言语治疗方案。

事情一　口颜面失用

一、定义

口颜面失用是指在非言语状态下，虽然与言语产生活动有关的肌肉自发活动仍存在，但是，舌、唇、喉、咽、颊肌执行自主运动困难。患者表现为不能吹口哨、撮口、伸舌、咂嘴、清喉等。在临床上，一些言语失用并不存在口失用，但多数口颜面失用者伴有言语失用。

二、临床特征

患者不能按指令或模仿检查者完成面部动作，但不经意时能自发地完成。Arosen (1980)的研究认为，口颜面失用具有以下特征。

① 患者无发音或喉发声运动。

② 有非发声气流所产生的发音，如耳语。

③ 不伴有呼气运动的发音运动。这些患者可反射性地进行呼气、吸气，但却不能按指令自主地进行呼气、吸气或模仿声音。

三、评估

判断患者是否口颜面失用及轻重程度可用表 9-2-1 进行检查。

表 9-2-1　口颜面失用检查

姓名________　年龄________　检查时间________　病历号________

1. 鼓腮 正常________ 摸索________	4. 缩拢嘴唇 正常________ 摸索________
2. 吹气 正常________ 摸索________	5. 摆舌 正常________ 摸索________
3. 咂唇 正常________ 摸索________	6. 吹口哨 正常________ 摸索________

四、治疗

1. 喉活动技巧

治疗时面对镜子，治疗师发音然后让患者模仿。患者不能发音时可把患者的手放在自己喉部让其感受喉的振动。治疗师用手帮助患者张口形成发声的口型，要多次反复练习。也可以由反射性的声音来建立发声，如咳嗽、叹气、笑等。另外也可以训练唱歌。

2. 舌活动技巧

对着镜子看舌怎么活动，另外也可以通过用压舌板帮助患者训练伸舌、缩舌、向侧方及上下运动。

3. 言语活动技巧

患者能控制发声和双唇运动之后，便可以训练患者产生完整词语并使患者在言语中意识到听觉、视觉、触觉的作用。口颜面失用和言语失用的共同特点是自主性语言困难，可以利用自发性言语来改善自主性言语，如唱患者熟悉的歌曲、数数字等。治疗师也可以与患者一起说话，治疗师说话声音可以逐渐降低，最后在没有帮助的情况下由患者自己说。

事情二　言 语 失 用

一、定义

言语失用是不能执行自主运动进行发音和言语活动，而且这种异常是不能或缺乏用言语肌肉的麻痹、减弱或不协调来解释的一种运动性言语障碍。或者说是一种运动程序障碍，即由于随意发音时言语肌肉位置安排和运动次序方面的紊乱而造成的发音障碍，言语肌肉本身无异常。

二、病因

言语失用主要由脑损伤所致，大部分患者为左侧大脑半球第三额回损伤。言语失用可以单独发生，也可以伴随其他言语障碍发生，如常伴随于 Broca 失语。

三、评估

（一）言语特征

患者语言功能本身正常，理解完全正常，但不能很好地用口语进行表达。单纯言语失用的患者自己很清楚想说什么，词汇、语义和句法已准备好，但说话时在语音学上出了严重问题，以致音义全错，与要说的相差很远，但自己知道有误，并试图改正。患者的自发语具有以下特征。

① 随着构音器官运动调节复杂性的增加，发音错误也相应增加。

② 词的开头为辅音时比在其他位置的发音错误多。

③ 在错音种类中，辅音的置换最多，其次是辅音省略、添加、反复等。

④ 重复朗读相同的材料时，倾向于出现一致性的错误发音。

⑤ 自发性言语和反应性言语（从 1 数到 10、从星期一说到星期日、问候语等）的错误少，有目的性的主动的言语错误多。

⑥ 发音错误随词句难度和长度的增加而增多。

⑦ 有构音器官的探索行为。

（二）言语失用检查表

言语失用检查表见表 9-2-2（由中国康复研究中心听力语言科制）。

表 9-2-2　言语失用检查表

姓名________　年龄________　检查时间________　病历号________

元音顺序（1、2、3 要说 5 遍）	
1. （a-u-i） 正常顺序 元音错误 摸索 2. （i-u-a） 正常顺序 元音错误 摸索	3. 词序（复述爸爸、妈妈、弟弟） 正常顺序 元音错误 摸索 4. 词复述（啪嗒、洗手、你们打球、不吐葡萄皮） 正常顺序 元音错误 摸索

四、言语失用的治疗

言语失用是实现说话运动过程的障碍，它的治疗原则应该集中在异常发音上，因此与适用于失语症和构音障碍的语言刺激、听觉刺激不同。视觉刺激是指导发音的关键，建立或强化视觉记忆对成功治疗最为重要。其治疗目的在于建立每个目标音发出的运动模式，从而获得连续音节发出的运动模式，最终达到能有目的地正确随意地说话的目标。可以按照下面的步骤进行。

① 掌握每个辅音的正确发音位置。

② 快速重复每个辅音加"啊"，以每秒 3～4 次为标准。

③ 用辅音加元音的方式建立音节，如 fa、fa……。

④ 在掌握了稳定的自主发音和基本词汇的基础上，尝试说复杂的词，训练原则是先学会目标词中的每个音、音节，最后是词。

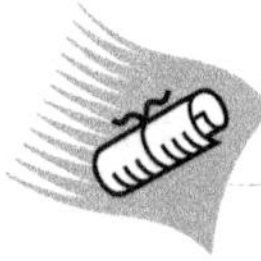

知识链接

Rosenbeke 成人言语失用八步治疗法

第一步：视听综合刺激，即"看着我"，"听我说"，并同声发音（患者与治疗师同声发音）。治疗师督促患者和自己一起发音，并用视觉暗示。

第二步：视听综合刺激和推迟发音（治疗师发音后，停顿一下，患者再模仿）。治疗师提供发音方式，患者模仿。然后治疗师做发音动作不发音，患者大声发音。即视觉暗示保留，同步听觉暗示减弱。

第三步：视听综合刺激和推迟发音无视觉暗示，即传统的"我先说，你跟着我说"。

治疗师不给予同步暗示。

第四步:视听综合刺激后连续发音无干预刺激。即无听觉或视觉暗示。在治疗师发音后,患者要在无任何提示的情况下连续说该话几次。

第五步:文字刺激和同步发音。即患者看见卡片上或黑板上的指定句子后,立即读这些句子。

第六步:文字刺激和推迟发音。即患者在拿开卡片或黑板后才念指定的句子。

第七步:由提问激发恰当的发音,无模仿。治疗师假设一种与指定句子有关系的情景,向患者提问,让患者利用指定的句子作为回答。

第八步:角色扮演情景中的恰当反应。医生、工作人员、患者的朋友甚至患者本身扮演一种与指定句子有关的角色,用这些句子来进行演出。

任务三　缄　默　症

案例引导

4 岁的妞妞从小由外婆带大,平时很少出门和小朋友玩耍。家里来了客人,她从来不主动打招呼,总是躲在大人身后。一开始,父母只以为妞妞个性胆小、害羞,没太在意。上个月开始上幼儿园,前两周她几乎整天哭,后来逐渐不哭了,却很少开口说话,以致越来越孤僻、不合群。虽然有时也偶尔和别人说话,也只是用点头、摇头、做手势的方式来表示。但她回家后有说有笑,与家人交流得很好,感情也很好,相处亲密,没有发现其他什么异常。问题:①妞妞为什么会出现两种反差很大的表现?②针对妞妞的情况,应该怎样进行治疗?

缄默症(mutism)是指在意识清楚,理解力完好,且无口颜面失用情况下的言语完全缺失,也称不言症。缄默症作为一种症状,可出现在各种疾病中。临床上根据发病机制分为功能性缄默症和器质性缄默症两类。

一、功能性缄默症

功能性缄默症是指精神活动异常导致的沉默不语,并非不能说话。患者言语表达器官无器质性病变,也无内外科疾病引起的言语障碍,智力发育正常,神经系统检查正常。常见的功能性缄默症主要有以下几种。

(一) 选择性缄默症

选择性缄默症是指已获得了语言能力的人,因精神因素的影响而出现的一种在某些场合保持沉默不语的现象，其实质是社交功能障碍而非言语障碍。常见于儿童和青少年，主要表现为沉默不语，甚至长时间一言不发。“缄默”的高度选择性是本症特点，即患儿在某些人、人群或在特定环境中(幼儿园、有陌生人或人多的环境)保持缄默，而在另一些人和环境中(熟悉的人或家里)讲话流畅。少数患儿正好相反，在家里不讲话而在幼儿园里讲话。缄默时与其他人交往，可用做手势、点头、摇头等动作来表示自己的意见，或用“是”、“不是”、“要”、“不要”等最简单的单词来回答问题。待学会写字后，偶尔也可用写字的方式来表达自己的意见。这类患儿在上学前不易被父母发现，患儿不愿与不熟悉的人讲话，常被父母认为是胆小、害羞。直到上小学以后，患儿表现为不愿回答任何问题、不愿与其他同学交谈、不参加集体活动时才被发现。患儿能照常参加学习，学习成绩好坏不一，部分患儿拒绝上学。

选择性缄默症的确诊需要一个全面的检查评估，包括神经系统检查、精神心理检查、听力检查、社会交流能力检查、学习能力检查、语言和言语检查以及各种相关的客观检查(如脑电图、事件相关电位、头颅影像学)。目前，美国有关专家认为，有如下五个临床特征可作为诊断依据。

① 在需要言语交流的场合“不能”说话，而在另外一些环境说话正常。

② 持续时间超过 1 个月。

③ 无言语障碍，没有因为说外语(或不同方言)引起的语言交流问题。

④ 是由于入学、改变学校、搬迁或社会交往等影响到患儿的生活。

⑤ 没有患诸如自闭症、精神分裂症、智力发育迟缓或其他发育障碍等发育或心理疾病。

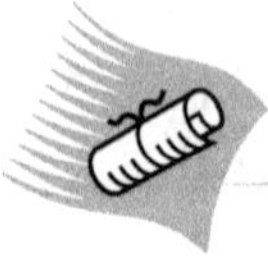

知识链接

儿童选择性缄默症原因分析

儿童选择性缄默症一般无脑器质性病变。目前认为是因精神因素作用于具有某些人格特征的儿童而产生的，可能与以下几个原因有关。①病前具有的性格特征：患儿病前往往具有敏感、害羞、胆小、孤僻、脆弱、依赖等性格特征，患儿的父母常有人格异常和精神障碍。②发育成熟延迟：患儿虽然已经获得语言功能，但开始说话的时间比正常儿童要明显延迟，且常常伴有其他语言问题。有的还伴有功能性遗尿、功能性遗粪等其他发育性障碍，其中部分患儿的脑电图表现为不成熟脑电图及其他异常变化。③心理社会因素。患儿早年常有情感创伤的经历，如家庭矛盾冲突、父母关系不和、父母分居离异、父母虐待儿童、家庭环境突变等，有些患儿是在家庭环境变迁或一次明显的精神刺激后发病的。

选择性缄默症预后良好，经过治疗大多数可以在数月至数年内恢复，未经治疗的患儿可能长期保持缄默，部分患儿在青少年和成年时期仍有过度害羞和社会焦虑症的表现，在某些社会场合仍有说话不流利，词不达意的表现。

选择性缄默症的病因还不十分清楚，可能为多因素所致。此病目前多采用综合治疗方案，包括心理治疗、行为治疗、家庭治疗、社会支持治疗和药物治疗。

(1) 心理治疗　心理治疗以缓解患儿的内心冲突为主要目的，强调个体化治疗。具体方法有心理暗示、心理辅导、精神分析法、认知疗法等。心理医师应从个案研究及经验入手，对患儿进行长时间的治疗。

(2) 行为治疗　行为治疗可以帮助患儿调节情绪，克服急躁和焦虑，纠正处理问题的行为模式。常用的方法有脱敏法、正性强化法、负性强化法、录像自我模型法等。

(3) 家庭治疗　包括家庭教育和家庭游戏。家庭教育的目的是改善不健康的家庭环境和家庭关系，加强家长对选择性缄默症的认识，减少粗暴的呵斥，增加善意的鼓励，例如：患儿主动与客人交流(包括眼神、手势、躯体姿势、言语等)时给予适度的鼓励，不强迫患儿说话；做家庭游戏，邀请患儿的朋友、同学和老师来家中做客，同患儿一起做游戏，让患儿在熟悉的环境中同他们进行交流。来客由熟悉到陌生，由少到多，最终让患儿在学校接触到的人都是自己熟悉的人，从而忽略学校是一个陌生的环境。

(4) 社会支持治疗　给患儿创造一个良好的环境，多鼓励患儿讲话，不取笑其言语障碍，不恐吓捉弄等。在学校组成以老师和部分同学为主的帮助小组，了解患儿情况及治疗特点，多与患儿交流，不强求患儿言语应答，鼓励患儿形式的回应。

(5) 药物治疗　主要应用抗抑郁药物，改善抑郁和焦虑，但一般不把药物治疗作为首先的治疗方法，如果其他方法效果不好，药物治疗可以作为辅助治疗手段。

(二) 癔症性缄默症

癔症性缄默症是一种心理障碍，可发生于儿童或成人，病前常有明显的情绪矛盾，但缄默是非选择性的，在一段时间内任何场合均拒绝讲话。有时可与癔症木僵同时出现，如无并发木僵，则仅表现缄默不语，写字、手势等动作都很敏捷，面部表情也很活泼。缄默表现和其他临床症状一样，具有发作、痊愈突然，易于接受暗示等特点。

(三) 紧张性的缄默症

精神分裂症的紧张型和木僵型都可出现缄默症。患者缄默不语，或有片断的破裂性语言，同时可伴有拒绝、违拗、木僵、蜡样屈曲、冲动等症状。患者意识清楚、无智能缺损。有精神分裂症或紧张症的病史。

(四) 妄想性缄默症

系统妄想症与妄想型精神分裂症都可发生缄默。常因周围人不同意患者所述的妄想内容，而拒绝与周围人交谈和因幻觉或妄想内容“命令”患者不语而保持缄默。表现的拒绝多限于“交谈”，患者无违拗、冲动或僵住现象。

（五）抑郁性缄默症

抑郁症和情感性精神障碍的抑郁状态可以表现为木僵或喃喃自语，患者面容悲戚，有时伴发阵发性焦虑，病情严重者绝对缄默。慢性患者无所作为、听人摆布，状如“痴呆”，但病史有初期悲观妄想与情感抑郁的过程。

（六）诈病性缄默症

诈病者在很多时候表现为缄默。单纯性诈病没有任何病情，完全假装“不语”；非单纯性诈病者可有一定的真实病情，但缄默不是原有病情的应有表现。诈病者一般有目的性，了解诈病目的有助于缄默症的治疗。

二、器质性缄默症

某些器质性疾病在病程不同阶段亦可出现缄默症，如严重的帕金森氏病，脑血管疾患，脑缺氧后遗症等均可出现缄默症样临床表现。常见的有下面四种类型。

（一）无动性缄默症

无动性缄默症患者缄默不语，对外界刺激无反应，四肢不能活动或处于强直状态，无目的的睁眼或眼球运动，觉醒-睡眠周期可能出现混乱。为丘脑、下丘脑、中脑的网状结构上行激活系统受损所致，患者预后不良。以治疗原发病为主，辅助给予听音乐，听家人的语言等，按昼夜及生活作息规律给予运动及语言被动刺激。

（二）延髓麻痹性缄默症

延髓麻痹包括假性延髓麻痹和真性延髓麻痹两种。

假性延髓麻痹是大脑多处损伤引起双侧皮质延髓束损害所致，是一种上运动神经元的损害，表现为口、舌、唇的肌肉肌张力增高、肌力减弱而导致的腭、咽喉及舌肌的运动困难。轻者表现为说话迟缓，费力，口部活动音轻声低，鼻音严重，重者完全缄默不语，可有吞咽困难。神经系统检查无肌肉萎缩。

真性延髓麻痹是由于发音的肌肉本身的病变或支配发音肌肉的损害，是一种由下运动神经元损害引起的发音的肌肉弛缓无力，表现为咽、喉、腭、舌的肌肉瘫痪及萎缩，说话时鼻音很重，呼气发音时因鼻腔漏气而语句短促，字音含糊不清，声音嘶哑，伴有吞咽困难、流涎、饮水呛咳等，进食时食物常从鼻孔呛出，软腭上抬困难，以及咽反射减弱或消失。

（三）小脑性缄默症

小脑性缄默症多见于后颅窝肿瘤广泛切除后的儿童。肿瘤绝大多数位于小脑蚓部，术后可能经过一段正常的语言表达阶段后出现缄默，部分患者有以躁动和拒食为主的精神症状，如对患者进行器质性因素和精神因素的双重治疗，预后一般较良好。

（四）扣带回损害缄默症

扣带回损害也可引起缄默症。表现为失认、失用、失语三症为主的神经系统障碍。常伴大小便失禁及神经系统检查异常。预后不良。

三、缄默症的治疗重点

各类型缄默症的治疗重点见表 9-3-1。

表 9-3-1　各类型缄默症的治疗重点

缄默症类型		治疗重点
功能性	选择性缄默症	心理治疗、行为纠正脱敏法
	癔症性缄默症	心理暗示、心理辅导
	紧张性缄默症	心理治疗、药物治疗
	妄想性缄默症	心理治疗、药物治疗
	抑郁性缄默症	心理治疗、药物治疗
	诈病性缄默症	了解诈病目的、心理治疗
器质性	无动性缄默症	治疗原发病，规律语言、音乐的被动刺激
	延髓麻痹性缄默症	参照运动性构音障碍的康复治疗
	小脑性缄默症	参照运动性构音障碍的康复治疗
	扣带回损害缄默症	治疗原发病，参照言语失用的康复治疗

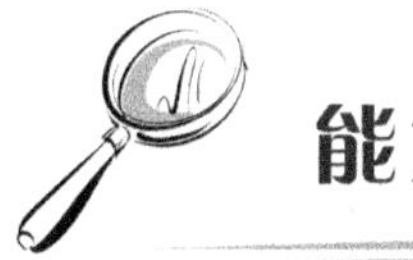

能力检测

一、名词解释

1. 口颜面失用
2. 言语失用
3. 缄默症

二、选择题

1. 言语失用常伴随的言语障碍是(　　)。

A. 运动性失语　　B. 感觉性失语　　C. 迟缓性构音障碍
D. 痉挛性构音障碍　　E. 完全性失语

2. 口颜面失用与言语失用的共同特点是(　　)。

A. 构音器官运动障碍　　B. 有自发言语状态　　C. 自主言语困难
D. 听理解障碍　　E. 运动程序障碍

三、简答题

1. 简述言语失用患者言语障碍的特征。
2. 列出缄默症的分类。
3. 简述选择性缄默症的诊断和治疗方法。

参考文献

[1] 牟志伟. 言语治疗学[M]. 上海:复旦大学出版社,2009.

[2] 李胜利. 语言治疗学[M]. 北京:人民卫生出版社,2008.

[3] 缪鸿石. 康复医学理论与实践[M]. 上海:上海科学技术出版社,2000.

[4] Pedersen PM, Vinter K, Olsen TS, et al. Aphasia after stroke: type, severity and prognosis-The Copenhagen aphasia study[J]. Cerebrovasc Disease. 2004,17(1).

[5] 董瑞国,高素荣. 失语和忽视的恢复[J]. 国外医学脑血管疾病分册. 2000,8(6).

[6] 窦祖林. 吞咽障碍评估与治疗[M]. 北京:人民卫生出版社,2009.

[7] 姚志彬. 医用解剖学[M]. 北京:人民卫生出版社,2009.

[8] 齐赛,张捧玉. 吞咽造影检查在神经源性吞咽障碍评估中的应用[J]. 中国康复医学杂志,2004,19:346-348.

[9] 王强. 颈项舌针治疗脑卒中后吞咽障碍 89 例[J]. 辽宁中医杂志,2001,28:621.

[10] 杨叶珠,顾旭东,时美芳等. Vitalstim 电刺激治疗脑卒中吞咽障碍疗效观察[J]. 中国康复理论与实践,2007,13:147-148.

[11] 李胜利. 语言治疗学[M]. 北京: 人民卫生出版社,2008.

[12] 杨和钧,徐文. 嗓音医学进展[J]. 中国耳鼻咽喉头颈外科,2004,2:40-41.

[13] 黄昭鸣,杜晓新. 言语障碍的评估与矫治[M]. 上海:华东师范大学出版社,2006.

[14] 肖永涛. 喉部按摩结合降调训练矫治男声女调的个案研究[J]. 实用中西医结合临床,2009,1:44-45.

[15] 郑钦. 功能性嗓音障碍治疗策略及临床应用的研究[J]. 上海:华东师范大学硕士论文,2009.

[16] 万萍. 嗓音保健[M]. 上海:华东师范大学出版社,2007.

[17] 陈海明. 国内语言学习焦虑研究综述:十余年回顾与展望[J]. 南京:金陵科技学院学报(社会科学版),2008,23(3):51-54.

[18] 郝伟. 精神病学[M]. 4 版. 北京:人民卫生出版社,2001.

[19] 姜佐宁,江镇康. 精神障碍的症状学[M]. 北京:科学出版社,2003.

[20] 王祖乘. 精神病学[M]. 北京: 人民卫生出版社,2002.

[21] 贺丹军. 康复心理学[M]. 北京:华夏出版社,2005.

[22] 卫冬洁,李胜利. 用 Rosenbek 8 步法治疗言语失用 1 例[J]. 中国康复理论与实践,2000,6(3):70-71,80.

[23] 陈卓铭. 语言治疗学学习指导和习题集[M]. 北京:人民卫生出版社,2008.

[24] 韩德民. 人工耳蜗[M]. 北京:人民卫生出版社,2003.

[25] 韩德民. 听力学基础与临床[M]. 北京:科学技术文献出版社,2003.

[26] 韩德民. 新生儿及婴幼儿听力筛查[M]. 北京:人民卫生出版社,2003.

[27] 韩德民. 噪音医学[M]. 北京:人民卫生出版社,2007.

[28] 韩东一,翟所强,韩维举. 临床听力学[M]. 2 版. 北京:中国协和医科大学出版社,2008.

[29] 黄昭鸣,杜晓新. 言语障碍的评估与矫治[M]. 上海:华东师范大学出版社,2006.

[30] 姜泗长,顾瑞,王政敏. 耳科学[M]. 上海:上海科技出版社,2002.

[31] 姜泗长,顾瑞. 言语语言疾病学[M]. 北京:华夏出版社,2005.

[32] 李胜利,孙喜斌等. 第二次全国残疾人抽样调查言语残疾标准研究[J]. 中国康复理论与实践,2007,9(13):801.

[33] 路红. 耳医学基础与临床. [M/OL]. (超型数字图书馆),2007 年 7 月第 1 版 SS 号:90114461.

[34] 刘鋋. 内耳病[M]. 北京:人民卫生出版社,2006.

[35] 卢红云,黄昭鸣. 口部运动治疗学[M]. 上海:华东师范大学出版社,2009.

[36] 王坚. 听觉科学概论[M]. 北京:中国科学技术出版社,2005.

[37] 中国残疾人联合,2006 年第二次全国残疾人抽样调查主要数据公报. [DB](http://www.ilib.cn/A-zgkfllysj200612001.html).

[38] 胡旭君. 助听器学[M]. 浙江:浙江大学出版社,2010.

[39] 马学军. 听觉康复技能[M]. 北京:新华出版社,2004.

[40] 张华. 助听器[M]. 人民卫生出版社,2004.

[41] 王树峰,郗昕. 助听器验配师(基础知识) [M]. 北京:中国劳动社会保障出版社,2009.

[42] 王左生. 言语治疗技术[M]. 北京:人民卫生出版社,2010 年.